AUTISMO

DE ALTO DESEMPENHO

Título original: *A Parent's Guide to High-Functioning Autism Spectrum Disorder: How to Meet the Challenges and Help Your Child Thrive*

EDITOR
Marcelo Amaral de Moraes

EDITORA ASSISTENTE
Luanna Luchesi

PREPARAÇÃO DE TEXTO
Marcelo Amaral de Moraes

REVISÃO TÉCNICA
Dr. Daniel Segenreich
Médico Psiquiatra – CRM 711020-RJ

REVISÃO
Felipe Magalhães
Luanna Luchesi

PROJETO GRÁFICO DE CAPA E MIOLO
Diogo Droschi
(sobre imagem Monkey Business Images/Shutterstock)

DIAGRAMAÇÃO
Guilherme Fagundes

**Dados Internacionais de Catalogação na Publicação (CIP)
(Câmara Brasileira do Livro, SP, Brasil)**

Ozonoff, Sally
    Autismo de alto desempenho / Sally Ozonoff, Geraldine Dawson, James C. McPartland ; tradução Luis Reyes Gil. -- 2. ed.; 2. reimp. -- Belo Horizonte, MG : Autêntica Editora, 2024. -- (Coleção Aprendendo a Viver ; 2)

    Título original: *A Parent's Guide to High-Functioning Autism Spectrum Disorder: How to Meet the Challenges and Help Your Child Thrive*

    ISBN 978-65-88239-19-3

    1. Autismo 2. Autismo - Aspectos psicológicos 3. Pais e filhos 4. TEA (Transtorno do Espectro Autista) I. Dawson, Geraldine. II. McPartland, James C. III. Gil, Luis Reyes. IV. Título V. Série.

21-79147   CDD-616.858

Índices para catálogo sistemático:
1. Autismo : TEA : Transtorno do Espectro Autista : Ciências médicas 616.858

Aline Graziele Benitez - Bibliotecária - CRB-1/3129

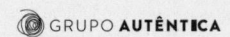 GRUPO **AUTÊNTICA**

Belo Horizonte
Rua Carlos Turner, 420
Silveira . 31140-520
Belo Horizonte . MG
Tel.: (55 31) 3465 4500

São Paulo
Av. Paulista, 2.073 . Conjunto Nacional
Horsa I . Salas 404-406 . Bela Vista
01311-940 . São Paulo . SP
Tel.: (55 11) 3034-4468

www.grupoautentica.com.br
SAC: atendimentoleitor@grupoautentica.com.br

Dra. Geraldine Dawson, PhD
Dr. James C. McPartland, PhD
Dra. Sally Ozonoff, PhD

AUTISMO
DE ALTO DESEMPENHO

- **O que é o TEA** (Transtorno do Espectro Autista) de Alto Desempenho?
- **Como lidar** com o TEA de Alto Desempenho em **casa** e na **escola**
- **Desafios** do TEA de Alto Desempenho na **adolescência** e na **vida adulta**

SEGUNDA EDIÇÃO

TRADUÇÃO: Luis Reyes Gil

2ª reimpressão

APRENDENDO A VIVER

autêntica

Ao meu marido, Joseph,
e à minha filha, Margaret – G. D.

Aos meus pais e maiores mentores,
Rosemary e Jim McPartland – J. C. M.

A Martha e Doug, que me abriram uma nova
janela a respeito das experiências dos pais – S. O.

SUMÁRIO

PARTE I

COMPREENDENDO O TRANSTORNO DO ESPECTRO AUTISTA DE ALTO DESEMPENHO

SOBRE A COLEÇÃO "APRENDENDO A VIVER"

Todos nós sonhamos, fazemos planos e, de repente, somos interpelados pelo imperativo da realidade da vida, que nos revela surpresas diversas. Então somos impactados, ficamos atônitos e muitas vezes nos imobilizamos diante do desconhecido.

Os transtornos e doenças mentais são elementos que mudam definitivamente as nossas vidas e a de todos que estão por perto. Pode ser uma filha com TDAH, o amigo com depressão, a avó com doença de Alzheimer, o tio com esquizofrenia, o colega autista, o cônjuge bipolar, o pai alcoólatra ou o neto viciado em drogas. Não importa onde você nasceu, sua classe social, etnia ou gênero; fatalmente você ou alguém próximo será acometido por algum desses (ou outros) transtornos, e isso o afetará.

Diante de fatos como esses, cada pessoa reage de uma forma. Muitas simplesmente ignoram ou negam o problema postergando a intervenção, o que contribui para o aumento dos desafios e do sofrimento. Outras se afastam, rejeitam ou discriminam, se recusando a ajudar ou a participar dos cuidados e da promoção de uma convivência social mais harmônica. Algumas, mesmo bem intencionadas e sensíveis em relação ao outro, se imobilizam por não saberem o que está acontecendo e como podem ajudar. E, claro, há aquelas que, diante dos desafios, arregaçam as mangas e dão o melhor de si para aliviar a dor e o sofrimento, tanto daqueles que sofrem do transtorno quanto dos que fazem parte do contexto em que o portador está inserido.

Foi pensando em tornar a vida mais leve e mais equilibrada para todas as pessoas que sofrem, direta ou indiretamente, com transtornos e doenças mentais que nós, do Grupo Editorial Autêntica, idealizamos a coleção "Aprendendo a Viver". Acreditamos que os conhecimentos e as informações que você encontrará nas publicações dessa coleção o ajudarão a lidar com as surpresas da vida de uma maneira mais assertiva e produtiva. Cremos que é possível ter qualidade de vida e satisfação, apesar das dificuldades, limitações e decorrências que cada um desses transtornos traz para seus portadores, seus familiares e outras pessoas com as quais convivem.

A coleção "Aprendendo a Viver" tem a pretensão de aliviar o sofrimento e a dor causados pela falta de conhecimento, pela ignorância, pelo preconceito e pela segregação que quase sempre acompanham aqueles que já sofrem demasiadamente com seu próprio transtorno ou doença. "Aprendendo a Viver" é um soro de lucidez para que você aprenda a lidar com todos os desafios que um transtorno acarreta e a ter a maior qualidade de vida possível.

Leia, aprenda, aplique e compartilhe.

Marcelo Amaral de Moraes
Editor

SOBRE OS AUTORES

Dra. Geraldine Dawson, PhD, é professora de psiquiatria e diretora do Duke Center for Autism and Brain Development, da Universidade Duke. Foi diretora fundadora do Centro de Autismo da Universidade de Washington. Especialista em autismo reconhecida internacionalmente, com foco em detecção precoce, intervenção e plasticidade cerebral em autismo, a Dra. Dawson é uma entusiástica defensora das famílias. É coautora da obra *An Early Start for Your Child with Autism*.

Dr. James C. McPartland, PhD, é professor associado do Centro de Estudos da Criança e diretor da Clínica de Deficiências do Desenvolvimento, ambos de Yale. Trabalha com crianças com TEA e suas famílias há mais de 15 anos. A premiada pesquisa do Dr. McPartland tem foco nos processos cerebrais do TEA, com a meta de desenvolver novas abordagens ao seu diagnóstico e tratamento.

Dra. Sally Ozonoff, PhD, é professora e vice-presidente de Pesquisa no Departamento de Psiquiatria e no MIND Institute – um centro para estudo e tratamento do TEA – da Universidade da Califórnia, em Davis. A Dra. Ozonoff é amplamente conhecida por sua atividade de pesquisa e ensino nas áreas de diagnóstico precoce e avaliação do TEA, e tem uma ativa prática clínica.

PREFÁCIO À EDIÇÃO BRASILEIRA

Sempre acreditei que a melhor forma de iniciar com sucesso um tratamento médico é por meio do trabalho de psicoeducação. Informar o paciente e seus familiares sobre o diagnóstico médico, como ocorre o curso do transtorno e quais os tratamentos disponíveis é o primeiro passo. Explicar quantas vezes forem necessárias, tirar dúvidas e, assim, fazer com que entendam, com o máximo de precisão, como deve ocorrer o acompanhamento médico é certamente o ponto mais importante ao se iniciar o tratamento. Em vista disso, sempre considerei fundamental que livros trazendo essas informações, com linguagem compreensível para leigos, fossem produzidos e indicados para pacientes e seus familiares. Infelizmente, aqui no Brasil, ainda são poucas as obras disponíveis com esse propósito.

Para o acompanhamento de pacientes com Transtorno do Espectro Autista (TEA), especialmente para seus familiares, é imprescindível o acesso a informações que detalhem as características clínicas e seus pontos fortes e vulnerabilidades. A publicação do livro *Autismo de Alto Desempenho* no Brasil pode ser considerada um marco para a divulgação do conhecimento sobre TEA entre, sobretudo, familiares de crianças e adolescentes com TEA de alto desempenho. Entretanto, devo reforçar que as informações presentes no livro também devem fazer parte do conhecimento de profissionais de saúde que atendam indivíduos com TEA. Além de uma fonte de conhecimentos para pacientes e familiares, este livro também pode ser utilizado tanto para a formação de novos profissionais de saúde quanto para a atualização de profissionais interessados em se especializar nessa área.

Os autores compilaram resultados de anos de trabalho e pesquisas para compor este livro que você tem em mãos, que pode ser considerado um verdadeiro guia para os familiares de um indivíduo com TEA de alto desempenho. Utiliza-se uma linguagem objetiva e direta, além de diversos estudos científicos para amparar as sugestões apresentadas pelos autores. A obra é dividida em duas partes. A primeira tem como objetivo trazer informações gerais sobre o TEA, incluindo diagnóstico, etiologia e tratamentos disponíveis. Nos diversos capítulos da segunda parte do livro, são abordados temas extremamente relevantes, como reconhecimento de habilidades e vulnerabilidades de crianças com TEA, informações sobre aprendizado e ambiente escolar, e também um capítulo sobre os desafios do final da adolescência e da vida adulta para indivíduos com TEA.

A publicação de um livro sobre crianças e adolescentes com TEA de alto desempenho atende às expectativas de pais e de profissionais em obter novas fontes de informações científicas e práticas sobre TEA. Frequentemente, costumo dizer que nós, profissionais de saúde mental, podemos saber muito sobre o diagnóstico e o tratamento de TEA, mas os pais conhecem muito mais sobre seu filho do que qualquer profissional de saúde. E ainda posso afirmar que, após algum tempo de tratamento, estes pais saberão muito mais do que a própria equipe médica sobre a expressão clínica do TEA que seu filho apresenta. Este livro é dedicado a todos os pais que se dispõem a percorrer este caminho de apoio ao lado de seus filhos. Um caminho repleto de desafios, mas também de entendimentos, de sabedoria e de vitórias.

DANIEL SEGENREICH
Professor da Faculdade de Medicina de Petrópolis
Mestre e Doutor pelo IPUB – UFRJ

AGRADECIMENTOS

Desejo expressar minha gratidão por tudo o que aprendi com crianças e adultos com Transtorno do Espectro Autista e suas famílias. Suas experiências, seu *feedback* e suas ideias criativas influenciaram imensamente meu pensamento e minha prática ao longo dos anos, e sua perseverança, paixão e resiliência são uma fonte constante de inspiração para mim. Meus colegas e meus alunos do Centro de Autismo da Universidade de Washington foram também decisivos para redigir a primeira edição deste livro, especialmente Felice Orlich, Kimberly Ryan e Cathy Brock. Gostei muito de trabalhar com a equipe da The Guilford Press, especialmente com Seymour Weingarten, Kitty Moore e Christine Benton; este livro beneficiou-se muito de sua orientação e competência. Finalmente, desejo expressar meu agradecimento de coração pelo amor e pelo apoio incansáveis que recebi de meu marido, Joseph, e de meus filhos, Chris e Maggie. Sem o suporte de vocês, meu trabalho não teria sido possível – G. D.

Sinto-me feliz por ter interagido com tantos pais dedicados e tantas pessoas maravilhosas com Transtorno do Espectro Autista. Minhas contribuições a este texto representam a síntese das lições que aprendi com vocês, e agradeço por terem trabalhado comigo. Foi um prazer colaborar com os coautores deste projeto, assim como com a equipe da The Guilford Press. Sou grato àqueles que me ensinaram sobre autismo, especialmente Geraldine Dawson, Felice Orlich, Julie Osterling, Ami Klin e Fred Volkmar. O apoio da equipe da Clínica de

Deficiências do Desenvolvimento de Yale e do laboratório McPartland, especialmente de Rachael Tillman e Emily Levy, foi crucial para este livro. Agradeço à minha família, Tara, Norah e Aggie, por acreditarem em mim e no meu trabalho – J. C. M.

Escrever este livro teria sido impossível sem os pais e as crianças que compartilharam comigo suas histórias, sofrimentos, esperanças e triunfos. Aprendi muito mais com eles do que fui capaz de retribuir. Agradeço-lhes por me deixarem ser parte de suas vidas nos seus momentos mais desanimadores e também nas épocas de alegria. Aprendi muito com meus mentores: Bruce Pennington, que me ensinou a ciência do autismo; Sally Rogers, que me ensinou a arte do autismo; e Gary Mesibov, que me fez mergulhar na cultura do autismo. Kitty Moore e Christine Benton, da The Guilford Press, foram um imenso auxílio na escrita deste livro e, com frequência, sabiam o que eu queria dizer melhor do que eu mesma. Também agradeço ao meu pai, que me instilou o amor por escrever e por editar; à minha mãe e ao meu marido, que me deram apoio e incentivo todos os dias; às minhas filhas, Grace e Claire, que cresceram junto ao Transtorno do Espectro Autista e se tornaram elas mesmas especialistas; e a Jesse, que ensinou tudo sobre autismo na família e nos mostrou no que ele consiste de fato – S. O.

NOTA DOS AUTORES

Para proteger a privacidade das famílias com as quais trabalhamos ao longo dos anos, as crianças e os pais, descritos neste livro com propósitos ilustrativos, são uma composição daqueles com os quais trabalhamos e retratam situações típicas, desafios e soluções ou indivíduos cujas características foram propositalmente alteradas e dissimuladas.

Para facilitar a leitura, alternamos o uso de pronomes masculinos e femininos. Exceto quando destacado especificamente de outra forma, as declarações feitas por meio de pronomes pessoais do singular aplicam-se tanto a meninos quanto a meninas (ou a homens e mulheres).

Este livro não pretende substituir avaliações, diagnósticos e tratamentos de profissionais qualificados. Ao longo de todo o livro, aconselhamos sempre a procurar médicos especializados.

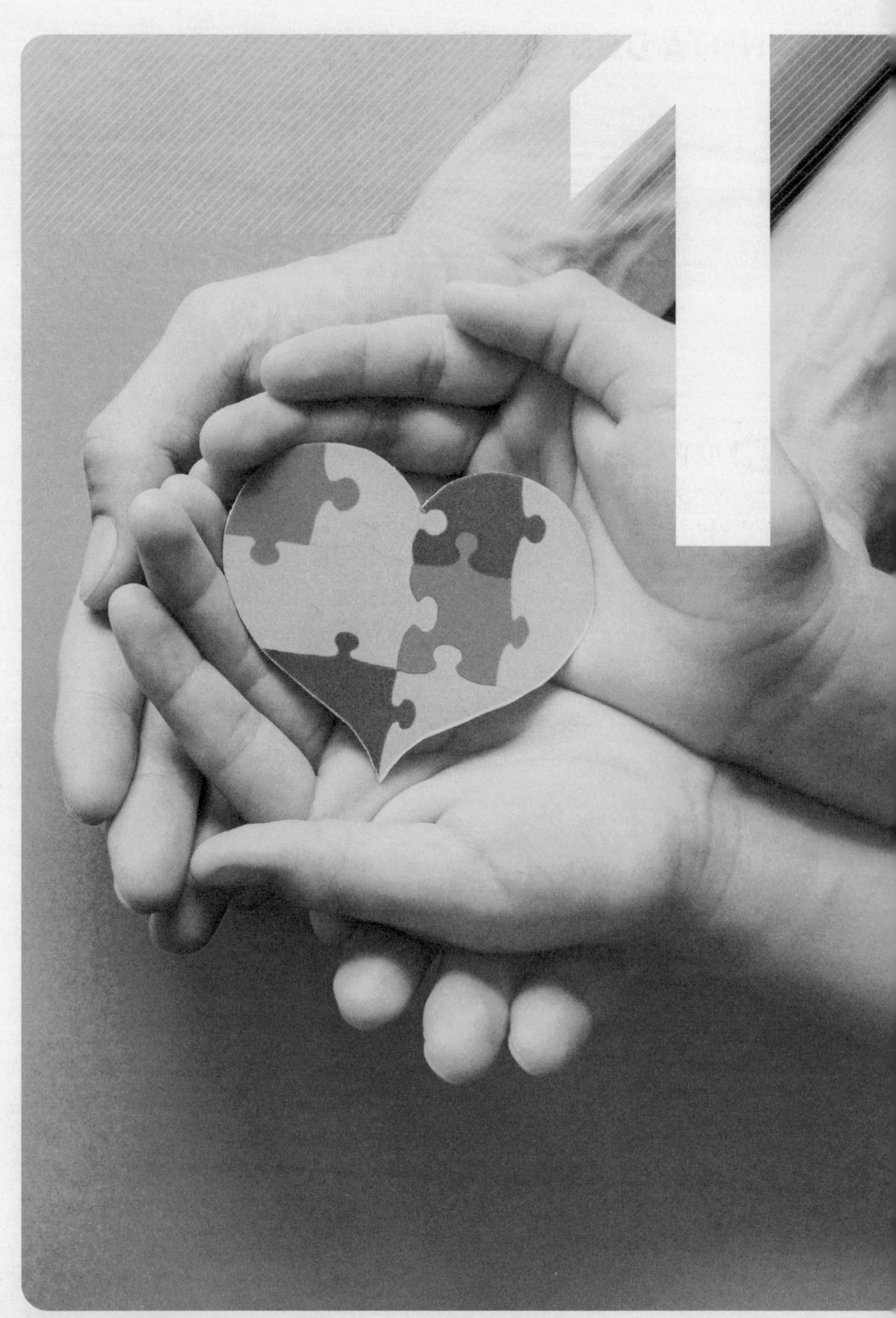

PARTE I
COMPREENDENDO O TRANSTORNO DO ESPECTRO AUTISTA DE ALTO DESEMPENHO

CAPÍTULO 1
O que é o Transtorno do Espectro Autista de Alto Desempenho?

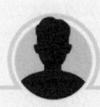

Joseph sempre pareceu uma criança brilhante. Começou a falar antes de completar 1 ano, mais cedo que a irmã e o irmão mais velhos. Expressava-se como um adulto e era sempre bem-comportado. Quando a mãe, por exemplo, se oferecia para lhe comprar um doce no cinema, Joseph dizia: "Não, obrigado, M&M's não é o meu doce preferido". Demonstrou interesse muito precoce por letras e com 18 meses sabia recitar o alfabeto inteiro. Aprendeu sozinho a ler, antes dos 3 anos. Joseph não se interessava muito por brinquedos típicos, como bolas e bicicletas, preferia ocupações que seus pais com muito orgulho consideravam "coisa de adulto", como geografia e ciência.

A partir dos 2 anos, começou a passar horas deitado no chão da sala, olhando os mapas do atlas mundial da família. Aos 5 anos, era capaz de dizer o nome de qualquer lugar do mundo a partir de uma descrição de sua localização geográfica ("Qual é a cidade litorânea do Brasil que fica mais ao norte?"). Como seus pais suspeitavam, Joseph é brilhante. Ele, além disso, tem Transtorno do Espectro Autista.

Seth, 9 anos de idade, estava um dia jogando videogame na sala da família enquanto a mãe zanzava pela casa, fazendo uma arrumação porque logo iam chegar visitas. Quando ela subiu numa escada no meio da sala para trocar uma lâmpada, perdeu o equilíbrio e caiu de costas. Enquanto estava deitada no chão tentando recuperar o fôlego, Seth resolveu ir até a cozinha pegar alguma coisa para comer, e no trajeto esticou um pouco mais a perna para poder passar por cima dela e disse: "Oi, mãe". Seth tem Transtorno do Espectro Autista.

Clint vai fazer 30 anos em breve. Formou-se engenheiro, mora num apartamento num bom bairro da cidade, comprou há pouco tempo um carro usado e adora ir ao cinema. Mas está preocupado porque tem dificuldade para arrumar um emprego e mantê-lo. Em várias ocasiões, deixou seus chefes frustrados com seu ritmo de trabalho muito lento e sua dificuldade em se relacionar com os colegas.

Clint fica empacado nos detalhes e acha difícil definir metas que o levem à conclusão de seus projetos. Depois que terminou um trabalho temporário, limpando quartos de hotel em um resort de esqui, nas entrevistas com possíveis empregadores, ele relatava que havia sido "liberado", sem perceber que esse termo, para a maioria das pessoas, significa ser "demitido". Depois de alguns meses sem arranjar emprego, foi a uma consulta com um conselheiro vocacional, que sugeriu que fizesse uma avaliação psicológica. Os testes revelaram que Clint tem Transtorno do Espectro Autista, algo que nunca havia sido diagnosticado até então.

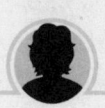

Lauren é uma adolescente com aparência de modelo. Apesar de toda a sua beleza, não tem amigos, e tampouco parece muito interessada

em tê-los. Aos 17 anos, ainda gosta de bonecas Barbie e coleciona todo novo modelo que é lançado. Na escola, muitas vezes parece abstraída em devaneios; quando o professor propõe alguma atividade à classe, não reage de acordo, fica só sentada, sorrindo, e de vez em quando conversa baixinho com ela mesma. Apesar de sua aparente falta de atenção, sempre tira nota máxima e é excelente em matemática e física. Quando os colegas a cumprimentam nos corredores, ela às vezes nem percebe, e outras vezes olha para outro lado e murmura um rápido "Oi". Agora, a psicóloga da escola comunicou aos pais de Lauren que ela pode ter Transtorno do Espectro Autista.

Joseph, Seth, Clint e Lauren têm o que é chamado de *Transtorno do Espectro Autista*, ou TEA [em inglês, *Autism Spectrum Disorder*, ou ASD]. Se seu filho se parece com eles de algum jeito, você pode também ter ouvido rótulos como "autismo de alto desempenho", "síndrome de Asperger", "transtorno invasivo do desenvolvimento" ou "transtorno global do desenvolvimento" [frequentemente abreviado como PDD, de *Pervasive Developmental Disorder*]. E você provavelmente terá várias perguntas: O que é TEA? Quais são as causas do TEA? Como é possível que meu filho, uma criança tão singular e interessante, que tem tantas aptidões, pode ter também esses desafios? O que será que o futuro reserva ao meu filho e a nós? Este livro irá responder a essas e a muitas outras questões.

Neste capítulo, vamos definir alguns termos importantes para ajudar você a decidir se este livro é relevante para você e se pode ajudar as pessoas na sua vida que tenham aptidões e desafios similares. Também vamos falar sobre o que se sabe a respeito de quem tem esses transtornos e sobre o que o futuro pode reservar a essas crianças e suas famílias.

A palavra *autismo* foi cunhada a partir do termo grego *autos,* que significa "próprio". Foi usada pela primeira vez em 1943 por Leo Kanner, para descrever um conjunto específico de comportamentos. Leo Kanner era psiquiatra infantil na Universidade Johns Hopkins, em Baltimore. Em seu trabalho pioneiro, descreveu 11 crianças que mostravam pouco interesse pelas demais pessoas, insistiam em certas rotinas e exibiam movimentos corporais incomuns, como chacoalhar as mãos em movimentos repetitivos ao lado do corpo. Muitas dessas crianças eram capazes de falar, algumas sabiam dizer os nomes das coisas de seu ambiente, outras eram capazes de contar ou dizer as letras do alfabeto, e outras ainda conseguiam recitar livros inteiros de cor, palavra por palavra. No entanto, raramente usavam a fala para se comunicar. As crianças tinham uma variedade de problemas de aprendizagem, além de apresentarem comportamentos incomuns.

Por muitos anos, após a descrição inicial do Dr. Kanner, somente recebiam diagnóstico de autismo aquelas crianças cujo comportamento era muito similar no tipo e na severidade ao daquelas crianças dos casos originais. Aos poucos, porém, começamos a reconhecer que o autismo tem uma ampla variedade de faces e pode ser encontrado também em crianças com boas aptidões de comunicação, dotadas de inteligência normal, que têm poucos problemas de aprendizagem e exibem versões mais brandas dos comportamentos que o Dr. Kanner descreveu. Essas crianças são chamadas de indivíduos de *alto desempenho*, um termo que tem sido definido de várias maneiras, mas geralmente significa ter inteligência normal e um domínio da linguagem relativamente bom.

Sabemos agora que o autismo não é uma condição com uma definição restrita, e sim um espectro de severidade variável, que vai desde o quadro clássico descrito por Leo Kanner até variantes mais leves, associadas a boas aptidões de linguagem e cognitivas (de pensamento). É por essa razão que usamos agora o termo *Transtorno do Espectro Autista* (ou TEA). O assunto deste livro situa-se no extremo de alto desempenho desse espectro.

Boas aptidões de linguagem e cognitivas significa que muitas crianças com TEA, como Joseph e Lauren, costumam ir bem na escola e tendem a se dar bem com adultos. Mas em outros aspectos, os comportamentos incomuns de Joseph tornam a vida um desafio. Os intensos interesses de Joseph muitas vezes perturbam as atividades familiares; é comum que seus pais não consigam convencê-lo a deixar de lado seus projetos de ciências para usar o banheiro ou para vir jantar com eles. Em uma recente viagem à Disney, ele insistiu em levar seu globo, que teve que ser transportado num carrinho de bebê durante todo o passeio. O tom professoral da fala de Joseph faz com que ele se destaque dos colegas, que se divertem provocando-o e raramente aceitam o convite para ir à sua casa brincar. Joseph começou a fazer comentários negativos a seu respeito ("Ninguém gosta de mim"), e seus pais começaram a se preocupar com uma possível depressão. Lauren, por outro lado, não parece se importar com o fato de praticamente não ter amigos, mas os pais se preocupam com seu isolamento e com o fato de ela estar deixando de ter vida social. Um garoto a convidou para o baile de formatura, e a mãe comprou um vestido para ela, mas Lauren não quis ir; a mãe passou a noite do baile de formatura preocupada, questionando se sua filha algum dia faria algum amigo. Clint com certeza tem inteligência suficiente para ser bem-sucedido, mas a sua falta de jeito no convívio social e seus comentários inadequados com os colegas ("É muito ruim que você tenha rompido com seu namorado, mas estamos aqui para trabalhar, não para conversar") fizeram com que nunca conseguisse manter um emprego por mais de algumas semanas. Ele também só consegue empregos menores. Apesar de formado em engenharia, Clint até agora só conseguiu cargos variados em trabalhos braçais ou como balconista. Seth ilustra outro problema que algumas pessoas com TEA de alto desempenho têm: a dificuldade de ler as emoções das outras pessoas e entender o que é empatia. Até o filho dela receber o diagnóstico de TEA, a mãe de Seth estava convencida de que a dificuldade de seu filho em reagir de modo adequado aos outros e aos sentimentos deles tinha origem em algo que ela tivesse feito. Quando era mais jovem, Seth falava tão alto e se comportava de um jeito tão fora do comum em restaurantes (por exemplo, pegando qualquer comida que achasse atraente do prato de outros clientes) que, às vezes, a família era convidada a se retirar. A mãe de Seth lembra de uma vez em que estava conversando com uma vizinha, cuja filha era cadeirante, a respeito das restrições que os filhos das duas colocavam a suas famílias. A vizinha fez uma lista de várias coisas que a família dela era impedida de fazer, como saírem juntos para percorrer uma trilha, por exemplo, e então perguntou admirada: "Mas o que é que *vocês* não podem fazer?". E a mãe de Seth, pega de surpresa, disse: "Bem, nós não podemos fazer nada! O comportamento de Seth em público é tão ativo e tão difícil, e ao mesmo tempo ele tem uma aparência tão normal, que todos ficam olhando feio para nós. Simplesmente fica difícil sair, sobretudo para os irmãos de Seth".

Essas condições podem ser estressantes não só para os indivíduos que as têm, mas também para suas famílias. Mais ou menos na mesma época em que os cientistas começaram a perceber que o autismo era um transtorno que abrangia todo um espectro e que possuía também formas de alto desempenho, a Dra. Lorna Wing, uma eminente pesquisadora britânica do Instituto de Psiquiatria de Londres, trouxe à atenção do mundo algo chamado Síndrome de Asperger. O Dr. Hans Asperger, pediatra austríaco, foi o primeiro a descrever crianças com essa condição, em 1944; ao que parece, sem ter nenhum conhecimento do trabalho de Leo Kanner. Como o trabalho de Asperger foi redigido em alemão e publicado durante a Segunda Guerra Mundial, não foi lido por muita gente. Até 1981, quando foi publicado o trabalho da doutora Wing, a condição permaneceu praticamente desconhecida nos Estados Unidos e em outros países de fala não germânica. Em seu trabalho, a doutora Wing faz um resumo da publicação original de Asperger, mas ressalta também as similaridades entre a Síndrome de Asperger e o autismo, levantando pela primeira vez a questão que permanece entre nós até hoje: a Síndrome de Asperger e o autismo de alto desempenho são o mesmo distúrbio ou são coisas distintas?

A Síndrome de Asperger foi incluída pela primeira vez em 1994 no manual que os médicos utilizam para diagnósticos psiquiátricos, o *Diagnostic and Statistical Manual of Mental Disorders,* ou DSM ["Manual Diagnóstico e Estatístico de Distúrbios Mentais"]. As pessoas começaram a receber diagnóstico de Síndrome de Asperger pouco depois, e logo se tornou uma escolha popular para descrever indivíduos que apresentavam formas brandas de TEA e tinham boas aptidões de linguagem e cognitivas.

A questão de definir se o Asperger é diferente do autismo não está resolvida, e muitos pesquisadores realizaram estudos para tentar responder a essa pergunta. Pelos 20 anos seguintes, foram levadas adiante dezenas de investigações e acumulou-se bastante material de pesquisa indicando que, na realidade, não havia praticamente diferenças confiáveis entre a Síndrome de Asperger e o autismo de alto desempenho. Pessoas com essas síndromes compartilham os mesmos desafios e as mesmas aptidões em seu perfil de aprendizagem. Requerem os mesmos tratamentos, reagem igualmente àquelas intervenções e têm resultados similares mais tarde na vida. Seus cérebros parecem similares nos estudos de neuroimagem. E, talvez o mais revelador, a Síndrome de Asperger e o autismo parecem ter as mesmas causas. É comum que famílias que têm duas crianças no espectro tenham uma com Síndrome de Asperger e outra com autismo. Mesmo entre pares de gêmeos idênticos, que compartilham exatamente o mesmo perfil genético, um pode ser diagnosticado com Síndrome de Asperger e o outro com autismo. Cada vez mais parecia, tanto aos pesquisadores quanto aos clínicos, que o autismo de alto desempenho e a Síndrome de Asperger eram dois nomes para a mesma condição. Portanto, quando o manual usado por todos os psiquiatras e psicólogos para a elaboração de diagnósticos clínicos foi revisado em 2013 (e abreviado para DSM-5), a Síndrome de Asperger e o autismo de alto desempenho foram reunidos em um único diagnóstico chamado de Transtorno do Espectro Autista (TEA). Crianças que previamente tivessem atendido a critérios tanto de Síndrome de Asperger quanto de autismo de alto desempenho iriam agora atender aos critérios necessários para o diagnóstico de TEA. O Capítulo 2 traz mais detalhes sobre procedimentos diagnósticos, as mudanças recentes na mais nova versão do DSM e como elas podem afetar seu filho e você. O que é importante que os pais saibam é que quaisquer que sejam os nomes atribuídos a essas condições (autismo de alto desempenho, Síndrome de Asperger, TEA, ou o mais genérico transtorno global do desenvolvimento, em inglês *pervasive developmental disorder,* ou PDD), elas apresentam muitas das mesmas aptidões e desafios, e tratamentos similares irão ajudar indivíduos que tenham recebido algum desses diagnósticos. A orientação prática deste livro irá ajudar aqueles que tenham quaisquer desses diagnósticos. Ao longo dos capítulos, usaremos o termo *Transtorno do Espectro Autista,* ou simplesmente TEA, para nos referirmos a *todas* essas condições.

QUAL É O ASPECTO GERAL DO TRANSTORNO DO ESPECTRO AUTISTA DE ALTO DESEMPENHO?

Ninguém apresenta todos os traços que caracterizam o TEA; alguns indivíduos exibem menos aspectos que outros. Da mesma maneira que não há duas pessoas sem TEA absolutamente iguais, mesmo que sejam gêmeos idênticos, tampouco há dois indivíduos com TEA que se comportem exatamente do mesmo jeito. Mas esses últimos terão todos eles algumas dificuldades para interagir socialmente e se comunicar com outras pessoas e mostrarão alguns comportamentos inadequados ou repetitivos.

■ Problemas de interação social e comunicação

O aspecto central do TEA é a dificuldade de interagir socialmente e de se comunicar com os outros. Os desafios nessa área têm um âmbito bem abrangente. Um grave comprometimento da socialização, característico das formas mais clássicas de autismo, como o afastamento social e o isolamento das outras pessoas, raramente aparece em crianças de alto desempenho como as destacadas neste livro, mas mesmo assim existem dificuldades. Algumas crianças, como Lauren, reagem se outras pessoas se aproximam delas. Outros indivíduos se interessam por pessoas e apreciam sua companhia; podem até querer entrar em algum grupo e fazer amizades. No entanto, sua capacidade de serem bem-sucedidos nisso é limitada por sua dificuldade em saber o que fazer ou dizer nas situações de convívio social, e podem se mostrar desajeitados e inseguros nessas interações. Podem também dar a impressão de que não estão interessados na pessoa com a qual conversam, já que não seguem as "regras" de interação social. A maioria de nós sabe naturalmente que deve olhar para a pessoa com quem fala, além de sorrir e assentir de vez em quando, para indicar que está prestando atenção. Pessoas com TEA, no entanto, não parecem ligar para essas regras subentendidas do relacionamento social. Às vezes, seu comportamento em público pode parecer inadequado ou embaraçoso quando elas, além de não usarem essas pistas sociais, violam convenções explícitas, como a de evitar fazer perguntas muito pessoais ou a de guardar algumas opiniões para si mesmas. Mesmo que seja verdade que os braços do seu vizinho pareçam duas "salsichas enormes", é sempre melhor não expressar isso, guardar para si.

As pessoas com TEA muitas vezes parecem não compreender os sentimentos ou os pontos de vista dos outros, o que dificulta ainda mais suas interações. Essas aptidões, que são naturais para o resto de nós, com frequência são proteladas ou não se desenvolvem plenamente à medida que a criança fica mais velha. O surgimento e o desenvolvimento de empatia têm início já na infância, quando as crianças novas passam a mostrar interesse e a se preocupar com os sentimentos dos outros. Não é incomum em uma creche ver bebês desatando a chorar em solidariedade a outro bebê que esteja chorando; ou então ver uma criança de 3 anos levar um brinquedo a uma criança que esteja chorando ou chamar um adulto para socorrê-la, numa tentativa de confortá-la. Crianças de pré-escola ficam fascinadas com as emoções das outras, e muitas vezes comentam que seus amigos ficaram com raiva ou tristes. Nas suas brincadeiras de faz de conta, crianças novas montam cenas nas quais os personagens estão doentes ou zangados, num esforço para entender esses estados e aprender a lidar com eles.

Em contraste com isso, muitas crianças com TEA têm uma dificuldade básica para compreender as emoções dos outros (e muitas vezes também as próprias). Como a mãe de Seth pôde muito bem comprovar, algumas crianças com TEA, mas não todas, não percebem quando os pais, os irmãos ou outras crianças se machucam, ou estão doentes ou tristes. E, mesmo quando conseguem perceber, é raro que procurem confortá-las. Ou então podem também interpretar muito mal os sentimentos dos outros.

Um menino caiu na risada depois que o pai rolou pela escada e rompeu os ligamentos do tornozelo. Quando a mãe, horrorizada, perguntou por que ele estava rindo, o menino explicou: "É que o pai está pulando pela sala e fazendo um monte de caretas engraçadas, parece um palhaço". Clint descreveu uma interação com uma colega de trabalho que havia feito "uma cara estranha" depois de ele contar uma piada. Ele não pensou mais nisso, até ver mais tarde uma foto de uma mulher exatamente com aquela mesma expressão facial. Ele mostrou a foto à mãe e perguntou que sentimento a mulher da foto estaria expressando. A mãe disse: "Ela está ofendida, eu acho". Clint desde então se sentiu mal por ter insultado sua colega, mas comentou: "Se alguém insinua alguma coisa por meio do rosto ou do corpo, em vez de ser direto, eu simplesmente não posso adivinhar o que é".

Embora a maioria das crianças com TEA estabeleça relacionamentos dinâmicos, amorosos e vínculos seguros com os pais, com os irmãos e com adultos compreensivos, a maioria dos indivíduos com TEA, senão todos, experimenta dificuldades para se relacionar com os pares da sua idade. Algumas crianças sofrem provocações ou *bullying*, outras são ignoradas pelos demais e outras ainda, como Lauren, parecem passar muito bem não tendo amigos.

Alguns fazem amizades que se estabelecem em torno de interesses compartilhados (como videogames). Muitas crianças com TEA relatam se sentir sozinhas e socialmente isoladas em razão dessas dificuldades com seus pares. Elas se magoam com as provocações que sofrem e costumam não ter consciência de seu comportamento ou das suas reações sociais incomuns, que podem estar contribuindo para a situação. No final da infância ou na adolescência, podem ficar dolorosamente cientes de suas diferenças em relação aos outros e de sua incapacidade de compreender os fundamentos da interação, que os outros captam naturalmente.

Uma adolescente declarou: "Sei que deveria olhar as pessoas nos olhos, meus pais vivem me lembrando, mas isso não me ajuda a entender os outros, então simplesmente não faço". É uma situação que pode levar a uma baixa autoestima e a uma autoconfiança reduzida e, num círculo vicioso, perpetuar os problemas. À medida que a criança perde a esperança de ter uma socialização bem-sucedida, ela desiste de tentar interagir com os outros. Isso só serve para aumentar o isolamento social e agravar ainda mais sua falta de jeito ou seu comportamento social evidentemente inadequado. Nos casos mais extremos, esse ciclo pode induzir sérios surtos de depressão que exijam tratamento. Felizmente, como veremos adiante no livro, crianças com TEA são capazes de aprender a interagir socialmente e também a interpretar as emoções das outras pessoas. Com treinamento em habilidades sociais, a maioria das crianças, senão todas, têm melhoras significativas, e muitas seguem adiante e constroem relacionamentos gratificantes e bem-sucedidos com seus pares e com os outros.

O TEA também envolve problemas de comunicação. Um aspecto destacado do autismo clássico, pelo menos na mente de muitas pessoas, é a incapacidade de falar ou atrasos muito significativos na fala. O que é menos considerado é que mesmo indivíduos com autismo de alto desempenho experimentam dificuldades de comunicação.

E esta acaba sendo uma das peças mais confusas do quebra-cabeça do diagnóstico, e muitas vezes leva a um diagnóstico equivocado quando a criança é mais nova. Talvez, em algum ponto da vida de seu filho, você tenha sido alertado de que o autismo era uma possibilidade a considerar, para vê-la depois "descartada", ou ser informado que seu filho não tem autismo porque fala muito bem. Hoje, porém, é certo que algumas crianças no espectro têm aptidões muito boas de linguagem. Algumas mostram um atraso inicial e só começam a falar mais tarde, mas logo acertam o passo e falam com fluência e de maneira articulada. Um número menor de crianças, mas que não é insignificante, desenvolve a fala no tempo esperado ou mesmo antes, e os pais podem em princípio acreditar que o filho é superdotado, com base em suas aptidões precoces de linguagem. No entanto, quase sempre há diferenças na *maneira* de utilizar a linguagem, particularmente em contextos sociais, e elas podem causar problemas. A criança, o adolescente ou o adulto com TEA pode ser capaz de manter uma conversação, mas falando sem parar e sem dar aos outros a oportunidade de dizer alguma coisa. A fala pedante e excessivamente formal que Joseph utiliza é comum. Aos 7 anos de idade, Joseph começa várias frases do jeito que um professor faria, dizendo, por exemplo: "Na realidade..." ou "Eu penso que...". Ele tem um vocabulário vasto e adora usar palavras pouco frequentes – e quanto maiores, melhor. Quando lhe perguntaram qual era sua cor favorita, apontou para um balão amarelo e disse, com um sorriso: *chartreuse*.

Clint, por sua vez, gosta de definir termos que não exigiriam definição. Ele não demora a revelar às pessoas que é autista, e se apressa em acrescentar que *"Autista* é o adjetivo correspondente ao substantivo *autismo"*, como se só fôssemos descobrir o que a palavra significa a partir da sua explicação. Embora não haja, tecnicamente, nada de errado em enunciar as coisas tão formalmente, isso sem dúvida faz com que Clint e Joseph se destaquem de seus pares, o que com frequência os torna alvo de provocações. A mãe de Joseph compara esse padrão de fala ao de alguém que fale inglês como segunda língua: as outras pessoas são capazes de entender o que ele quer dizer, mas a maneira como ele constrói até mesmo as frases mais simples dá a impressão de que o inglês não é sua língua nativa.

Outro desafio de comunicação para crianças com TEA é sua *interpretação literal* daquilo que é dito. Todos nós sabemos que em muitas ocasiões aquilo que dizemos não é bem o que estamos querendo dizer. Quando a mãe de Seth comentou, com evidente sarcasmo, que ele, ao insistir em jogar videogame e ignorar o pedido dela para que arrumasse seu quarto, "estava fazendo uma coisa muito importante", ele concordou com a mãe e continuou jogando. Não conseguiu perceber a frustração dela, evidente no seu tom de voz e na sua expressão facial, e tampouco notou a contradição entre a declaração dela e o contexto. Outro menino, quando alguém ligou para seu telefone fixo e perguntou se a mãe estava em casa, respondeu "Sim, está" e desligou. Ou seja, interpretou a pergunta literalmente, em vez de compreender que era uma maneira educada e indireta de pedir que ele fosse chamá-la.

Há ainda outra diferença de comunicação comum em pessoas com TEA, que é *como* elas falam. Crianças com esses distúrbios podem falar muito alto ou, ao contrário, baixo demais para serem ouvidas. As palavras podem sair de sua boca em uma velocidade espantosa ou, ao contrário, se arrastar como se fossem uma gravação tocada em rotação lenta. A fala delas pode ter ainda um ritmo incomum, com ênfase nas palavras que normalmente não deveriam ser enfatizadas na frase; por exemplo, elevando o final de uma frase afirmativa como se fosse uma pergunta, ou falando sem nenhuma inflexão de tom, com um discurso plano, monótono. Podem também reduzir o número de pausas que costumamos fazer naturalmente entre uma frase e outra do discurso, e falar tudo emendado e corrido. Ou respirar em lugares pouco usuais da fala, como na metade de uma palavra ou antes de concluir a frase. Geralmente as crianças com TEA não têm noção do quanto soam diferentes das demais. Do mesmo modo que os desafios de socialização, os de comunicação podem ser corrigidos com intervenções que ponham foco nas aptidões de conversação.

Interesses incomuns e comportamentos repetitivos ou ritualizados

A segunda área na qual os autistas de alto desempenho se diferem é em termos de comportamentos repetitivos ou ritualizados. É provável que você já tenha notado que seu filho consegue desempenhar uma gama de atividades de maneira relativamente focada e que ele consegue fazer a mesma coisa várias vezes sem se entediar. Ele pode ter interesses muito específicos, que beirem a obsessão. Essas crianças têm os mesmos passatempos favoritos que muitas outras costumam ter – computadores, videogames, dinossauros, astronomia –, mas se dedicam a eles excluindo quase todo o resto. Muitos pais relatam que o filho fica horas no computador, que não para nem para ir ao banheiro, para comer ou dormir, a não ser quando pressionado e, mesmo assim, com muita relutância. A intensidade dos interesses da criança parece estranha aos outros, e pode contribuir para o seu isolamento social; o mesmo vale para a escolha de seus interesses. Poucas crianças (ou adultos) que não estejam no espectro do autismo apreciam as complexidades do mercado de ações, da astronomia, dos sistemas de *sprinklers* ou da classificação botânica, mas são coisas assim que crianças com TEA tendem a preferir. Seus interesses costumam girar em torno de tópicos que permitam acumular grande volume de fatos e informações. Às vezes, essas crianças também montam coleções pouco comuns. Uma adolescente com TEA guardava o pequeno adesivo de toda banana e maçã que já havia comido na vida, dentro de um precioso livro de recortes que carregava com ela por todo lado.

O que muita gente acha ainda mais intrigante a respeito de crianças com TEA é que, apesar de gastarem tanto tempo com esses interesses, muitas vezes elas não têm um conhecimento de seus assuntos favoritos que seja parecido ao do senso comum. Concentram-se nos detalhes, mas muitas vezes são incapazes de ver o "quadro geral". Um jovem com TEA tinha muito interesse em aspiradores de pó. Sabia tudo o que era possível saber a respeito de aspiradores: o preço, a cor, o quanto exigiam de manutenção e o número e os tipos de acessórios para cada marca do mercado. Ele identificou corretamente o meu, dizendo que era "bronze com acabamento em marrom chocolate" e que tinha dois acessórios, um do tipo mangueira e outro com uma escova acoplada. Explicou-me que exigia bastante manutenção, pois a maior parte de suas peças internas era de plástico, e não de metal (e, de fato, ele não parece funcionar muito bem!). Mas, quando pedi a ele uma sugestão para trocar o aparelho por outro de uma marca melhor, o garoto pareceu agitado e acabou aconselhando que eu comprasse um Royal, justificando sua escolha pelo fato de ser um modelo que tinha uma bolsa azul. Como muitos indivíduos com TEA, ele parecia incapaz de distinguir os detalhes importantes dos irrelevantes, e de avaliar a importância da multiplicidade de detalhes que havia memorizado. Se o seu filho tem TEA, talvez você note que ele tem o mesmo problema com o pensamento em geral, mostrando excelente memória para fatos, mas maior dificuldade para compreender conceitos abstratos e usar o senso comum. Se você dá ao seu filho uma regra, ele pode achar difícil generalizá-la e adequá-la a uma situação um pouco diferente. Pode querer resolver os problemas toda vez exatamente do mesmo jeito, e pode ficar muito frustrado se você tenta ajudá-lo a encontrar novas soluções ou outras maneiras de fazer as coisas. A dificuldade de ver as relações entre informações diversas, de identificar padrões ou temas centrais e de descobrir o que as coisas realmente *significam* torna a aprendizagem algo desafiador para crianças com TEA, como discutiremos no Capítulo 7.

Muitas crianças com TEA não só se envolvem em comportamentos repetitivos como também fazem uso de linguagem repetitiva. Por exemplo, algumas crianças memorizam coisas que as outras pessoas dizem (ou frases ou diálogos de vídeos e livros), e então incorporam isso à própria fala. Essa fala memorizada é chamada de *ecolalia tardia* e, apesar de idiossincrática, na verdade indica que a criança tem uma memória verbal bem desenvolvida. Às vezes, as frases que são repetidas são usadas num contexto adequado e fazem sentido, como quando Joseph exclamou: "Ah, não, esse é o meu pior pesadelo!" (uma fala de um filme da Disney), depois de derramar leite num dos seus adorados mapas.

Em outros momentos, o vínculo entre a frase e o contexto é impreciso. A mãe de Seth relatou que, quando ele era bem novo, dizia "Ele é um homem feliz bem ali" toda vez que punha ou tirava um chapéu. Durante anos, ela e o pai de Seth ficaram sem ter ideia de onde vinha esse comentário ou o que queria dizer. Então, um dia aconteceu de estarem assistindo a um vídeo antigo de golfe que haviam gravado anos antes. Ficaram espantados ao ver um dos jogadores conseguir colocar a bola no buraco na primeira tacada, e então dar um toque no quepe, se dirigir ao público e anunciar: "Ele é um homem feliz bem ali". Seth havia associado a frase a chapéus, e as duas coisas ficaram ligadas na sua mente, embora a frase fizesse pouco sentido para os outros e não o ajudasse a comunicar suas carências ou necessidades.

■ As aptidões que acompanham os desafios

Ter TEA traz desafios, mas também propicia várias aptidões. Neste livro, concentramo-nos em ambos os aspectos do TEA e ajudamos os pais a aprenderem a minimizar os desafios e potencializar as aptidões de seu filho. Desse modo, as pessoas com TEA podem chegar a ser membros felizes e bem-sucedidos da sociedade, com vidas gratificantes e que façam sentido. O TEA está associado a muitos dons, talentos e inclinações especiais, que acompanham os desafios e tornam seu filho uma pessoa muito única e interessante. Muitas crianças e adolescentes com TEA têm excelente memória. Lembram de detalhes das viagens da família, trajetos pela sua cidade ou listas de palavras, sem esforço.

Muitas também se destacam na leitura. Como Joseph, são capazes de aprender a ler sozinhas muito cedo e, mais tarde, podem ler palavras em voz alta e soletrá-las, bem antes de chegarem à série em que se exigiria isso. Outras são muito avançadas em habilidades visuoespaciais, montam quebra-cabeças complexos, leem mapas ou lidam com equipamentos eletrônicos bem melhor que seus colegas. Vamos discutir aqui maneiras de aplicar os interesses específicos de seu filho ao "mundo real", de modo que suas incríveis aptidões de se concentrar, memorizar e passar longas horas focado em um assunto se tornem aptidões de valor inestimável. Você deve ter ouvido falar da Dra. Temple Grandin, professora de ciência animal da Universidade do Colorado, que tem TEA. Ela combinou um forte interesse por animais com as suas aptidões visuoespaciais e revolucionou o projeto de abatedouros animais, a fim de humanizá-los e torná-los também mais eficientes. Transformou-se em uma especialista internacional no assunto, e dá palestras ao redor do mundo. Para carreiras que dependam de uma ênfase nos detalhes, como administração de bibliotecas, engenharia ou ciência da computação, ter TEA pode ser uma vantagem. Seu filho pensa, enxerga o mundo, processa informação e tem um estilo de personalidade que é diferente, mas não inferior. Porém, algumas grandes aptidões vêm acompanhadas de desafios. E o *nosso* desafio é aproveitar essas aptidões e usá-las para superar os obstáculos que surgirem pelo caminho. O Capítulo 5 oferece sugestões práticas para enfrentar esse desafio.

O QUE TEMOS PELA FRENTE?

A combinação de desafios e talentos que vemos em crianças com TEA dispara o medo no coração de muitos pais. O que irá prevalecer, as deficiências da criança ou suas aptidões? O que você pode fazer para garantir que seu filho não acabe desassistido pelo fato de não ter necessidades tão extremas quanto as das crianças com autismo severo? Quais são as chances de seu filho ir para a faculdade, arrumar um bom emprego e casar? Quando uma criança demonstra tal mistura de desafios e aptidões, costuma ser difícil prever o que o futuro lhe reserva. E, claro, saber o que há pela frente é uma das primeiras questões levantadas pelos pais.

Vemos uma tremenda variação nos indivíduos com TEA à medida que crescem. Alguns vão para a faculdade, têm carreiras bem-sucedidas e formam laços de amizade duradouros, enquanto outros continuam a viver com os membros da família e conseguem apenas subempregos em ocupações que não aproveitam sua inteligência e seus talentos especiais. Adultos com TEA, como Temple Grandin e Liane Willey, escreveram livros que mostram de maneira eloquente a superação de antigos desafios e uma adaptação bem-sucedida à sociedade. Muitas pessoas, porém, continuam tendo uma série de dificuldades remanescentes no âmbito da socialização e da comunicação, e os índices de adultos com TEA que possuem uma vida independente e um emprego formal em tempo integral são mais baixos do que gostaríamos de ver.

Nossa capacidade de prever o futuro para crianças com TEA ainda é limitada. Embora estejamos começando a compreender a ampla gama de possibilidades, ainda não sabemos como combinar características precoces específicas com resultados posteriores. As pesquisas que já foram feitas até o momento não são tão úteis quanto poderíamos esperar, pois os participantes desses estudos eram diagnosticados como tendo autismo do tipo clássico na infância, ou foram diagnosticados só mais tarde na vida (já que o campo de estudos em autismo, até recentemente, não costumava considerar a existência de formas de TEA de alto desempenho) e, portanto, não receberam os tratamentos que hoje acreditamos serem muito úteis.

O Dr. Kanner previu que os resultados para pessoas com autismo poderiam melhorar no futuro à medida que o transtorno se tornasse mais conhecido e fossem desenvolvidos novos tratamentos – assim como temos visto com o transtorno bipolar e com outras condições que antes tinham um prognóstico negativo. Na realidade, estudos recentes têm constatado que resultados ruins, como a internação, são raros hoje em dia. À medida que os indivíduos com TEA são diagnosticados cedo e recebem tratamentos adequados e eficientes, a expectativa é que a taxa de melhores resultados, incluindo carreiras satisfatórias e uma vida independente, continue a crescer. Nesta seção, faremos uma breve descrição do que sabemos até agora a respeito de como o TEA se desdobra e o que pode acontecer na fase adulta.

Há muito mais a ser visto sobre esse tópico no Capítulo 9. Assim como em muitas condições que começam na infância, tanto os desafios como os triunfos do TEA mudam ao longo do tempo de vida de uma pessoa. Os sintomas começam na infância, aumentam durante alguns anos, geralmente têm um pico no período da pré-escola, e então começam a se estabilizar nos anos escolares. Praticamente todos que têm TEA melhoram com o tempo e a idade. Com o tempo, as crianças aprendem a se expressar por meio da linguagem e a compreendê-la melhor. Vão ficando mais interessadas em contatos sociais e ganham aptidões, como a de manter uma conversação e usar o contato visual de maneira apropriada. Ainda assim, a maioria das crianças continua se qualificando para um diagnóstico de TEA na adolescência e na fase adulta.

Uma pesquisa recente investigou com que frequência indivíduos se "recuperavam" do TEA (isto é, atendiam aos critérios para um diagnóstico de TEA em certo ponto de suas vidas, mas deixavam de apresentar o diagnóstico à medida que ficavam mais velhos). Examinando diferentes estudos, relatou-se que entre 3% e 25% das crianças, conforme cresciam, não mais apresentavam seu diagnóstico e entravam numa faixa normal de habilidades cognitivas, adaptativas e sociais. Embora a maior parte dos indivíduos continue a satisfazer os critérios para o diagnóstico de TEA, muitos deles demonstram melhoras significativas em comportamento social e aptidões de comunicação ao longo do tempo. Mesmo assim, muitos adultos com TEA de alto desempenho admitem que ainda se sentem de algum modo embaraçados ou inseguros quando falam e interagem com os outros; sua fala muitas vezes ainda é muito formal; e ainda têm problemas em saber o quanto devem dizer ou quando é que devem parar de falar.

A Dra. Patricia Howlin, psicóloga do Reino Unido com vastos estudos sobre os desfechos na vida adulta para indivíduos com TEA, conclui que, embora alguns indivíduos possam ter sucesso como adultos, essas conquistas dependem dos sistemas de apoio disponíveis (pais, programas de intervenção, adaptações educacionais), assim como de suas características e capacidades pessoais.

Ela descreveu de que maneira a pressão para se adaptar a uma cultura com valores muito diferentes pode ocorrer a um custo muito alto, trazendo estresse, ansiedade e depressão. Mesmo quando adultos com TEA conseguem feitos importantes, como formar-se em alguma faculdade e se firmar numa carreira, às vezes têm problemas para manter uma vida independente. A mãe de Seth resume tanto suas esperanças quanto seus medos quando diz: "Aposto que vai se tornar um astrofísico, mas eu talvez tenha ainda que vesti-lo e levá-lo de carro até o trabalho".

OBTER APOIO SOCIAL PARA VOCÊ

Enquanto você procura respostas sobre como e por que seu filho é tão diferente, talvez se sinta sozinho. Pode ter passado anos achando que ninguém mais tem um filho como o seu. Talvez nunca tivesse ouvido falar de TEA até seu médico ou outra pessoa tocar no assunto. Na realidade, você não está tão sozinho quanto possa se sentir agora.

A mais recente estimativa de prevalência divulgada pelos Centros para Controle e Prevenção de Doenças [Centers for Disease Control and Prevention, CDC], realizada em 2014, revelou que uma em cada 68 crianças nos Estados Unidos (ou 1,5% da população) são diagnosticados com TEA. Esses números têm crescido ao longo das últimas décadas. Há 30 anos, a nossa estimativa era que apenas de dois a quatro em cada 10 mil indivíduos tivessem uma condição relacionada ao autismo e, há apenas 10 anos, a taxa publicada era de 1 em 250.

No estudo dos CDC de 2014, somente cerca de um terço dos indivíduos com TEA tinham o tipo de comprometimento intelectual e de aprendizagem do autismo clássico. Nada menos que dois terços das crianças estavam no extremo de alto desempenho do espectro do autismo, sem mostrar deficiências intelectuais. Isso sugere que crianças com autismo de alto desempenho são, na verdade, mais comuns do que as crianças com o autismo clássico.

Se nós pensarmos que o TEA é hoje muito mais comum do que há uma década ou duas atrás, naturalmente surge uma questão: o autismo está aumentando de frequência? Será de fato mais comum do que costumava ser, ou os valores crescentes de prevalência refletem simplesmente melhores práticas de diagnóstico e uma maior consciência do extremo mais brando do espectro?

Ainda não temos uma resposta para essas perguntas. Não há dúvida de que os critérios de diagnóstico mudaram ao longo dos anos para incluir formas mais leves de TEA, e que os profissionais hoje têm maior consciência e são mais bem treinados para fazer diagnósticos precisos – e tudo isso contribuiu para aumentar as taxas de prevalência. Outro fator que influenciou esse aumento foi a melhora nos serviços voltados para o TEA, constatada nos Estados Unidos e em outras partes do mundo nas três últimas décadas. Isso é importante, porque as taxas de prevalência são calculadas usando registros de órgãos de prestação de serviços. Poucos são os estudos de prevalência que vão diretamente às comunidades para avaliar todas as crianças e aferir quantas têm TEA. Em geral, os estudos de prevalência (como os realizados pelos CDC) fazem uma revisão dos registros de escolas e de órgãos da comunidade que atendem indivíduos com TEA. Portanto, se estamos fazendo um trabalho melhor em prover tratamentos para crianças com TEA, então um número maior delas terá registros nesses órgãos de serviços que são examinados – e as taxas de prevalência irão aumentar. Somando-se a essas explicações, alguns cientistas também suspeitam que alguns fatores ambientais estejam aumentando o risco de TEA e contribuindo para maiores taxas de prevalência. Esse é um campo de pesquisa bastante promissor. Vamos falar mais a respeito desses estudos e suas descobertas no Capítulo 3.

Todos os transtornos do espectro autista são muito mais comuns no sexo masculino do que no feminino; isso foi reconhecido tanto por Leo Kanner como por Hans Asperger, e desde então tem sido validado por numerosos estudos. O relatório dos CDC de 2014 informou que um em cada 42 meninos foi diagnosticado com TEA (mais de 2%), enquanto apenas uma em cada 189 meninas (ou cerca de 0,5%) foi afetada. Outro estudo mostrou que a taxa de recorrência (a probabilidade de que uma família que tem uma criança afetada venha a ter uma segunda) é substancialmente mais baixa para meninas do que para meninos, com apenas uma em dez irmãs menores desenvolvendo TEA, enquanto um em quatro irmãos menores correm esse risco. Na realidade, os meninos correm maior risco do que as garotas em quase todos os transtornos de desenvolvimento, comportamento e aprendizagem.

A razão pela qual as meninas são afetadas com menor frequência que os meninos ainda não é exata. Como você lerá no Capítulo 3, o TEA parece ter múltiplas causas, e talvez mais de um fator necessite estar presente para o que transtorno se desenvolva. Já se especulou que há algo no fato de ser menina (talvez uma ambiente hormonal prénatal diferente ou padrões de organização cerebral relacionados com o sexo) que "protege" indivíduos do sexo feminino do TEA e de outros problemas de desenvolvimento. Com tais fatores de proteção presentes, o risco de desenvolver transtornos é mais baixo em meninas do que em meninos e pode requerer a presença de mais fatores causais.

Neste primeiro capítulo, descrevemos o TEA de alto desempenho e como ele influencia a vida ou afeta crianças e suas famílias. Nosso objetivo, a essa altura, é auxiliá-lo a decidir se o diagnóstico de TEA pode ser relevante para a pessoa com quem você está preocupado, e se este livro pode ajudá-lo a encontrar as respostas que procura.

O próximo capítulo irá explicar como os profissionais fazem o diagnóstico de TEA atualmente, que outras condições podem ser confundidas com o TEA e como as recentes mudanças nas práticas de diagnóstico podem afetar seu filho e você. Quanto mais você souber sobre o processo diagnóstico, mais você poderá ajudar seu filho a ser corretamente avaliado e, assim, ter o diagnóstico preciso.

CAPÍTULO 2
O processo diagnóstico

Depois que ouviram as preocupações da psicóloga da escola a respeito do TEA, os pais de Lauren começaram a ler tudo o que caía em suas mãos a respeito da condição. O rótulo parecia se encaixar com Lauren em alguns pontos, particularmente no que se refere à sua falta de amigos e à sua dificuldade para olhar as pessoas nos olhos; mas outros aspectos, como usar uma linguagem rebuscada e formal demais, simplesmente não correspondiam à sua filha. A psicóloga da escola tinha uma forte impressão de que o diagnóstico de TEA explicaria as dificuldades de Lauren e disse que poderia ajudar a obter os serviços necessários, mas sugeriu que procurassem uma segunda opinião, e recomendou um experiente psiquiatra infantil local. A pedido do psiquiatra, os pais de Lauren conseguiram cópia dos registros médicos da filha com seu pediatra.

Num relatório que havia sido feito após o check-up de Lauren aos 3 anos de idade, eles leram: "Esta menina, nascida prematura, está indo bem agora. É fisicamente bem-desenvolvida, esperta e alegre, embora seja descrita por seus pais como muito tímida e medrosa. Dedicamos algum tempo a avaliar seu desenvolvimento. Ela brincou sozinha durante toda a consulta e raramente olhou para os adultos. Tinha dificuldade para se concentrar nas tarefas... Lauren claramente tem algumas dificuldades para interagir, embora a maneira com que se relaciona provavelmente seja adequada à sua idade". Os pais de Lauren ficaram

surpresos ao ver que o médico havia notado, já lá atrás, o aspecto solitá-
rio de sua filha, e ficaram ambos confusos e frustrados com a conclusão.
Por que isso não havia sido detectado mais cedo?

Aos 2 anos de idade, Seth ainda não falava e parecia indiferente aos
seus irmãos e aos pais. Quando as pessoas chamavam seu nome ou
falavam com ele, parecia não ouvir. Seus pais tinham certeza de que
não era surdo, pois se animava toda vez que o portão automático da
garagem era aberto, mesmo que estivesse nas partes mais afastadas da
casa. Mas só para garantir, os pais de Seth fizeram um teste de audição.
Os resultados foram perfeitamente normais, mas o otorrino perguntou
se eles já haviam considerado o autismo como possibilidade.

Este diagnóstico foi confirmado por um psicólogo infantil quando
o menino tinha 3 anos. Seth foi imediatamente matriculado em uma
pré-escola para educação especial de crianças com autismo. Logo co-
meçou a falar e fez progressos rápidos em todas as áreas, a ponto de ser
capaz de entrar no jardim da infância numa classe convencional, re-
cebendo apenas uma assistência mínima de uma auxiliar pedagógica.
Quando começou a primeira série, os pais foram informados de que ele
não tinha autismo, e sim algo chamado Síndrome de Asperger. Anos
mais tarde, um psicólogo que trabalhava com Seth mencionou aos pais
que estavam ocorrendo "grandes mudanças" no sistema de diagnóstico
e que agora o menino atendia aos critérios de TEA. Quem tinha razão
e por que os rótulos não paravam de mudar?

Há vários caminhos a seguir pelo labirinto dos diagnósticos;
alguns diretos, outros que desembocam em becos sem saída. Neste
capítulo, vamos ajudar você a encontrar seu caminho explicando os
critérios específicos de diagnóstico para o TEA e outras condições relacionadas. Vamos mostrar de que maneira é conduzida uma avaliação
diagnóstica e como as decisões sobre diagnóstico a respeito de seu filho

devem ser tomadas pela equipe profissional responsável; veremos também quais condições são às vezes confundidas com o TEA.

A BÍBLIA DO DIAGNÓSTICO: O DSM

O processo diagnóstico varia de acordo com o órgão que o realiza e também conforme o profissional. Algumas avaliações são abrangentes e extensas, outras são relativamente rápidas. Alguns profissionais podem usar testes especiais, outros talvez falem com você e brinquem com seu filho de uma maneira aparentemente informal. Mas todos estarão coletando informações a respeito do desenvolvimento inicial de seu filho, de suas aptidões e de pontos fracos em áreas relevantes para a avaliação do TEA. Como destacamos no Capítulo 1, essas áreas englobam a interação social de seu filho e suas aptidões de comunicação, assim como quaisquer interesses específicos ou comportamentos não usuais. Depois que essas informações são coletadas, pode-se concluir se seu filho atende ou não aos critérios do TEA. Para isso, os profissionais usam o *Diagnostic and Statistical Manual of Mental Disorders* (ou DSM), da Associação Americana de Psiquiatria, que descreve os comportamentos específicos e os problemas associados às diversas condições emocionais, comportamentais e mentais. O DSM está hoje em sua quinta edição, conhecida como DSM-5, publicada em maio de 2013. O DSM é revisado a cada década ou duas, para poder refletir os novos conhecimentos reunidos por médicos e pesquisadores da saúde mental. Se seu filho foi diagnosticado há algum tempo, é provável que tenha sido com base em uma edição anterior, provavelmente o DSM-IV (a quarta edição), publicada em 1994 e utilizada até 2013. Se você mora fora dos Estados Unidos, o manual intitulado *International Classification of Diseases* (ou ICD) pode ter sido usado em lugar do DSM.

Como os pais de Seth foram alertados, houve grandes mudanças na nossa maneira de pensar e diagnosticar o TEA entre a quarta e a quinta edição do DSM. De início, as pessoas ficaram muito preocupadas com essas mudanças e não entendiam por que haviam sido feitas. Uma das preocupações dos pais era que os filhos perdessem seus diagnósticos e não fossem mais credenciados a acessar os serviços com os quais vinham contando até então. Antes de falar sobre o DSM-5, o atual sistema, vamos passar algumas informações sobre o DSM-IV e explicar por que foram feitas essas grandes mudanças, para que você possa entender melhor o debate e ver de que modo isso pode afetar seu filho.

DSM-IV

No DSM-IV, a categoria que abrangia os transtornos do espectro autista era chamada de "transtornos globais do desenvolvimento". Esse termo guarda-chuva foi usado pelos autores do DSM para diferenciar as condições do espectro autista dos distúrbios mais específicos do desenvolvimento, como as deficiências de aprendizagem. Crianças com transtornos globais do desenvolvimento experimentam dificuldades em múltiplas (ou abrangentes) áreas do desenvolvimento (aptidão social, comunicação, área comportamental, cognitiva, e às vezes também na área motora). Em contraste, crianças que apresentam transtornos específicos de desenvolvimento, como dislexia, tinham problemas apenas em uma área específica (como a leitura), mas funcionavam bem em outras, como nas habilidades sociais e motoras.

Havia cinco condições específicas incluídas na categoria do transtorno global do desenvolvimento, ou PDD, que constavam no DSM-IV: o transtorno autista, o transtorno de Asperger, o transtorno de Rett, o transtorno desintegrativo da infância e o transtorno invasivo do desenvolvimento sem outra especificação [em inglês, *pervasive developmental disorder not otherwise specified,* ou PDD-NOS]. Duas dessas condições – o transtorno de Rett e o transtorno desintegrativo da infância – são sempre associadas a um significativo comprometimento cognitivo e não são consideradas na parte do espectro autista de alto desempenho, portanto, não mais as mencionaremos neste livro. As outras três condições do DSM-IV, o transtorno autista, o transtorno de Asperger e o PDD-NOS, compartilham dificuldades com interação social, comunicação e comportamentos repetitivos, mas diferem na quantidade, gravidade e padrão de sintomas. Crianças com transtorno autista (o termo do DSM-IV para o autismo) tinham que demonstrar pelo menos seis dificuldades (ou sintomas) em interações sociais, comunicação e comportamentos repetitivos de uma lista de 12 sintomas. Utilizava-se o termo "autismo de alto desempenho" para indivíduos que atendiam aos critérios do transtorno autista e tinham aptidões relativamente normais de pensamento, aprendizagem e linguagem. Crianças com transtorno de Asperger (o termo do DSM-IV para a Síndrome de Asperger) exibiam menos de seis sintomas e, além disso, precisavam ter níveis típicos de linguagem, não só no momento da avaliação, mas ao longo de sua vida – isto é, não se incluíam nessa categoria aqueles que conseguiam falar mais tarde. Finalmente, o diagnóstico de PDD-NOS do DSM-IV era usado para crianças que não atendiam a todos os critérios tanto para transtorno autista quanto para transtorno de Asperger, geralmente porque tinham poucos sintomas ou por apresentarem outro padrão de sintomas. Por exemplo, se uma criança mostrava quatro sintomas (abaixo da quantidade necessária para o diagnóstico de transtorno autista) e tinha um atraso na linguagem (o que fazia descartar o transtorno de Asperger), então aplicava-se o diagnóstico de PDD-NOS, de acordo com o DSM-IV.

NOVAS PESQUISAS TROUXERAM GRANDES MUDANÇAS AO DSM

A principal razão pela qual o DSM, agora em sua quinta edição, continua mudando é que os médicos querem que o sistema diagnóstico fique atualizado com a rápida expansão do conhecimento promovida pela pesquisa científica em andamento. A primeira edição do DSM foi publicada em 1952 e não incluía autismo ou qualquer outra condição similar; nem a segunda edição, publicada em 1968. Crianças com comportamentos típicos de autismo eram rotuladas como tendo "esquizofrenia, tipo infantil", se é que chegavam a ter um diagnóstico. O autismo só foi incluído no DSM em sua terceira edição, em 1980. Isso porque a pesquisa feita na década de 1970 mostrou que o autismo era diferente da esquizofrenia infantil. À época, esse rearranjo dos critérios diagnósticos foi de porte equivalente ao das mudanças atuais. Mas imagine se o DSM não tivesse sido revisado e estivéssemos ainda usando critérios baseados na ciência de 60 anos atrás – ninguém com TEA sequer teria recebido um diagnóstico! Portanto, é por isso que as atualizações do DSM, baseadas em novas pesquisas, podem ser tão úteis.

Quais foram os achados científicos recentes que levaram ao DSM-5? Desde que a Dra. Lorna Wing trouxe a Síndrome de Asperger à atenção do mundo na década de 1980, pesquisadores e médicos notaram suas similaridades com o autismo de alto desempenho e quiseram saber em que diferiam as duas condições. Várias diferenciações foram propostas: por exemplo, talvez as crianças com Síndrome de Asperger fossem mais desajeitadas que as que tinham autismo; alguns pesquisadores e médicos achavam que as crianças com Síndrome de Asperger tinham maior probabilidade de mostrar interesses específicos (como memorizar fatos a respeito da Revolução Francesa) do que crianças com autismo; ou talvez aquelas com Síndrome de Asperger fossem mais inclinadas a falar de uma maneira formal (como um "pequeno professor") do que crianças com autismo de alto desempenho. Nas duas últimas décadas, dezenas de estudos buscaram examinar essas hipóteses, e muitas outras, a respeito do que distingue as duas condições.

Essas investigações detectaram pouquíssimas diferenças entre elas – e, às vezes, nem mesmo uma diferença. Parecia que as únicas distinções entre o autismo de alto desempenho e a Síndrome de Asperger estavam no número de sintomas (acima ou abaixo de seis) e no desenvolvimento da linguagem nas idades de 2 e 3 anos (com atraso ou não). A maioria dos profissionais concordará que essas diferenças são pequenas. Observando um grupo de adolescentes, alguns dos quais diagnosticados com Síndrome de Asperger e outros com autismo de alto desempenho, tanto os pais quanto os profissionais eram pressionados a apontar quais crianças tinham qual condição. Isso resultou em uma experiência muito preocupante para muitas famílias, que recebiam opiniões de diagnóstico diferentes de médicos diferentes, com um profissional diagnosticando o filho com Síndrome de Asperger e outro dizendo que se tratava na realidade de autismo de alto desempenho (ou, como no caso de Seth, mudando de um diagnóstico para outro conforme a criança ficava mais velha).

Um estudo realizado em 2012 pela Dra. Catherine Lord e um grupo de pesquisadores médicos de vários lugares dos Estados Unidos mostrou que em diferentes centros eram usados diferentes diagnósticos de transtorno autista, transtorno de Asperger e PDD-NOS. Em algumas clínicas, quase todas as crianças eram diagnosticadas com transtorno autista, e era raro que os outros dois diagnósticos fossem usados. Em outras, a condição mais comum era o PDD-NOS, e havia ainda centros em que o transtorno de Asperger compunha metade da amostra. Será que havia de fato essas taxas tão drasticamente diferentes dessas três condições nas diferentes partes do país? Na realidade, o estudo mostrou com precisão que as crianças desses diferentes locais eram bastante similares: tinham níveis equivalentes de linguagem, inteligência e gravidade de sintomas autistas. Portanto, não havia nada nas crianças que levasse a taxas tão diferentes de transtorno autista, transtorno de Asperger e PDD-NOS ao longo do país. O que diferia de um centro a outro era como os médicos aplicavam esses diagnósticos, pois alguns centros pareciam mais à vontade usando certos diagnósticos do que outros. Essa situação provavelmente ocorreu no mundo todo (não apenas nos lugares que participaram desse estudo) durante os 20 anos em que o DSM-IV esteve em uso.

Isso gerava confusão não apenas nas famílias, mas muitas vezes tinha também consequências negativas nos cuidados oferecidos às crianças. Em algumas partes dos Estados Unidos e também em outros países, os indivíduos com diagnóstico de Asperger conseguiam muito menos acesso a serviços do que os indivíduos com autismo. Assim, se essas duas condições são a mesma e as crianças com ambos os diagnósticos compartilham as mesmas deficiências, é obviamente muito injusto negar serviços a alguns e prover outros de toda uma gama de intervenções. Os profissionais esperam que o DSM-5 possa corrigir essas desigualdades.

DSM-5

O desenvolvimento do DSM-5, portanto, foi uma reação aos desafios colocados pelas evidências das novas pesquisas e por esses problemas com o uso dos diagnósticos que acabamos de descrever. Foi um processo de 4 anos, que envolveu cientistas e médicos de várias áreas, além de advogados de pais e de organizações comunitárias. Esse grupo de pessoas se reuniu regularmente e discutiu as mudanças sugeridas pelas novas pesquisas, desenvolveu novos critérios e depois examinou dados, para verificar se as novas regras de diagnóstico estavam funcionando bem.

O grupo de trabalho recebeu instruções para "não causar danos" em relação a cada uma das mudanças, para garantir que não tornassem as coisas piores para pacientes e famílias – por exemplo, fazendo com que menos pessoas fossem qualificadas para um diagnóstico ou para obterem serviços. O DSM-5 foi publicado em maio de 2013 e seu uso está agora amplamente difundido nos Estados Unidos e em outras partes do mundo. Embora ainda seja muito cedo para saber todos os efeitos que as mudanças provocaram nas crianças e nas famílias, alguns estudos publicados sugerem que está indo bem; voltaremos a esse tópico mais adiante, depois de expor quais são exatamente os critérios do DSM-5.

No DSM-5, crianças como os filhos de vocês enquadram-se no diagnóstico de Transtorno do Espectro Autista (TEA). Diferentemente do DSM-IV, que tinha uma categoria chamada transtornos globais do desenvolvimento (TGD) e cinco diagnósticos específicos dentro dela, o DSM-5 usa um único diagnóstico: TEA. O DSM-IV listava 12 sintomas e exigia que fossem atendidos diferentes padrões para os cinco diferentes diagnósticos de TGD; isso resultava em 2.688 maneiras diferentes pelas quais um indivíduo podia atender aos critérios! Significava, portanto, que havia uma tremenda variação entre as crianças e que era possível que dois indivíduos com o mesmo diagnóstico não compartilhassem um único sintoma.

No DSM-5, a lista de sintomas foi reduzida a sete, e um indivíduo deve exibir pelo menos cinco deles para receber um diagnóstico de TEA. Em contraste com o DSM-IV, há apenas seis padrões diferentes que uma criança pode exibir. Isso torna o processo de diagnóstico muito mais direto para os médicos e aumenta a confiabilidade, pois agora, como há apenas um único rótulo para o diagnóstico, é muito mais provável que uma criança receba o mesmo diagnóstico de dois médicos diferentes do que ocorria antes com o DSM-IV. As famílias não terão mais que enfrentar o problema vivido pelos pais de Seth, que ficaram sem saber por que um médico diagnosticou autismo e o outro, Síndrome de Asperger.

Para atender aos critérios para TEA do DSM-5, uma criança deve mostrar dificuldades em comunicação e interação social, assim como comportamentos restritos e repetitivos. No domínio social, há três sintomas incluídos no DSM-5: (1) dificuldade na reciprocidade social, presente como prejuízo na conversação com os outros ou na capacidade de compartilhar seus sentimentos; (2) dificuldade na comunicação não verbal, como em usar contato visual, expressões faciais e gestos; e (3) dificuldade em desenvolver relacionamentos adequados para a idade. Na área de comportamentos restritos e repetitivos, o DSM-5 inclui quatro sintomas: (1) movimentos repetitivos, incomuns, no uso de objetos ou da fala; (2) insistência despropositada numa mesma coisa e no cumprimento de rotinas conhecidas; (3) interesses que tenham foco muito específico, intensidade excessiva, e/ou sejam incomuns; e (4) aumento ou diminuição de sensibilidade a diversos estímulos sensoriais. Descrições mais detalhadas desses comportamentos são dadas no Capítulo 1. Em geral, os sintomas são muito similares aos do DSM-IV, mas foi acrescentado um novo; problemas sensoriais e sensibilidades não estavam incluídos no DSM-IV, mas estudos investigativos demonstraram que são muito comuns em crianças do espectro, portanto foram incluídos no DSM-5.

Para atender aos critérios do TEA, seu filho precisa exibir pelo menos cinco dos sete sintomas listados no DSM-5 – todos os três da área de interação social e pelo menos dois dos quatro na área de comportamento restrito/repetitivo. Há diferentes maneiras pelas quais cada sintoma pode ser manifestado. Por exemplo, na área de reciprocidade social, uma criança pode ter dificuldades em uma conversação, enquanto outra criança pode ignorar e evitar outras pessoas; ambos indicam problemas de reciprocidade social, mas as manifestações desse sintoma são diferentes, dependendo do grau em que a criança seja afetada por ele. Essa é outra inovação do DSM-5, no qual os autores tornaram cada sintoma aplicável a todos os indivíduos do espectro, desde crianças de 3 ou 4 anos a adultos, desde as verbalmente fluentes às não verbais, sejam afetadas em grau brando ou grave. Em contraste com o DSM-IV, os sintomas são expressos como "déficits em" determinado comportamento, e não mais em "falta de", o que os torna mais aplicáveis a uma criança de alto desempenho. À medida que os médicos foram passando do DSM-IV para o DSM-5, eles se surpreenderam ao constatar que, contrariamente às suas expectativas, em muitos casos ficou mais fácil para uma criança atender aos critérios de um diagnóstico, em vez de mais difícil.

Um requisito adicional para um diagnóstico de TEA é que os sintomas devem ser presentes desde o período inicial de desenvolvimento. Não é fornecida uma data específica de início, mas é provável que a maioria dos pais tenha percebido pelo menos algumas dessas diferenças em seu filho antes da idade de 5 anos. Ocasionalmente, os pais podem não ter notado problemas até seu filho começar a frequentar a escola, quando as exigências sociais e as expectativas de um comportamento se tornam maiores e as diferenças em relação às outras crianças ficam mais evidentes. Se o seu filho se encaixa nesses critérios (número de sintomas, padrões de sintomas ao longo dos dois domínios e época em que as diferenças começaram a ficar evidentes), então ele ou ela será diagnosticado com TEA.

Como parte do processo diagnóstico, o médico de seu filho também irá especificar se ele tem algum comprometimento intelectual (como baixas aptidões cognitivas e de aprendizagem), comprometimento da linguagem ou distúrbio genético (por exemplo, Síndrome de Down ou Síndrome do X Frágil), além do TEA. Um diagnóstico completo irá também certificar que o seu filho não tem nenhum diagnóstico adicional, como depressão ou transtorno de ansiedade – vamos falar mais desse tópico mais adiante neste capítulo. Por fim, seu médico fará uma avaliação do quão severo é o comprometimento de seu filho e do nível de apoio que ele requer (as classificações dadas são: Nível 1 "exige apoio", Nível 2 "exige apoio substancial" e Nível 3 "exige apoio muito substancial"). A maioria das crianças com TEA de alto desempenho, que têm linguagem fluente e níveis mais ou menos típicos de aptidão de aprendizagem e de pensamento, ficarão nos Níveis

1 e 2 de gravidade. Os níveis de gravidade podem decrescer à medida que a criança fica mais velha. O DSM-5 declara, de maneira bem cautelosa, que as categorias de gravidade "não devem ser usadas para determinar a elegibilidade e provisão de serviços" (DSM-5, p. 51).

DE QUE MANEIRA O DSM-5 NOS AFETA?

Com a introdução do DSM-5, os pais ficaram muito preocupados, particularmente quanto a seus filhos atenderem aos critérios para um diagnóstico e poderem continuar qualificados a receber as terapias de apoio oferecidas pelo governo, os serviços educacionais ou a cobertura do seguro. Uma coisa muito importante que você precisa saber é que o sistema educacional e o sistema de saúde diferem muito dependendo dos estados e países. Secretarias regionais de educação com frequência têm as próprias definições sobre deficiência e os próprios critérios para julgar quem está qualificado para receber serviços de educação especial, e tais critérios são diferentes dos definidos pela comunidade médica, na qual o DSM é usado. Portanto, se você mora numa região onde a qualificação para educação especial não se baseia nos critérios do DSM, os serviços de seu filho na escola não serão afetados pelas citadas mudanças.

Mesmo que seu estado ou país não adote os critérios do DSM para tomar decisões a respeito da qualificação para educação especial, os serviços prestados pela escola do seu filho não deverão ser afetados negativamente pelos novos critérios. Como já mencionamos, a meta do grupo de trabalho do DSM-5 era "não causar danos". A intenção dos novos critérios era identificar os mesmos indivíduos que preenchiam os critérios das versões anteriores do DSM. Na realidade, o DSM-5 inclui uma declaração muito específica de que "indivíduos com um diagnóstico estabelecido no DSM-IV de transtorno autista, transtorno de Asperger ou transtorno invasivo do desenvolvimento sem outra especificação devem receber o diagnóstico de Transtorno do Espectro Autista" (DSM-5, p. 51). Isso implica não só que seu filho no DSM-5 continuará a atender aos critérios que atendia no DSM-IV, como sugere que seu filho não precisa ser novamente diagnosticado – isto é, agora o novo diagnóstico de TEA simplesmente será usado em lugar do antigo diagnóstico de seu filho. Portanto, a não ser que seu médico ou o sistema escolar lhe diga algo diferente, você não precisa marcar uma nova avaliação para certificar-se de que seu filho ainda atende aos critérios – você pode presumir que ele ainda atenderá, a não ser que seja notificado de outra maneira.

Em algumas situações, porém, talvez seja necessária uma reavaliação e a criança talvez não mais atenda aos critérios. Por que isso acontece? No DSM-IV, um diagnóstico de PDD-NOS exigia apenas dois sintomas, um dos quais precisava ser no domínio social. Não havia uma exigência de que a criança demonstrasse quaisquer comportamentos repetitivos, ao passo que no DSM-5 a criança precisa exibir pelo menos dois.

Chad era uma criança que demorou a falar; agora, aos 9 anos, sua linguagem melhorou muito, mas ao conversar ele ainda tem dificuldades para olhar as pessoas nos olhos. Entretanto, não mostra nenhum outro sintoma de TEA. Tem poucos amigos próximos, uma imaginação muito exacerbada, e nunca exibiu nenhum interesse específico incomum ou outros comportamentos bizarros ou repetitivos.

No DSM-IV, Chad foi diagnosticado com PDD-NOS porque demonstrou algumas dificuldades associadas ao espectro autista, mas não teve o número de sintomas requerido para o diagnóstico de autismo de alto desempenho, nem para a Síndrome de Asperger. Essas condições exigem pelo menos dois déficits em interação social recíproca, mas Chad mostrou apenas um (dificuldade em manter contato olho no olho). Também exibiu um total de apenas três sintomas, sendo que o diagnóstico de transtorno autista do DSM-IV exigia pelo menos seis.

Quando o DSM-5 foi publicado, os pais de Chad foram informados por um membro da família bem-intencionado (mas equivocado) que seria "melhor se o levassem para um novo diagnóstico". Eles ficaram chocados ao ouvir que Chad não atendia mais aos critérios para TEA. A psicóloga informou que havia uma nova categoria de diagnóstico, chamada transtorno de comunicação social (pragmática), que parecia explicar melhor as dificuldades de Chad. Ela relatou que as crianças com TEA são bem mais repetitivas e estereotipadas em seu comportamento do que Chad – os desafios dele estavam no uso da linguagem para propósitos sociais, em aguardar a vez de falar durante uma conversa, saber se colocar no lugar do outro ao falar e compreender a linguagem ambígua. Tudo isso soou muito familiar aos pais de Chad. De fato, costumava ser difícil acompanhá-lo quando ele tentava contar-lhes como havia sido seu dia. Ele muitas vezes não era claro e não dava suficientes elementos de contexto para que pudessem entender o que estava dizendo. Um dia, por exemplo, chegou em casa da escola perturbado, dizendo repetidamente que "ela foi muito má hoje", mas sem explicar quem era "ela". Seria a sua professora? Alguma criança da classe? A motorista do transporte escolar? O que exatamente "ela" havia feito?

Os seus pais precisaram fazer um monte de perguntas até conseguirem entender a história. Chad também parecia muito literal aos seus pais. Era comum não entender uma piada ou uma metáfora, e os pais haviam aprendido a não dizer coisas que realmente não expressassem o que queriam dizer (como usar sarcasmo ou ironia). A psicóloga mencionara que um tratamento para problemas desse tipo, com enfoque sobre a pragmática da linguagem, estava sendo oferecido por alguns terapeutas de fala-linguagem na região, e deu-lhes algumas indicações.

Entre os sintomas de transtorno de comunicação social (pragmática), notam-se dificuldades persistentes no uso de comunicação verbal e não verbal dentro de um contexto social, como exemplificado a seguir: (1) em usar a comunicação com propósitos sociais, (2) em mudar a comunicação para se adequar ao contexto ou se adaptar às necessidades do parceiro, (3) em seguir regras de conversação e narração, e (4) em usar e compreender a linguagem não literal (humor, metáforas, sarcasmos). Como você pode ver, elas de fato se sobrepõem ao TEA – na realidade, a maioria das crianças com TEA vai exibir muitos desses sintomas. No entanto, se uma criança atende aos critérios para TEA, o transtorno de comunicação social (pragmática) fica excluído. No caso de Chad, se ele tivesse exibido comportamentos repetitivos, junto aos seus problemas de comunicação e socialização, teria sido diagnosticado com TEA.

Sempre que um novo diagnóstico é incorporado ao DSM, são exigidos mais estudos para determinar se o acréscimo é útil. Quando a Síndrome de Asperger foi incluída no DSM-IV, de início dava a impressão de que seria uma maneira útil de identificar crianças que antes não tivessem sido diagnosticadas. Só depois que se acumulou pesquisa por mais de duas décadas é que os problemas com o diagnóstico tornaram-se visíveis – isto é, na realidade, ele não diferia absolutamente do autismo em seus sintomas, que parecia ter as mesmas causas e exigir os mesmos tratamentos. Ao longo das próximas décadas, será necessário conduzir o mesmo tipo de pesquisa sobre o transtorno de comunicação social (pragmática) para termos certeza de que é de fato diferente do TEA nos sintomas, causas e tratamentos e que, como ocorreu com a Síndrome de Asperger, não estamos apenas usando novamente dois nomes diferentes para a mesma coisa.

DSM-5: UMA REVISÃO ÚTIL?

Ainda é cedo para saber quantas crianças deixarão de ter o diagnóstico estabelecido pelo DSM-IV e passarão para o do DSM-5, mas, a julgar por algumas primeiras pesquisas, a expectativa é que não serão muitas e que, se isso de fato ocorrer, as crianças irão atender a critérios para outros transtornos que se ajustem melhor às suas aptidões, desafios e necessidades de tratamento. Antes da publicação de cada nova versão do DSM, são realizadas "pesquisas de campo" para avaliar o quanto os novos critérios funcionam quando usados na comunidade pelos médicos locais (e não apenas pelos tipos de especialistas que fazem parte do grupo de trabalho do DSM). Diferentes estudos utilizam diferentes métodos para testar os novos critérios. Uma das maneiras mais rigorosas para examinar se estão funcionando tão bem quanto ou ainda melhor que os critérios anteriores é propor que dois médicos façam uma avaliação independente da mesma criança, um deles usando o DSM-IV e o outro o DSM-5. Numa pesquisa de campo, esse processo é repetido com muitas crianças, com vários tipos de problemas e diagnósticos, em diversas clínicas e localidades ao redor do país, e com diferentes médicos. Esse estudo calcula então a frequência com que dois médicos, usando duas versões diferentes do DSM, concordam que a criança está no espectro autista. Por exemplo, qual é a porcentagem de crianças avaliadas que atende aos critérios para transtorno autista, transtorno de Asperger ou PDD-NOS no DSM-IV, e também atende aos critérios para TEA no DSM-5? Antes da publicação do DSM-5 foi realizada uma grande pesquisa que empregou esses métodos. No geral, 89% dos diagnósticos tiveram concordância entre o DSM-IV e o DSM-5. Mais tranquilizador ainda foi que o número de diagnósticos a respeito do espectro foi na realidade maior no DSM-5 do que no DSM-IV. Isso significa que algumas das divergências entre as duas versões do DSM surgiram porque uma criança não atendeu aos critérios do DSM-IV, mas atendeu aos do DSM-5. Isso surpreendeu muitas pessoas e é uma boa notícia para todos que querem se assegurar de que as crianças que obtiveram serviços sob o DSM-IV não irão perder o direito a eles sob o DSM-5. Outro estudo recente, realizado pela Dra. Carla Mazefsky e seus colegas da Universidade de Pittsburgh, foi conduzido com adultos de inteligência "normal", um grupo que muitas pessoas temiam que pudesse estar subdiagnosticado no DSM-5. Esse estudo revelou que 93% desses indivíduos que eram afetados levemente atendiam tanto aos critérios do DSM-IV quanto aos do DSM-5.

Há outros tipos de estudos, às vezes citados na internet ou na mídia, sugerindo que o DSM-5 irá diagnosticar menos crianças do que o DSM-IV. Nenhum desses estudos empregou os métodos mais rigorosos que acabamos de descrever, portanto, os índices mais baixos que eles encontraram podem decorrer do uso de técnicas de pesquisa menos exigentes. Algumas pessoas estão preocupadas, achando que os novos critérios serão difíceis de usar com crianças muito novas. Existem equipes de pesquisa que estão ativamente estudando essa questão. Quanto mais tempo transcorrer desde a implementação do DSM-5, mais estudos serão conduzidos e teremos uma resposta mais definida sobre o quanto o DSM-5 está funcionando bem. Até agora, porém, estamos otimistas com os primeiros resultados publicados.

Como você acaba de ler, há muitas maneiras pelas quais um sintoma particular pode se mostrar evidente. Isso significa que você pode ler alguns relatos sobre o TEA que não se parecem com o que seu filho mostra. Talvez conheça um garoto da vizinhança com TEA que pareça muito diferente do seu filho. Talvez tenha ouvido que todas as crianças com TEA se mostram pouco afetuosas, mas seu filho adora abraços, beijos e vive no seu colo. Assim, é provável que algumas coisas a respeito do diagnóstico se encaixem com o seu filho e outras não, como os pais de Lauren experimentaram; isso não indica necessariamente que seu filho teve um diagnóstico incorreto. Mas como podemos saber?

O DIAGNÓSTICO FOI CORRETO?

Depois de ler as últimas páginas, talvez você se pergunte quais são as chances de que seu filho venha a ser (ou tenha sido) diagnosticado com precisão. Quem sabe você tenha recebido diagnósticos diferentes para as dificuldades de seu filho, como aconteceu com os pais de Seth e Chad, e queira descobrir qual deles é o certo. Ou talvez ache que o diagnóstico que obteve exagera ou minimiza o problema de seu filho. O que fazer? Quando os pais não sentem confiança no diagnóstico atribuído a seus filhos, pode ser útil ir atrás de uma segunda ou mesmo de uma terceira opinião, até que aquilo que lhe digam faça sentido no contexto daquilo que você conhece bem sobre seu filho e do que sabe a respeito do TEA. Infelizmente, esse é um processo que consome tempo e tem um custo que muitos pais não conseguem cobrir. A seguir, você encontrará as nossas melhores e mais resumidas respostas às questões que os pais normalmente levantam a respeito dos diagnósticos de TEA.

E se um profissional diz que meu filho tem TEA e outro diz que ele é "normal"?

Como enfatizamos ao longo dos dois primeiros capítulos deste livro, o comportamento do tipo autista faz parte de um espectro.

Com que frequência ocorrem os sintomas, o quanto são graves, o quanto se manifestam em diferentes situações, o quanto interferem no funcionamento e quanta perturbação causam: tudo isso contribui para definir onde seu filho se encontra no espectro e o quanto ele está próximo daquilo que se considera "normal". É importante diferenciar um diagnóstico de TEA das pequenas "esquisitices" e excentricidades que todos temos. A maioria dos sintomas de TEA pode ser encontrada em alguns indivíduos que não têm TEA, mas geralmente em versão mais leve. É provável que você conheça alguém que tenha obsessão por determinado assunto – digamos, trens em miniatura ou computadores –, mas que nos demais aspectos pareça perfeitamente ajustado e nem um pouco autista.

Um vizinho meu, que em outros aspectos é como qualquer outro, acessa um aplicativo de celular sobre o tempo umas dez vezes por dia. Ele também gosta de manter uma lista com o registro de quando o sol nasce e se põe em várias cidades do mundo (geralmente lugares que ele e a esposa visitaram em suas viagens). Só que, ao contrário das pessoas com TEA, ele não fica comentando esse seu interesse com os outros, e na verdade até se mostrou um pouco constrangido um dia em que fui à sua casa e por acaso me deparei com a lista quando procurava uma caneta por ali.

Você pode conhecer ainda alguém que fica sem saber o que dizer ou parece muito ansioso em situações sociais. Ou ter conhecidos que fazem torturantes divagações em torno de detalhes e nunca chegam ao ponto. Ou pessoas muito controladoras e organizadas que ficam ansiosas diante de qualquer mudança de planos. Uma colega nossa, uma mulher muito simpática e sociável, gosta de planejar o dia dela com antecedência. Se alguém convoca uma reunião de improviso ou a convida para almoçar no calor do momento, ela fica muito agitada, evita a mudança se possível e, se não, mostra-se muito contrariada pela perturbação do seu dia. Qualquer uma dessas pessoas poderia ter TEA se, além do comportamento descrito, exibisse outros sintomas característicos de TEA. No entanto, cada uma dessas "esquisitices" comportamentais, quando ocorre isoladamente e dentro de contextos de relacionamento social e de comunicação que sejam normais, constituem apenas variantes de personalidade. Isso quer dizer que muito do que caracteriza o TEA é algo que está dentro de uma continuidade com o "normal" (não vamos entrar aqui no debate sobre o que queremos dizer com "normal"). Os comportamentos de pessoas com TEA são algo que o resto do mundo que não tem TEA poderia às vezes também experimentar, e sentir como se aquilo fosse "normal". A diferença, porém, entre alguém que tem TEA e alguém que não tem é a gravidade da perturbação, em termos tanto do número de comportamentos do espectro autista quanto de como essas bizarrices interferem no funcionamento e na vida cotidiana.

Como ter certeza de que nosso filho tem TEA e não TDAH, TOC ou alguma outra coisa?[1]

As estimativas sobre a prevalência do TEA aumentaram muito durante as últimas três décadas. Embora ainda não se saiba bem o que causou esse rápido aumento, como já discutimos no Capítulo 1, um dos fatores que com certeza contribuiu é que, como os profissionais e o público em geral ficaram mais familiarizados como o TEA, o número de crianças diagnosticadas aumentou. Além disso, o fato de o diagnóstico se tornar mais prevalente fez com que o diagnóstico incorreto também se tornasse mais provável. Às vezes, uma avaliação adequada feita por um especialista revela que o diagnóstico estava equivocado e que as dificuldades da criança estão mais no âmbito de problemas de atenção, depressão ou alguma outra coisa que não seja o TEA.

Uma das razões que leva a um diagnóstico incorreto é que os sintomas de certos transtornos se sobrepõem, pelo menos superficialmente, aos sintomas de TEA. Por exemplo, o transtorno obsessivo-compulsivo (TOC) é uma condição na qual as pessoas têm pensamentos ou imagens persistentes e intrusivas, que acham difícil tirar da mente; elas também sentem uma necessidade extremamente forte de desempenhar certos comportamentos (atos compulsivos) ou rituais. Muitas delas gostam de

---

[1] TDAH é Transtorno do Déficit de Atenção com Hiperatividade e TOC é sigla para Transtorno Obsessivo-Compulsivo. (N.T.)

ter as coisas "como elas devem ser", e ficam ansiosas ou perturbadas se não estão do jeito que costumam estar ou do jeito que elas queriam. Chris, uma criança de 12 anos de idade com TOC, tinha um número favorito (4) e sentia-se compelida a realizar ações e repetir certas frases que tinha ouvido quatro vezes. Quando não conseguia, ficava muito nervosa. A única maneira que tinha de aliviar sua ansiedade era fazer um movimento rápido de varrer o chão com as costas da mão. Tais rituais incomuns podem de algum modo lembrar os rituais não funcionais do espectro autista. Outro exemplo é Mark, um garoto com TEA que grita e chora se a família dele não fecha as portas do carro e põe os cintos de segurança no sentido horário, a começar pelo motorista. Ele insiste que todos saiam do carro e repitam o processo na ordem "certa" – e a família se dispõe a fazer isso para evitar a situação desagradável que se instala se não o fizer. Os rituais de Mark não têm nenhum sentido para os outros e não parecem ser minimamente funcionais, assim como os rituais de Chris. Os dois garotos experimentam tremenda ansiedade quando as coisas não são feitas exatamente como eles querem. No entanto, um deles é diagnosticado com TOC e o outro com TEA. Qual é a diferença?

A resposta é surpreendentemente simples. Se os rituais da porta do carro fossem o único problema de Mark, ele poderia muito bem ter TOC. Mas o TEA, em combinação com uma variedade de outras dificuldades, entre elas evitar o contato olho no olho, falar sem parar a respeito, por exemplo, de vírus, e não demonstrar qualquer interesse em fazer amigos, é um diagnóstico muito mais completo para Mark. Um diagnóstico de TOC daria conta apenas parcialmente dos problemas dele. Pessoas com TOC não têm dificuldades em interagir socialmente e são capazes de conversar com os outros de maneira muito natural. Além de suas obsessões e compulsões, exibem poucos comportamentos incomuns; por exemplo, *não é* um aspecto do TOC ter interesses específicos, altamente específicos (embora isso seja muito mal compreendido e provavelmente responda por vários diagnósticos incorretos). O que diferencia o TEA de todas as outras condições com as quais pode ser confundido são os déficits em reciprocidade social e o estilo incomum de comunicação. Se os sintomas característicos de TEA estão presentes, então a criança provavelmente tem TEA, e não TOC ou qualquer outra condição.

De que maneira os profissionais decidem se uma criança tem *também* TOC? Muitas pessoas com TOC reconhecem que seu comportamento é incomum e o experimentam como algo intrusivo e sem sentido. A maioria das pessoas com TOC é muito reservada em relação aos seus rituais, pois elas entendem que as demais pessoas irão considerá-las bizarras. De fato, as próprias pessoas afetadas consideram os rituais bizarros e desejam intensamente se livrar deles. Mas, por mais que tentem suprimi-los, não conseguem parar de desempenhar o comportamento. Isso é muito diferente da experiência da maioria das crianças ou adolescentes com TEA, que geralmente têm pouca consciência da natureza incomum de seu comportamento, não o consideram estranho ou excêntrico, e pouco esforço fazem para ocultá-lo. Mas nem todo mundo com TOC tem uma noção precisa da qualidade incomum de seus rituais; isso é especialmente verdadeiro no caso de crianças. Portanto, uma segunda consideração importante para decidir se uma criança tem apenas TEA ou TEA aliado ao TOC é o desejo de simplificar o diagnóstico. Durante seu treinamento, a maioria dos profissionais é incentivada a atribuir o menor número possível de diagnósticos a cada indivíduo. Mas, desde que isso seja razoável, tentamos sintetizar as dificuldades sob um diagnóstico apenas, em vez de listar três ou quatro condições diferentes. Essa prática é às vezes chamada de "lei da parcimônia" ou de "navalha de Occam". Guilherme de Occam foi um filósofo inglês do século XIV para quem a meta de toda ciência deveria ser tentar explicar fenômenos desconhecidos da maneira mais simples possível. Assim, em relação aos diagnósticos, os médicos costumam dizer: "Quando ouvir cascos batendo, pense em cavalos, não em zebras".

Seguindo a lei da parcimônia, a maioria dos clínicos não diagnosticaria TEA e TOC juntos, a não ser que as manifestações de ambos estivessem evidentemente presentes e as dificuldades não pudessem ser atribuídas a apenas uma das condições.

Há muitos outros transtornos que se sobrepõem ao TEA. Na realidade, o TOC não é o diagnóstico incorreto ou parcial mais comum. Algumas crianças com TEA receberam um diagnóstico prévio de Transtorno do Déficit de Atenção com Hiperatividade (TDAH). As características dessa condição, como você talvez saiba e como seu nome indica, são a dificuldade de prestar atenção e de controlar o comportamento e o nível de atividade. Uma criança com TDAH parece às vezes não ouvir quando você fala com ela ou então não segue instruções, pode relutar em se envolver em tarefas que sejam tediosas ou que exijam esforço, pode se dispersar com facilidade, inquietar-se, sair a toda hora do lugar quando se espera que fique sentada, ter dificuldades para aguardar sua vez, e costuma interromper os outros e falar em excesso.

As similaridades com o TEA provavelmente se mostraram logo óbvias a você. Muitas crianças com TEA exibem cada um desses problemas, mas geralmente por razões muito diferentes das crianças com TDAH. A criança com TEA às vezes parece que não ouve, e pode não seguir instruções em razão de déficits sociais e problemas com o processamento da linguagem. Pode não compreender a centralidade e importância da voz humana e não se orientar por ela de maneira natural. Similarmente, pode interromper os outros, ter problemas para aguardar sua vez e também falar demais, tudo isso por sua dificuldade em fazer uma leitura adequada das situações sociais e saber o que é um comportamento aceitável em cada situação específica. Talvez relute em fazer certas tarefas escolares ou tenha dificuldades para permanecer sentada, mas não porque essas sejam tarefas inerentemente difíceis e sim porque simplesmente não despertam seu interesse. Elogios de professores ou dos pais e notas altas podem não ser incentivos para uma criança com TEA, que tem uma motivação e um sistema de reforço totalmente diferentes em relação aos de uma criança típica. Ela pode se dispersar, mas geralmente não é pelos ruídos e outros eventos que distraem uma criança com TDAH; a criança com TEA pode ficar dispersa pelo seu próprio mundo interior, por seus pensamentos e interesses.

Por isso, uma das razões pelas quais muitas crianças são diagnosticadas com TDAH, quando na realidade têm TEA, é que há alguma sobreposição entre os sintomas dessas duas condições. Uma segunda razão é que o TDAH é um transtorno comum e, portanto, os clínicos costumam ter maior conhecimento sobre ele e são mais bem treinados para diagnosticá-lo em comparação com o diagnóstico de TEA. Finalmente, os problemas apresentados por uma criança com TDAH (como o de não conseguir permanecer sentado, não esperar sua vez e não seguir instruções) podem ser mais estressantes e cansativos para os professores e os pais, e por isso são trazidos à atenção dos profissionais com maior frequência do que a falta de jeito para se socializar ou os interesses altamente especializados.

No entanto, assim como ocorre com a criança que tem apenas TOC, a criança que tem apenas TDAH tampouco sente as dificuldades em fazer contato olho no olho e em conversar, ou enfrenta problemas no âmbito de seus interesses e na imaginação, como acontece com a criança que tem TEA. A mesma abordagem deve ser adotada para distinguir TEA de TDAH e das outras condições listadas no Quadro 1, e para descartar quaisquer outros diagnósticos que pareçam se sobrepor. Se as dificuldades características do TEA estão presentes, então a criança tem TEA. A criança recebe múltiplos diagnósticos apenas se todos os critérios para as outras condições forem atendidos e essas características *não puderem ser atribuídas ao diagnóstico de TEA*. No Quadro 1, listamos algumas condições que podem ser confundidas com o TEA.

As consequências de um diagnóstico incorreto podem ser bem sérias. Obviamente, é importante saber a verdadeira natureza das dificuldades de seu filho para compreendê-lo melhor, mas um diagnóstico preciso também é crucial para você obter os serviços mais apropriados à criança. Certos tratamentos são projetados especificamente para TEA e apresentam seus melhores resultados na vida adulta (falaremos mais sobre isso no Capítulo 4), e um diagnóstico preciso é essencial para obter esses recursos. O diagnóstico correto também irá mantê-lo longe de intervenções que não fariam nenhum bem e poderiam até causar danos ao seu filho, como medicações inadequadas, com sérios efeitos colaterais, e tratamentos comportamentais não focados no problema a ser solucionado ou que partam de suposições incorretas a respeito das razões pelas quais seu filho age do jeito que age.

■ É possível que meu filho tenha algo mais, além do TEA?

Apesar do esforço que se possa fazer para alcançar simplicidade no diagnóstico, nem sempre é possível afirmar que uma criança tem apenas TEA. Apresentar simultaneamente mais de uma condição psiquiátrica é o que chamamos de "comorbidade", e é algo muito importante de detectar; se os demais problemas ficarem sem tratamento, isso pode levar a uma piora no quadro geral de seu filho. As pesquisas mostram repetidamente que indivíduos com TEA têm risco maior do que os demais de manifestarem as condições listadas no Quadro 2, por razões que ainda não foram totalmente compreendidas.

Vários estudos demonstraram que mais da metade das crianças e adultos com Transtorno do Espectro Autista têm uma ou mais dessas condições comórbidas. Profissionais que estão avaliando e tratando crianças que talvez tenham TEA precisam traçar uma linha divisória entre superdiagnosticar vários distúrbios e deixar de identificar comorbidades que possam estar de fato presentes. Crianças com TEA muitas vezes não conseguem ajudar a diagnosticar a ocorrência simultânea de outra condição porque a consciência que têm de si mesmas é restrita e elas contam com uma visão muito precária das próprias emoções, além da dificuldade para ler os próprios estados mentais e dos outros e da capacidade limitada de falar a respeito de coisas que envolvam conceitos abstratos. É aqui que pais e profissionais que conheçam a criança podem intervir. Talvez caiba a você localizar e reportar quaisquer mudanças de comportamento ou de pensamento em seu filho, que indiquem possíveis comorbidades. O TEA não está associado diretamente a pensamentos negativos ou humor depressivo, portanto, se seu filho antes era feliz e se torna irritável, tenso ou triste por um período de semanas seguidas, é prudente levá-lo a um psiquiatra ou um psicólogo para verificar se há um quadro de depressão ou ansiedade que esteja complicando o TEA.

QUADRO 1 – Possíveis diagnósticos prévios, diagnósticos incompletos ou diagnósticos incorretos

ASPECTOS DO DIAGNÓSTICO	
Transtorno do Déficit de Atenção com Hiperatividade	• Desatenção • Hiperatividade • Impulsividade

ASPECTOS DO DIAGNÓSTICO

Comprometimento da audição/surdez	• Capacidade reduzida ou totalmente ausente de ouvir sons de múltiplas frequências
Deficiências de aprendizagem	• Dificuldade para ler, soletrar, realizar cálculos ou escrever, além do que seria esperado pela idade, instrução e inteligência
Deficiências intelectuais	• Coeficiente de inteligência abaixo de 70 • Ritmo de aprendizagem mais lento • Desafios para desempenhar atividades da vida cotidiana com independência (por exemplo, comer, vestir-se, ir ao banheiro, comunicar-se, trabalhar, brincar) em relação aos níveis esperados para a idade
Deficiência de aprendizagem não verbal	• Aptidão para matemática significativamente abaixo do QI • QI não verbal significativamente abaixo do QI verbal • Dificuldade com processos espaciais (quebra-cabeças, mapas) • Escrita pobre • Aptidões motoras pobres; expressão corporal desajeitada
Transtorno obsessivo-compulsivo	• Pensamentos intrusivos e persistentes, ações ou rituais repetitivos • Aumento dos níveis de ansiedade quando é impedido de realizar atos ou rituais compulsivos • Compreensão de que o comportamento não faz sentido
Transtorno desafiador de oposição	• Comportamento negativista, hostil, desafiador ou desobediente em relação a figuras de autoridade
Transtorno de apego reativo	• Relacionamento social marcadamente perturbado • Histórico de abuso ou negligência em nível relevante

ASPECTOS DO DIAGNÓSTICO

Transtorno de personalidade esquizoide	• Pouco interesse em relacionamentos sociais • Reações não emocionais ou poucas reações emocionais fortes
Esquizofrenia ou transtorno psicótico	• Crenças bizarras, irrefutáveis (delírios) • Experiências sensoperceptivas incomuns (alucinações) • Fala e comportamento desorganizados
Mutismo seletivo	• Fracasso consistente em falar quando em situações sociais (por exemplo, na escola), apesar de falar em outras situações (por exemplo, em casa)
Transtorno de ansiedade social (fobia social)	• Medo acentuado, persistente, de situações sociais • Reconhecimento de que o medo é excessivo/não razoável
Déficit específico de linguagem	• Falhas em pronúncia, vocabulário ou gramática (por exemplo, em tempos verbais, plurais), em relação ao esperado para a idade; sentenças mais curtas e menos complexas • Dificuldade em compreender a linguagem e processar instruções verbais
Síndrome de Tourette	• Tiques múltiplos, motores e de fala (movimentos ou sons repentinos, rápidos, recorrentes)

Similarmente, se seu filho de repente desenvolve um novo comportamento, como passar a se machucar de propósito, ou ficar muito agressivo em relação aos outros, você deve considerar seriamente uma consulta ao seu médico para descobrir se há alguma outra condição médica surgindo junto ao TEA. Além disso, se seu filho não reage a intervenções de tratamento como você e seu médico esperam, é bom examinar se há algo mais em curso, além do TEA. Você deve sempre levantar a questão da comorbidade numa avaliação inicial quando sentir que o comportamento de seu filho não se encaixa ao perfil típico de um indivíduo com TEA e suspeitar que haja algo mais acontecendo.

QUADRO 2 – Outros transtornos que costumam ocorrer junto ao TEA

ASPECTOS DO DIAGNÓSTICO	
Transtornos de ansiedade	• Preocupação excessiva • Evita certas situações ou objetos por medo
Transtorno do Déficit de Atenção com Hiperatividade	• Desatenção • Hiperatividade • Impulsividade
Depressão	• Tristeza e/ou irritabilidade • Perda de interesse em atividades que antes eram prazerosas • Mudança nos padrões de alimentação e sono • Fadiga e perda de energia • Sentimentos de não ter valor, desânimo • Pensamentos ou comportamento suicidas
Síndrome de Tourette	• Tiques múltiplos, motores e de fala (movimentos ou sons repentinos, rápidos, recorrentes)

O PROCESSO DE AVALIAÇÃO

A sequência exata de eventos no processo de avaliação irá variar de acordo com quem faz a avalição e aonde ela é feita. Mas vamos partir da suposição de que seu filho foi indicado para uma avaliação porque você, uma professora ou outra pessoa que o tenha observado de perto esteja achando que pode haver algum problema em seu desenvolvimento.

Quem está qualificado para diagnosticar o TEA?

Os profissionais que fazem esses diagnósticos geralmente são psicólogos, psiquiatras e pediatras. Outros médicos, como os neurologistas e os clínicos gerais (às vezes chamados também de "médicos da família"), podem também examinar seu filho para uma avaliação diagnóstica. Além desses, alguns trabalhadores na área de assistência social são treinados no processo de diagnóstico e em como usar o DSM-5, e, assim, têm qualificação para observar e suspeitar de um diagnóstico. Outros profissionais, como professores, fonoaudiólogos e terapeutas ocupacionais, talvez tenham conhecimentos sobre o TEA e podem muito bem ser os primeiros a alertá-lo sobre essa possibilidade, mas geralmente não são treinados no processo de diagnóstico. Como professores e terapeutas costumam ter experiência com outras crianças como seu filho, mesmo que não tenham como realizar um diagnóstico formal, é sensato ouvir suas preocupações e pedir-lhes que indiquem um profissional qualificado.

Em alguns centros e clínicas, seu filho poderá ser examinado por uma equipe de profissionais de uma ampla variedade de disciplinas, como psicologia, psiquiatria, pedagogia, assistência social e fonoaudiologia; assim, você e seu filho poderão se beneficiar de opiniões de profissionais que não sejam, eles mesmos, os responsáveis por fazer o diagnóstico. Em outros centros e clínicas, seu filho pode ser examinado por um único profissional que consegue fazer o diagnóstico sozinho; isso é muito bom (e pode ser tão bom quanto a avaliação de uma equipe), desde que o médico em questão tenha a competência necessária.

Quaisquer que sejam as credenciais particulares da pessoa responsável, a qualidade mais importante para quem for fazer o diagnóstico será o conhecimento e a experiência que tiver com indivíduos que têm TEA. Não é incomum que profissionais que não tenham esse treinamento, ou mesmo aqueles com a formação adequada, confundam o diagnóstico de TEA com outro transtorno. Da mesma maneira que você, ao ouvir pela primeira vez o termo "autismo", possa ter imaginado uma criança muito retraída, silenciosa, girando objetos em um canto, há um número excessivo de profissionais sem o treinamento adequado que acham que uma criança falante, brilhante e que não agita as mãos não pode ter absolutamente nada relacionado ao autismo. Provavelmente foi isso o que atrasou os diagnósticos tanto de Lauren como de Clint. Portanto, não deixe de perguntar, ao marcar uma consulta para uma avaliação diagnóstica, se o examinador ou a equipe têm competência, ou pelo menos boa experiência com TEA de alto desempenho.

VOCÊ ESTÁ RECEBENDO A AJUDA ESPECIALIZADA DE QUE PRECISA PARA OBTER UM BOM DIAGNÓSTICO?

Há muitos tipos de profissionais qualificados para realizar um diagnóstico de TEA. Na nossa experiência, ter competência na área de TEA contribui muito mais para um diagnóstico aprofundado e preciso do que eventuais credencias. Porém, pode ser difícil concluir se você de fato encontrou a pessoa certa para avaliar seu filho até que passe por todo o processo. Aqui estão algumas questões que você pode fazer a si mesmo enquanto a avaliação é feita. Quaisquer respostas negativas devem levar você a pedir ao profissional que forneça uma explicação melhor, que dê mais informações ou que aprofunde a avaliação. Se não ficar satisfeito com a explicação que ele der, ou tiver várias respostas negativas, pense em procurar outro profissional para uma segunda opinião, assim que a avaliação for concluída.

- O médico perguntou a respeito do histórico de seu filho?
- O médico passou pelo menos 30 minutos com seu filho para observar o comportamento dele?
- O médico conversou com você para explicar os resultados da avaliação e responder às suas perguntas?
- O retorno que o médico lhe deu parece estar de acordo com o que você conhece do seu filho? O médico compreendeu os problemas que seu filho está experimentando e que o levaram a procurar a avaliação?
- O médico explicou qual é o diagnóstico que se encaixa melhor com seu filho e por quê?
- O médico lhe deu opções de tratamento que estão disponíveis na sua comunidade e passou indicações específicas (números de telefone e informações adicionais)?
- O médico ofereceu ou prometeu oferecer um relatório que resuma os resultados da avaliação que realizou com seu filho?

Histórico do desenvolvimento

Os dois ingredientes essenciais para uma avaliação diagnóstica são a observação da criança e uma entrevista meticulosa com os pais, incluindo um histórico do desenvolvimento e questões a respeito de quando seu filho alcançou determinados marcos, como falar e andar. Vocês, pais, devem contar aos profissionais, em detalhes, como seu filho é em casa, no dia a dia, já que algumas de suas aptidões e dificuldades podem não ficar evidentes durante o tempo em que ele foi observado.

O TEA envolve dois tipos diferentes de sintomas: (1) comportamentos típicos que não se desenvolveram como esperado (por exemplo, empatia, amizades próximas, jogos de faz de conta e contato visual, olho no olho) e (2) comportamentos incomuns que não estão presentes em outras crianças (por exemplo, repetir coisas vistas em vídeos, ter interesses incomuns ou exagerados ou mostrar-se extremamente ansioso com eventuais mudanças de rotina).

O avaliador vai lhe fazer perguntas específicas a respeito desses comportamentos, para saber não só como se manifestam no presente, mas também como se apresentavam quando seu filho era mais novo, antes dos 5 anos.

Observação de seu filho

O profissional também irá observar seu filho e interagir com ele por algum tempo, a fim de detectar os mesmos tipos de sintomas descritos por você na entrevista. O examinador pode montar situações específicas para ver se certos sintomas, caso estejam presentes, ficam evidentes durante esse período de observação. O contato visual, por exemplo, costuma ser deficiente em crianças com TEA. Para ter certeza de que o contato visual de seu filho com o examinador é limitado em razão do TEA, e não só por alguma timidez ou falta de oportunidade, o examinador pode montar cenas explícitas que forcem o contato visual, como criar a necessidade de que seu filho peça ajuda, ou, então, fazendo algo inesperado, como oferecer-lhe um brinquedo quebrado.

Em tais situações, uma criança quase sempre faz contato visual. Similarmente, o examinador pode pedir que seu filho conte uma história da família, porque crianças em desenvolvimento geralmente olham para os pais de vez em quando para ter certeza de que estes estão acompanhando a fala deles e interessados no que estão dizendo. Um avaliador experiente pode armar uma cena específica que faça seu filho ter empatia com ele, para checar esse critério de maneira mais precisa. Pode fingir que deu uma topada no dedão do pé ou mencionar algo triste que lhe aconteceu recentemente (dizer que perdeu seu cachorrinho de estimação, por exemplo) e, com isso, medir a reação de seu filho e sua capacidade de dar conforto ou apoio aos outros.

Na maioria dos casos, a entrevista com os pais e a observação direta de seu filho são suficientes para que o examinador defina ou descarte o diagnóstico de espectro autista. Como já deve estar evidente, não há um teste *médico* para TEA. Não é possível coletar sangue e examinar os cromossomos ou os níveis de qualquer substância química particular que nos diga se seu filho tem TEA. Podemos registrar imagens de seu cérebro (por exemplo, por imagens de ressonância magnética), mas isso não nos dá o diagnóstico. Como você verá no Capítulo 3, foram encontradas poucas anormalidades em algumas pessoas com TEA, mas nada que estivesse presente em todas elas (sequer na maioria) – e a maior parte dessas diferenças no cérebro pode ser igualmente encontrada em pessoas sem TEA.

Atualmente, não há testes biológicos específicos para TEA, e os profissionais se apoiam na presença dos comportamentos descritos neste capítulo para diagnosticar as condições. Mas isso não é necessariamente um problema, como talvez possa parecer. Todos os transtornos no DSM-5 são diagnosticados com base no comportamento (e não na biologia), e o TEA é o que mostra uma das confiabilidades mais altas entre todos esses transtornos.

Isso significa que, se profissionais diferentes examinarem a mesma criança com TEA, eles terão maior probabilidade de dar o mesmo diagnóstico do que no caso de outra criança com outro diagnóstico (menos confiável), como o de TDAH.

Testes médicos: informativos, mas, geralmente, não são diagnósticos

Uma questão relacionada que talvez você possa levantar é se existem testes médicos específicos que possam ajudar na avaliação de seu filho, mesmo que não sejam cruciais para se chegar ao diagnóstico efetivo. A resposta a essa questão varia conforme a criança. Algumas têm certos fatores de risco ou eventos em seu histórico que tornam altamente desejável um exame médico completo. Por exemplo, cerca de 25% das crianças com TEA também têm convulsões, que podem variar de pequenos lapsos de atenção ou ausências até convulsões violentas do corpo inteiro. As convulsões são mais comuns em crianças mais severamente afetadas com TEA, mas podem ocorrer também em indivíduos com sintomas mais leves. Os períodos mais comuns nos quais as convulsões têm início são a pré-escola e a adolescência. Se seu filho alguma vez mostrou comportamentos indicativos de possíveis convulsões, então, os testes neurológicos, com um eletroencefalograma (EEG) e/ou um escaneamento cerebral por ressonância magnética, podem ser pedidos por seu médico. Se seu filho passou por um estágio de desenvolvimento no qual ele ou ela perderam aptidões (por exemplo, aprender a falar e depois perder essa aptidão), um teste neurológico talvez seja novamente solicitado. Todas as crianças deveriam fazer testes genéticos, porque em uma parte dos casos o TEA está associado a condições genéticas identificáveis, como a Síndrome do X Frágil. Se seu filho tem algo levemente incomum em seu rosto, mãos, pés ou pele, ele deve ser examinado por um médico. Por exemplo, se tem várias marcas de nascença marrons ou brancas na pele, orelhas grandes ou de formato incomum, ou outras pequenas diferenças no jeito de olhar, pode ter uma condição genética subjacente ao autismo que talvez exija tratamento médico adicional e aconselhamento genético. Se outros membros da sua família, incluindo seus irmãos, sobrinhos e sobrinhas, tiveram um desenvolvimento mais lento ou incomum, isso pode justificar um teste genético e um aconselhamento genético.

Testes psicológicos

Assim como há exames médicos que não são diagnósticos, mas apenas informativos, também há testes comportamentais e psicológicos que não são necessários para um diagnóstico, mas mesmo assim podem ser muito úteis para traçar um quadro completo das aptidões, fragilidades, necessidades de tratamento e assim por diante. Provavelmente o teste psicológico adicional mais comum que será feito durante uma avaliação diagnóstica é o teste de coeficiente de inteligência (ou QI).

Testes de inteligência

Para crianças verbais com mais de 5 anos de idade, o teste usado com maior frequência é o Wechsler Intelligence Scale for Children (WISC), ou Escala de Inteligência Wechsler para Crianças. Ele provê três diferentes escores de QI, um que mede a inteligência verbal, outro que mede a inteligência não verbal e um terceiro escore combinado. O WISC, assim como o DSM, é revisado periodicamente, tanto para aprimorar sua confiabilidade como para atualizar suas normas. Está hoje em sua quarta edição e é conhecido como WISC-IV. Se seu filho tem mais de 17 anos, ele pode ter feito a versão adulta, chamada Wechsler Adult Intelligence Scale, Fourth Edition (ou WAIS-IV). Se seu filho tem menos de 6 anos, talvez tenham sido usados vários testes, como o Mullen Scales of Early Learning, o Stanford–Binet Intelligence Scale, o Leiter International Performance Scale, entre outros. Se seu filho foi submetido a um desses testes no último ano, provavelmente na escola, o avaliador pode se limitar a rever os escores, em vez de mandar fazer outro teste com a criança. Certifique-se de levar à sua consulta quaisquer registros de testes já realizados, para que o médico possa usar esses escores anteriores sempre que possível.

Costuma ser útil saber o âmbito geral em que a inteligência de seu filho se situa, para que você possa planejar as intervenções educacionais mais adequadas. No entanto, é sempre uma boa ideia encarar os escores de QI de seu filho com alguma cautela. Crianças com TEA costumam ter problemas de atenção e motivação que afetam seu desempenho ao realizar um teste, e isso pode levá-las a ter um escore mais baixo (algo que não necessariamente reflete sua verdadeira capacidade). Além disso, os escores de QI indicam uma espécie de média de todos os diferentes subtestes que são ministrados, e crianças com TEA muitas vezes mostram níveis muito variáveis de aptidão entre esses subtestes. Assim, o escore médio pode não ser tão significativo em termos de retratar com fidelidade as aptidões de seu filho. Os resultados precisam ser interpretados à luz do comportamento da criança no decorrer do próprio teste; além disso, os escores também podem mudar conforme seu filho fica mais velho e se torna mais apto a realizar testes. Ademais, é importante que você saiba o que os três diferentes escores de QI indicam; os escores individuais de QI verbal e QI não verbal, por exemplo, não devem ser encarados como indicadores absolutos do potencial intelectual de seu filho. Até mesmo o escore global combinado deve ser considerado dentro do contexto mais amplo do comportamento de seu filho e de suas realizações na vida cotidiana, que também são medidas de inteligência. Mas, no caso de crianças com TEA, os escores de QI podem ser ainda menos precisos do que em crianças típicas, já que estas não têm dificuldades para se comunicar e se relacionar com os outros. Em razão dessas dificuldades sociais, por exemplo, seu filho pode não dar atenção ao reforço do examinador ("Você está fazendo um bom trabalho") e, com isso, não ter motivação para dar o melhor de si no teste de QI. Ou sua maneira incomum de falar pode ser um obstáculo em alguns testes. Por exemplo, quando se pede que defina a palavra *luva*, uma criança com TEA pode dizer "uma proteção para a mão, mas que não é muito usada atualmente, a não ser que estejamos numa estação fria", em vez de dar uma resposta mais comum, como "uma coisa que você coloca para aquecer as mãos quando faz frio". A primeira definição não está entre as opções consideradas corretas no manual do teste de QI e, portanto, não receberia a pontuação inteira. Por essas razões, aconselhamos que todos os pais, e em particular os pais de crianças com TEA, prestem mais atenção à *faixa* de funcionamento na qual se situa o escore de seu filho, em vez de se prenderem ao número específico.

Você pode ser informado, por exemplo, de que seu filho tem um funcionamento na faixa "média", na faixa "superior", ou na faixa "limítrofe". O escore médio de todos os testes de QI é 100. Crianças que obtêm escores abaixo de 70 são consideradas com deficiência intelectual. Aquelas com escores de 70 a 80 caem na faixa limítrofe; de 80 a 90 na faixa média inferior; de 90 a 110 estão na média; de 110 a 120 na média superior; de 120 a 130 na faixa superior; e acima de 130 na faixa muito superior. Portanto, se seu filho está na parte inferior da faixa média, pode ser que ele precise de auxílio extra na escola (mais sobre este tópico no Capítulo 7). Certos padrões de QI também podem indicar deficiências de aprendizagem e a necessidade de testagem adicional.

Como mencionado antes, você provavelmente irá receber pelo menos três escores de QI do examinador que interpreta os resultados. Todos estarão dentro da mesma escala que acabamos de descrever (tendo 100 como média). O escore de QI verbal indica o quanto seu filho se sai bem nos testes que requerem linguagem – por exemplo, definir palavras, relembrar listas de números e descrever de que modo duas coisas estão relacionadas. O escore de QI de desempenho mede o quanto seu filho realiza bem tarefas que não exigem linguagem, mas que se apoiam em aptidões visuoespaciais, como montar quebra-cabeças, encontrar a saída de labirintos e colocar cartões numa determinada ordem para que contem uma história coerente. Esses dois escores podem ser combinados no escore da escala total de QI, que indica o funcionamento *geral* de seu filho nas tarefas tanto verbais quanto não verbais. Às vezes, os três escores da criança são similares, indicando que ela é igualmente boa nas tarefas verbais e nas não verbais; mas, em outras vezes, podem ser muito diferentes, e seu filho pode ter bom desempenho em um tipo de teste, porém, apresentar resultados ruins em outro. Nesses casos, o escore da escala total irá recair em algum lugar entre esses dois extremos.

Testes adicionais

A avaliação de seu filho pode também incluir testes educacionais que examinem o quanto ele está se saindo bem em ler, soletrar, fazer cálculos aritméticos, escrever e assim por diante; e também testes de fala e de linguagem; testes neuropsicológicos que examinem a memória, o processamento espacial e coisas afins; uma avaliação de terapia ocupacional sobre questões motoras e sensoriais; e muitos outros fatores, de acordo com o grau de abrangência da equipe que realiza a avaliação. Todas essas áreas são válidas pelo fato de contribuírem para produzir o quadro mais completo possível da criança, mas, às vezes, pais e profissionais têm que contrabalançar o desejo de abrangência com restrições práticas, como a financeira. Se o profissional é adequadamente capacitado, uma avaliação relativamente rápida, que inclua apenas a entrevista com os pais e uma observação da criança, e que dispense esses "extras", pode ainda assim fornecer um diagnóstico preciso. Os sinais de TEA são prontamente discerníveis para um profissional experiente que tenha formulado as perguntas certas e que tenha observado os aspectos certos do comportamento, sem necessidade de testes adicionais. Não deixe de perguntar ao médico ou à equipe que estiver assessorando seu filho sobre quantas crianças com TEA eles já examinaram, ou ligue para a associação de autismo de seu estado para obter indicações de um profissional experiente. A internet também tem sites com listas de médicos qualificados, por estado.

APÓS O DIAGNÓSTICO

Quando recebem o primeiro diagnóstico de TEA, os pais podem experimentar uma ampla gama de reações, que vão desde um choque e um pesar muito fortes, ou uma negação do diagnóstico, até o outro extremo, de alívio e até de contentamento. O mais comum é que haja uma mistura de emoções negativas e positivas. Muitos pais já sabiam há muito tempo que havia algo de diferente com seu filho ou filha e vinham procurando ativamente uma explicação, mas ainda nutriam a esperança de que não houvesse nada de muito errado e que seus medos iriam se mostrar infundados. Os pais ficam preocupados com o estigma de um rótulo, com o futuro da criança e com a capacidade dela de viver uma vida independente e ser feliz. Começam a questionar se deveriam mudar suas expectativas em relação ao filho ou tratá-lo de outra maneira. Mas, com um diagnóstico, vem também a promessa de intervenção e de apoio. Se uma condição é comum a ponto de ter um nome, então talvez se saiba algo a respeito de como tratá-la. E deve haver outras crianças com a mesma condição! Você irá conhecer outros pais que sabem exatamente o que você pode estar passando e que têm boas ideias sobre como viver e apreciar o TEA em sua família. Você passará a entender por que seu filho faz o que faz, o que o motiva, o que o incomoda, o que é difícil para ele e por quê. Com um diagnóstico, vem a capacidade de compartilhar o ponto de vista de sua criança com deficiência e ver o mundo pelos olhos dela. Saiba agora como dois pais compartilharam suas histórias:

Como todos os pais, tínhamos altas expectativas em relação ao nosso filho, Clark. Nossos primeiros dois filhos se desenvolveram muito bem, e naturalmente esperávamos que Clark fosse pelo mesmo caminho. Mas, por volta dos 18 meses, ficou nítido que algo estava fora do lugar – Clark era um bebê feliz, mas não falava nem andava, dois marcos perdidos, o que é difícil de ignorar. Então começamos a percorrer o labirinto surreal dos especialistas. Teria ele problemas de audição? Teria paralisia cerebral? Ou seria simplesmente alguém com desenvolvimento atrasado? As possibilidades iniciais pareciam infinitas.

Mas, depois de um ano e meio de procura, finalmente chegamos ao TEA. Em vários aspectos foi um alívio chegar a um diagnóstico – ter alguma coisa para pesquisar, entender e, por fim, aceitar. Mas, ao mesmo tempo, era difícil ouvir que a nossa intuição estava correta – não só havia algo "errado", mas era algo triste e assustador e, sob todos os efeitos, algo para a vida toda. Com o tempo, porém, passamos a aceitar – e até a acolher – o diagnóstico de Clark.

Aprendemos a moderar nossas expectativas, mas também a controlar nossos medos. Será que vai conseguir falar um dia, andar, ler e fazer amigos? As respostas mostraram ser um sonoro "sim" a tudo isso e, embora não fosse o caminho que teríamos tomado caso tivéssemos escolha, estamos incrivelmente orgulhosos por todos aqueles marcos que na realidade apenas demoraram um pouco mais para serem alcançados.

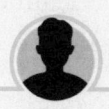

Timmy fez 7 anos de idade no dia em que recebemos o seu diagnóstico de TEA. Finalmente, a exaustiva procura para descobrir o que tornava nosso filho tão diferente – e tão especial – havia terminado. Fomos tomados por uma sensação de alívio. Enfim tínhamos a resposta, a resposta que daria propósito e direção à nossa longa jornada. Agora poderíamos direcionar todos os nossos esforços para aprender tudo o que fosse possível a respeito do TEA. Agora nossos médicos e terapeutas teriam uma meta unificada. Havíamos chegado longe, mas nossa jornada na realidade apenas começava. Sentimos quase que uma felicidade. O médico achou que éramos loucos.

O QUE DEVO CONTAR AO MEU FILHO?

Os pais muitas vezes perguntam a respeito de partilhar a informação com seu filho. A primeira questão costuma ser: "*Devemos* contar?". A resposta a essa questão depende muito da idade da criança, de seu temperamento e de outras circunstâncias de vida, mas geralmente a resposta é: "Sim, em determinado momento". A questão seguinte, então, é: "*Quando* contar?". A melhor maneira de determinar se seu filho está pronto para saber a respeito do TEA é se ele mostra ter consciência de suas diferenças, particularmente quando verbaliza suas preocupações, como quando Joseph diz aos seus pais "Ninguém gosta de mim".

Quase todas as crianças em idade escolar que diagnosticamos têm muita consciência de que são diferentes das outras. Algumas ficam preocupadas com isso, como Joseph, e outras não, mas a maioria é capaz de prontamente verbalizar que é diferente das demais. Muitas crianças com TEA atribuem isso a alguma terrível falha. "Eu tenho um cérebro ruim", um menino contou à autora. Após abrigar medos ocultos a respeito de si por muito tempo, o fato de descobrir a respeito de TEA foi um tremendo alívio para esta criança. Ele soube que, sim, ele é diferente, mas suas diferenças são muito especiais. Incluem coisas nas quais ele é realmente muito bom, assim como algumas poucas coisas nas quais não é tão bom, mas para as quais existe ajuda disponível.

Isso nos leva à terceira questão: "*Como* passar essa informação?". O que vem a seguir é relevante para falar não apenas com seu filho, mas com os irmãos dele, avós, amigos e vizinhos a respeito do TEA (há mais sobre revelar diagnóstico na idade adulta no Capítulo 9). É muito importante que a apresentação do diagnóstico seja feita de uma maneira positiva, enfatizando as aptidões de seu filho e seus talentos especiais. Ao discutir as dificuldades que fazem parte do TEA, com frequência descobrimos que é útil compará-lo com uma deficiência de aprendizagem. Você pode perguntar à sua filha se ela conhece alguém que tenha dificuldades com leitura, ou matemática, ou em prestar atenção e permanecer sentado. Enfatize que a maioria de nós tem pontos fracos de algum tipo; algumas pessoas usam óculos, outras andam com ajuda de bengala, outras são lentas para ler, ou são muito desajeitadas nas brincadeiras. Mas essas pessoas não são ruins em tudo; há muitas coisas que elas conseguem fazer bem. Você pode dizer, "A menina da sua classe que não sabe ler direito vai muito bem em matemática, tem um monte de amigas e é boa em esportes. Você, com TEA, também é assim. Tem dificuldade em fazer amizades, em olhar para os outros nos olhos, e em saber o que dizer numa conversa (escolha as dificuldades específicas que sua filha tem e das quais ela tenha consciência). Mas você tem uma memória excelente, é a que soletra melhor na sua classe, é boa em computação e sabe muita coisa a respeito de presidentes e também sobre o Brasil". Ajude sua filha a compreender que a diversidade é maravilhosa e que é muito desejável que existam pessoas "diferentes" entre nós. (Há um apêndice muito útil no livro de Liane Willey, *Pretending to Be Normal* ["Fingindo ser normal"], sobre como explicar o TEA para outras pessoas; escolher com quem, quando e como compartilhar essa informação; e como lidar com as reações.)

Comece o processo acolhendo as características do TEA, tanto para o seu filho quanto para você, pois é assim que seu filho é. Se você tirar os sintomas do TEA, seu filho especial, muito amado, terá ido embora, substituído por uma criança diferente que, tudo bem, não terá os mesmos problemas, mas tampouco terá a mesma personalidade, as características únicas que possui e as suas aptidões. Você aprenderá que conviver com o TEA pode trazer muitos desafios, mas também traz grandes recompensas que somente você poderá valorizar.

CAPÍTULO 3
Causas dos Transtornos do Espectro Autista

A mãe de Seth vivenciou uma gravidez tranquila, e o parto foi sem complicações. Na realidade, ela só começou a se preocupar com o desenvolvimento do filho a partir dos 10 meses de idade, quando notou que ele não balbuciava como outros bebês da mesma faixa etária. Ele teve várias infecções de ouvido e crises de bronquite enquanto era bebê e nos primeiros anos da infância. A mãe de Seth sempre ficava em dúvida se isso tinha algo a ver com o TEA.

Chad parecia ser um bebê como qualquer outro até poucos meses antes de seu segundo aniversário, quando parou de dizer as poucas palavras que havia aprendido e pareceu perder interesse pelas demais pessoas. Mais tarde, seus familiares se perguntaram se o início do quadro de TEA não estaria relacionado ao estresse decorrente da mudança de casa pela qual a família passou na época. As duas coisas estariam conectadas?

A mãe de Lauren teve uma gravidez extremamente difícil. Tinha pressão alta e foi orientada a ficar de cama por seis semanas. Os níveis de fluido amniótico eram baixos, e o bebê raramente se mexia. Seu médico estava preocupado com o sofrimento do feto e induziu o parto um mês antes com oxicitocina. Lauren nasceu pesando apenas 2 quilos e 260 gramas, exigiu reanimação no nascimento e ficou hospitalizada, no oxigênio, por duas semanas. Essas complicações poderiam ser apenas uma coincidência ou estariam relacionadas com as dificuldades apresentadas por Lauren?

Os três casos apresentados acima ilustram vários pontos-chave. O primeiro é que cada criança com TEA tem um histórico de desenvolvimento único, o que dificulta discernir quais fatores específicos do primeiro desenvolvimento podem ter contribuído para o autismo, se é que algum teve influência. Em segundo lugar, é natural que os pais estabeleçam conexões e atribuam a causa do TEA de seu filho a certos eventos, como uma gravidez difícil ou uma mudança da família. No entanto, sabemos que outras crianças experimentam eventos similares e não costumam desenvolver o TEA. Na maioria dos casos, é difícil, senão impossível, identificar um fato isolado que possa explicar por que uma criança desenvolveu o TEA. Mesmo assim, algumas pesquisas científicas começaram a prover respostas gerais a respeito das causas do TEA e, neste capítulo, vamos fazer uma revisão desse conhecimento. Evidências sugerem que o TEA é de origem biológica e não tem causas parentais, ou outras causas psicossociais decorrentes do relacionamento pais-criança. Também é certo que o TEA não tem uma causa única. Ao contrário, ele é um espectro de gravidade variável, e diferentes indivíduos terão causas subjacentes diferentes para o seu TEA, que incluem uma combinação de fatores genéticos e ambientais.

DIFERENÇAS CEREBRAIS NO TEA

Quando o Dr. Kanner fez sua primeira descrição do autismo em 1943, escreveu que crianças com o transtorno nasciam com uma dificuldade "inata" ou congênita de criar vínculo com as pessoas. Em meados do século XX, a maioria dos médicos era treinada na tradição psicanalítica, que atribuía todos os distúrbios comportamentais e mentais a experiências da primeira infância. Assim, suspeitava-se de que o autismo fosse causado pelo ambiente social, mais do que pela biologia. O Dr. Kanner foi influenciado por essas ideias. Mais tarde, ele e outros acabaram colocando a culpa pelo autismo nos pais. Descreviam "mães geladeira", emocionalmente frias, que se recusavam a admitir que tivessem sido elas a causa de os filhos se refugiarem em um "casulo" de segurança. Essa visão, porém, começou a perder credibilidade na década de 1960, depois que o Dr. Bernard Rimland publicou *Infantile Autism: The Syndrome and Its Implications for a*

Neural Theory of Behavior ["Autismo infantil: A síndrome e suas implicações para uma teoria neural do comportamento"]. Em seu livro de 1964, o autor atacou as teorias que colocavam os pais como a causa, e destacou que não havia absolutamente nenhuma pesquisa que apoiasse essa tese. Foi o primeiro a sugerir que o autismo se devia a diferenças na maneira pela qual o cérebro funcionava. Essa noção estimulou boa parte das pesquisas sobre possíveis diferenças no cérebro de indivíduos com TEA.

Para entender de onde vem a informação recolhida até a presente data, é importante ter uma compreensão rudimentar dos métodos usados para estudar o cérebro. *Imagens estruturais,* como as fornecidas pela ressonância magnética (IRM), nos dão um quadro da anatomia ou das estruturas cerebrais, incluindo as fibras que ligam uma parte do cérebro a outra. Estudos *post mortem* ou *estudos de autópsia* examinam os cérebros de pessoas falecidas. Esse método permite aos cientistas examinar o cérebro de maneira muito mais detalhada. Os pesquisadores são capazes de examinar células cerebrais individuais (os chamados neurônios), e não apenas as estruturas maiores, compostas por milhões de neurônios, capturadas por IRM. *Imagens funcionais*, entre elas as IRM funcionais (fIRM), medem como o cérebro funciona. Ao estudar os padrões de fluxo sanguíneo enquanto a pessoa, por exemplo, está realizando alguma tarefa, os cientistas podem estudar se as mesmas partes do cérebro estão ativas (e trabalhando com a mesma intensidade e eficiência) em indivíduos com TEA e em pessoas sem TEA. A Figura 1 ilustra algumas das principais estruturas do cérebro e como elas afetam o comportamento social.

Estudos de autópsia

Estudos de autópsia têm revelado algumas diferenças nos cérebros de pessoas com TEA. Primeiro, descobriu-se que há células cerebrais (neurônios) em excesso em partes do cérebro que dão apoio ao comportamento social e emocional (*amígdala*) e à aprendizagem (*hipocampo*). Além disso, as células são menores e agrupadas mais estreitamente do que deveriam. Isso pode significar que não têm a forma correta e/ou espaço suficiente para fazer as conexões com outras células cerebrais que lhes permitiriam funcionar melhor. Investigações em autópsias também revelaram que há significativamente menos células cerebrais em outra parte do cérebro chamada *cerebelo*, que é importante tanto para a coordenação motora quanto para as atividades cognitivas. Embora esses achados sejam muito interessantes, são baseados no estudo de relativamente poucos cérebros (cerca de 25), e não foram encontrados em todos os cérebros examinados. Portanto, não temos certeza do quanto essas diferenças cerebrais estão presentes em pessoas com TEA. Além disso, quase todos os cérebros estudados vinham de indivíduos com autismo severo e deficiência intelectual, e em alguns casos com epilepsia, portanto, ainda não podemos ter certeza se esses resultados se aplicam a crianças ou adolescentes com formas mais brandas de TEA.

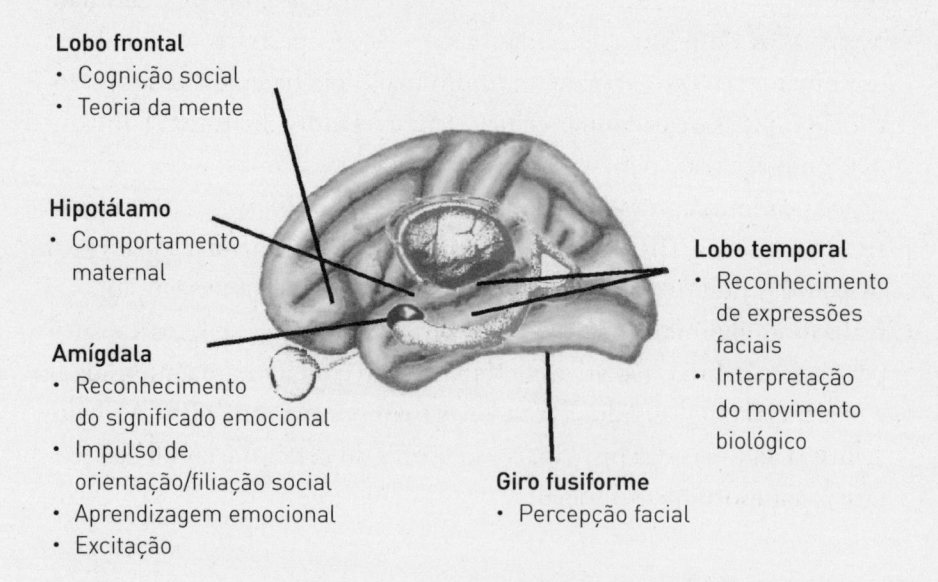

Lobo frontal
- Cognição social
- Teoria da mente

Hipotálamo
- Comportamento maternal

Amígdala
- Reconhecimento do significado emocional
- Impulso de orientação/filiação social
- Aprendizagem emocional
- Excitação

Lobo temporal
- Reconhecimento de expressões faciais
- Interpretação do movimento biológico

Giro fusiforme
- Percepção facial

FIGURA 1 – Sistema do cérebro social. Adaptado com permissão de Robert T. Schultz.

Estudos de imagens estruturais

Esse método de pesquisa encontrou grande variedade de diferenças entre cérebros de pessoas com TEA em comparação com os de pessoas com desenvolvimento típico. Foi detectada uma diferença nos *ventrículos* do cérebro, que (em todas as pessoas) contêm fluido em vez de tecido cerebral. Alguns estudos descobriram que os ventrículos são maiores do que o normal em algumas pessoas com TEA, o que talvez indique que o tecido cerebral em volta dos ventrículos tenha sido perdido. Esse achado, porém, não é específico para TEA; foi constatado em uma variedade de outras síndromes. Parece ser um marcador de um cérebro anormal, mais do que algo exclusivo do TEA.

Outros estudos revelaram que há diferenças na maneira em que o cérebro se desenvolve em crianças com TEA, e que essas diferenças podem ser vistas bem cedo na vida. Nos anos de pré-escola, crianças com TEA geralmente têm um tamanho de cérebro aumentado, especialmente nos lobos frontais e temporais. Essas regiões cerebrais são conhecidas por estarem envolvidas nas funções sociais e de linguagem. No entanto, esse crescimento acelerado do cérebro começa a se estabilizar no início do ensino fundamental. Na fase adulta, o tamanho do cérebro de pessoas com TEA não difere do tamanho do cérebro de indivíduos comuns. Esse padrão incomum de crescimento cerebral pode estar relacionado com o desenvolvimento de neurônios. No crescimento e no desenvolvimento normal do cérebro, há de início um período de tremenda superprodução de neurônios e de conexões entre eles: o cérebro tem maior crescimento de células e faz mais conexões do que realmente precisa. Mais tarde, muitos dos neurônios morrem e as conexões entre eles que não estiverem sendo amplamente utilizadas são descartadas. Alguns cientistas acreditam que o tamanho aumentado de partes do cérebro em alguns indivíduos com TEA indica que esse mecanismo de "poda" falhou. Isso talvez signifique que há maior "ruído" de fundo (ou estática) no cérebro, o que o impede de funcionar com maior eficiência. Trata-se hoje apenas de uma hipótese, e ainda não sabemos o que faz o cérebro ficar maior, ou como isso afetaria diretamente a maneira do cérebro funcionar em pessoas com TEA.

Um estudo recente sugere que é possível ver diferenças no desenvolvimento cerebral estrutural até mesmo antes de o TEA ser diagnosticado. Ao acompanhar um grupo de bebês que tinham risco de apresentar TEA (por terem irmãos mais velhos com TEA), pesquisadores descobriram que bebês de 6 a 12 meses que mais tarde foram diagnosticados com TEA tinham um desenvolvimento atípico dos tratos de fibras que conectam uma parte do cérebro a outra (também chamados de massa branca). Essas conexões são importantes porque comportamentos complexos, como a interação social e a linguagem, requerem que muitas partes diferentes do cérebro trabalhem juntas. Conforme o cérebro se desenvolve, suas diferentes partes se conectam funcionalmente por meio desses tratos de fibras. Se essas conexões não estão se desenvolvendo normalmente, isso pode ajudar a explicar por que indivíduos com TEA têm dificuldades com as habilidades sociais e com a linguagem.

Imagens funcionais e outros estudos sobre o funcionamento cerebral

Duas áreas específicas do cérebro têm sido foco de investigações para descobrir se os cérebros daqueles que têm TEA trabalham diferentemente dos cérebros de quem não tem.

Lobos frontais

Como o TEA sempre envolve déficits sociais e comportamentos repetitivos, as áreas do cérebro que controlam essas funções têm sido um dos focos de estudos de neuroimagem. No final dos anos 1970, dois neurologistas americanos, os Drs. Antonio Damasio e Ralph Maurer, publicaram um trabalho que indicou similaridades comportamentais entre pessoas com autismo e pacientes com danos em seus *lobos frontais* (a região na parte da frente do cérebro, logo atrás dos nossos olhos e testa). Ambos os grupos tinham dificuldades em controlar suas emoções e ficavam muito perturbados com pequenas mudanças, eram compulsivos, queriam que as coisas fossem "como devem ser" e eram rígidos em suas soluções de problemas, vendo as coisas de uma maneira concreta, algo como "ou preto ou branco".

Isso conduziu a uma teoria, que ainda hoje é influente, segundo a qual se os lobos frontais não se desenvolvem corretamente, isso pode ser uma causa de autismo. Estudos de imagem funcional têm encontrado diferenças na maneira como os lobos frontais trabalham em pessoas com TEA. Por exemplo, indivíduos com TEA apresentam não só menor fluxo sanguíneo para essa região, mas também menor atividade elétrica (disparo de neurônios), sugerindo que seus lobos frontais não são tão ativos como poderiam ser. Em pessoas sem TEA, a situação típica é que sejam necessárias múltiplas regiões cerebrais para o desempenho de uma tarefa. Alguns estudos de indivíduos com TEA descobriram que a atividade dos seus lobos frontais não é bem coordenada com outras partes do cérebro durante o desempenho de tarefas. Estudos de voluntários normais e de pessoas com dano frontal têm nos mostrado que os lobos frontais são importantes para o planejamento, flexibilidade, organização, controle comportamental e raciocínio. Se eles não estão trabalhando tão eficientemente ou tão bem como deveriam, isso poderia explicar alguns sintomas do TEA.

Lobos temporais

Uma segunda região de interesse específico para o TEA são os *lobos temporais*, que ficam nas laterais do cérebro, mais ou menos à altura das orelhas. A parte específica dos lobos temporais que parece estar envolvida é o próprio revestimento interno, que fica mais perto do centro do cérebro. Esse local é conhecido como a região *medial* dos lobos temporais. Algumas das estruturas nessa área abrangem a amígdala e o hipocampo. Essas partes do cérebro são importantes para reconhecer o significado emocional de um estímulo (por exemplo, um rosto que expresse raiva), para interpretar emoções e expressões faciais, como perceber para onde a outra pessoa está olhando, e para a memória. Alguns estudos de autópsia e IRM estrutural têm mostrado diferenças nos lobos temporais (por exemplo, serem maiores que o normal nos primeiros estágios de vida, ou terem excesso de grupos de neurônios densamente concentrados). Vários estudos, incluindo aqueles conduzidos por dois de nós (G. D. e J. M.), demonstraram que indivíduos com TEA de fato têm problemas para processar aspectos básicos da informação social, entre eles o reconhecimento facial e a discriminação de expressões faciais – processamento que é controlado por partes dos lobos temporais.

Por exemplo, num estudo publicado em 1999, o Dr. Simon Baron-Cohen e seus colegas mediram a função cerebral (usando fIRM) enquanto pessoas com e sem TEA examinavam fotos dos olhos. A tarefa delas era dizer qual emoção os olhos transmitiam. Os pesquisadores descobriram que adultos sem TEA utilizavam de forma significativa tanto a amígdala quanto os lobos frontais para desempenhar esta tarefa. Em outras palavras, essas duas regiões pareciam ser muito importantes para processar a informação social e emocional transmitida pelos olhos. Em contraste, adultos com TEA usavam os lobos frontais muito menos que os adultos típicos e não "ativavam" a amígdala ao olhar as fotos dos olhos. Em vez disso, usavam outras partes do cérebro que normalmente não são ativadas durante essa tarefa. Outro estudo, conduzido pelo Dr. Robert Schultz na Universidade de Yale, descobriu que pessoas com TEA, quando olhavam para rostos, usavam a parte do cérebro que normalmente reconhece e registra objetos. Dawson e colegas descobriram que algumas crianças bem novas com autismo (3 a 4 anos de idade) não conseguiam reconhecer um rosto familiar, mas mostravam reconhecer normalmente objetos que já estavam familiarizados. Os sistemas cerebrais responsáveis por interpretar informações a respeito do rosto de outras pessoas são acionados bem cedo na vida, e sugere a possibilidade de considerar os comprometimentos em processar rostos como um dos primeiros indicadores de desenvolvimento anormal do cérebro no autismo. Esses achados não significam que sua criança não o reconheça. Em vez disso, sugerem que seu filho pode confiar mais em outras pistas que não os traços faciais para fazer esse reconhecimento (como o toque e a voz).

Tais achados sugerem que uma das razões pelas quais pessoas com TEA podem ser menos capazes de fazer contato visual e ter muito mais dificuldades em compreender as emoções, pensamentos e intenções dos outros é que algumas regiões cruciais do cérebro não estão funcionando como deveriam. Mesmo quando pessoas com TEA percebem o que os olhos ou o rosto de alguém estão transmitindo, fazem isso de maneira diferente, talvez com menor eficiência ou demandando mais tempo. Na realidade, como você pode ver na Figura 1, há muitas áreas do cérebro envolvidas no comportamento social. Pesquisadores estão ativamente envolvidos em descobrir quais partes desse sistema complexo não funcionam adequadamente e, portanto, são responsáveis pelas dificuldades que aqueles que têm TEA apresentam em se relacionar socialmente.

Diferenças nas conexões entre regiões cerebrais

Como mencionamos, estudos de imagens estruturais descobriram que tratos de fibras (ou massa branca) que ligam diferentes partes do cérebro não estão se desenvolvendo normalmente em pessoas com TEA. Estudos que usam imagens funcionais têm também apoiado a ideia de que o TEA está associado a padrões anormais de conectividade cerebral. Usando fIRM, assim como medidas de atividade elétrica do cérebro, pesquisadores têm mostrado que, quando as pessoas com TEA desempenham tarefas complexas, como a linguagem, as diversas áreas do cérebro exigidas para o processamento da linguagem não funcionam de modo sincronizado. Isso pode ajudar a explicar por que costuma ser difícil, mesmo para pessoas com TEA de alto desempenho, mostrar eficiência quando são exigidas a compreender e a reagir à linguagem rápida e complexa e às informações sociais. Um fato interessante é que esse padrão incomum de conectividade cerebral, às vezes, também ajuda a explicar alguns dos talentos e aptidões especiais que muitas pessoas com TEA possuem. Essas aptidões geralmente dependem de uma *expertise* especializada, própria de determinada região cerebral, como a aptidão para lembrar de detalhes visuais.

Resumo

Este campo de estudo percorreu um longo caminho desde a época em que os pais foram inicialmente considerados responsáveis pela causa do TEA. Estudos seguidos de fato revelaram diferenças no cérebro de pessoas com TEA. Essas diferenças aparecem bem cedo na vida e podem ajudar a explicar tanto as dificuldades associadas ao TEA – por exemplo, o comprometimento de comportamentos complexos, como a interação social – quanto as aptidões. A sofisticação das ferramentas de imagem aumenta em um ritmo veloz, mas é provável que ainda não tenha chegado nem perto de sua plena capacidade. As técnicas usadas há uma década, quando a maioria das pesquisas que acabamos de relatar foram realizadas, eram bem menos poderosas e talvez tenham sido capazes de identificar apenas as diferenças cerebrais mais óbvias. A próxima década é muito promissora quanto à descoberta de mais respostas sobre as diferenças cerebrais em pessoas com TEA e as maneiras pelas quais estas diferenças podem explicar a causa [*etiologia*] do TEA. Em contraste com isso, muitos progressos já foram feitos na compreensão de como os genes contribuem para o desenvolvimento do TEA.

AS INFLUÊNCIAS GENÉTICAS NO TEA

Na década de 1970, dois eminentes psiquiatras fizeram uma importante descoberta que abriu as portas para o estudo das influências genéticas no TEA. Sir Michael Rutter é um famoso psiquiatra infantil britânico, que foi nomeado cavaleiro pela rainha da Inglaterra por suas importantes contribuições de pesquisa para a compreensão do TEA e de outros transtornos infantis. A Dra. Susan Folstein é uma importante psiquiatra infantil nos Estados Unidos, que publicou vários trabalhos sobre a genética do autismo. Esses dois cientistas notaram que, embora a taxa de autismo entre irmãos fosse pequena, era muito, mas muito mais alta do que essa taxa na população em geral. Isso levou a inaugurar um novo campo: o estudo das contribuições genéticas para o autismo. Existe hoje uma evidência muito forte de que, na maioria das famílias (mas talvez não em todas), a genética desempenha algum papel no desenvolvimento do TEA. Infelizmente, já ficou confirmado que desvendar a genética do autismo não será tarefa simples. Já sabemos agora que há centenas de genes envolvidos no risco de TEA, e que famílias diferentes carregam grupos de genes diferentes. Parece também que os genes têm efeitos mais amplos do que apenas os que resultam no TEA. Uma variedade de condições, como atrasos no domínio da linguagem e deficiências de aprendizagem, parece percorrer as famílias que têm crianças com TEA e podem ser todas elas causadas pelos mesmos genes. Assim, o TEA é apenas um dos vários resultados possíveis quando esses genes estão envolvidos.

Uma das evidências de que o TEA tem base genética é dada por estudos de gêmeos. Eles revelam que a probabilidade de ambos os gêmeos terem autismo é muito mais alta no caso de gêmeos *idênticos*, isto é, que compartilham todos os seus genes, do que entre gêmeos *fraternos*, que compartilham em média apenas metade de seus genes. Estudos também mostraram que, embora muitos gêmeos tenham TEA, há outros com dificuldades de linguagem, cognitivas ou sociais que ainda não chegam a se enquadrar no diagnóstico de TEA, embora sejam clinicamente significativas. Muitos cientistas acreditam agora que os genes envolvidos não causam o próprio TEA, mas sim uma variedade de diferenças de linguagem e sociais, das quais o TEA é a forma extrema.

Algumas crianças com transtornos genéticos conhecidos também apresentam TEA, o que fornece outra evidência de que o TEA pode ter origem genética. A Síndrome do X Frágil e a esclerose tuberosa são duas condições genéticas que podem ser prontamente diagnosticadas por meio de testes genéticos. As mutações específicas no DNA que causam essas condições são conhecidas, e é possível diagnosticar ambos os transtornos antes da criança nascer e aconselhar os casais que carregam as mutações genéticas sobre os riscos em futuras gestações. Uma proporção de crianças que têm a Síndrome do X Frágil ou a esclerose tuberosa desenvolvem também sintomas de autismo,[2] sugerindo que os genes envolvidos na etiologia

---

[2] Entretanto, apenas uma proporção muito pequena de crianças com Transtorno do Espectro Autista têm tanto Síndrome do X Frágil quanto esclerose tuberosa. Alguns médicos fazem um escaneamento de rotina em todas as crianças com TEA à procura dessas condições, mas outros sugerem o teste genético apenas se a criança com TEA

desses distúrbios podem também estar envolvidos na etiologia do TEA. Como agora é possível identificar os genes individuais que sabidamente contribuem em alguns casos para o TEA, a Academia Americana de Pediatria recomenda que se realize o teste genético em todos os indivíduos com diagnóstico de TEA. São feitos dois tipos de testes. Um deles, chamado *análise de microsséries,* examina todos os cromossomas individualmente à procura de deleções genéticas ou genes que sofreram mutações. O segundo teste investiga especificamente a presença da Síndrome do X Frágil, uma das causas de comprometimento de um único gene mais comuns do TEA.

Como mencionado, parece que há uma variedade de traços que percorrem as famílias de pessoas com TEA, especialmente traços relacionados às áreas das aptidões de linguagem e sociais. Em parentes de pessoas com TEA, encontram-se taxas mais altas de atraso na linguagem, problemas de comunicação, dificuldades de aprendizagem, dificuldades sociais e ansiedade social do que em membros de famílias de pessoas com outras deficiências. Estudos indicam que essas dificuldades mais brandas se manifestam em até 10–20% dos irmãos de indivíduos com TEA e com frequência também se manifestam nos pais.

As aptidões de pessoas com TEA também podem percorrer suas famílias. Os pais e os irmãos de pessoas com TEA com frequência têm talentos e interesses similares aos dessas pessoas. O pesquisador britânico Simon Baron-Cohen propôs uma teoria segundo a qual pessoas de famílias que tivessem um membro com TEA apresentariam uma aptidão especial para compreender assuntos mecânicos (entender o funcionamento de máquinas, por exemplo), mecanismos físicos de causa e efeito e problemas visuoespaciais (como quebra-cabeças). Ele e outros pesquisadores testaram a teoria de que não apenas as dificuldades características do TEA, mas também as aptidões percorrem as famílias. A equipe do Dr. Baron-Cohen descobriu que, entre os pais de crianças com TEA, havia maior probabilidade de encontrar engenheiros, físicos e matemáticos

---

tem alguns aspectos físicos comuns na Síndrome do X Frágil ou na esclerose tuberosa, como mencionado no Capítulo 2.

do que entre pais de outras crianças (outros pesquisadores também descobriram altas taxas de carreiras como contabilidade e ciências em famílias de indivíduos com TEA). O grupo de pesquisa do Dr. Baron-Cohen também fez um levantamento com mais de mil universitários estudantes de literatura, matemática, física ou engenharia. O grupo identificou que a frequência de TEA era significativamente mais alta nas famílias de alunos de matemática, física ou engenharia do que nas famílias de alunos de literatura. Finalmente, esse grupo britânico de pesquisadores testou diretamente os pais de crianças com TEA, aplicando-lhes testes tanto de compreensão social como de aptidão visuoespacial. Eles identificaram que pais de alunos com TEA tinham maior capacidade de resolver quebra-cabeças e de encontrar formas ocultas em desenhos complexos do que os demais, e que também eram um pouco menos precisos do que os demais pais para interpretar as expressões faciais das pessoas. Outros projetos mais recentes de pesquisa confirmaram a descoberta de que fortes aptidões visuoespaciais, mecânicas e de memória são frequentes em famílias de indivíduos com TEA.

Todas essas descobertas convergem para uma conclusão. O que parece ser geneticamente transmitido nas famílias de pessoas com TEA não é o próprio TEA, mas uma forma diferente de compreender e se relacionar com o meio ao redor que traz tanto aptidões quanto desafios. Isso destaca os limites futuros que podemos vislumbrar na capacidade de oferecer aconselhamento genético. Se uma pessoa carrega certos genes, isso não significa necessariamente que terá TEA. O TEA pode ser apenas o resultado mais extremo da influência desses genes. Uma limitação adicional do aconselhamento genético é que, em alguns casos, a alteração genética que pode trazer vulnerabilidade e risco para TEA não é necessariamente herdada de um dos pais. Estudos concluíram que às vezes essas mutações ocorrem espontaneamente no óvulo ou no esperma.

E QUANTO ÀS CAUSAS AMBIENTAIS?

Ao longo dos últimos anos, tem havido um crescente interesse em investigar de que modo a combinação de fatores genéticos de risco e fatores de risco ambientais podem aumentar a incidência do TEA. Vamos nesta seção fazer uma revisão dessas descobertas. Deve-se ter em mente que é muito improvável que um fator de risco ambiental, por si, seja a causa do TEA em um indivíduo. É mais provável que o TEA seja explicado por uma combinação de vários fatores ambientais e de fatores genéticos de risco. Isso tem sido comparado a um balde de água, no qual fatores individuais de risco, representados por pingos d'água, vão sendo acrescentados. À medida que esses fatores de risco, ou pingos d'água, se acumulam, isso acaba alcançando um limiar a partir do qual a água transborda. Similarmente, conforme o número de fatores de risco genéticos e ambientais aumentam em um dado indivíduo, a probabilidade de se chegar a esse limiar que resulta no TEA também será maior. Assim, geralmente não é possível apontar um único elemento que explique por que uma pessoa desenvolve o TEA.

E quais são os fatores ambientas associados ao risco de TEA? Bom, dois fatores têm sido associados a um risco *diminuído* para TEA. O primeiro deles é ser do gênero feminino. Os homens têm probabilidade de quatro a cinco vezes maior de desenvolver TEA do que as mulheres. Vários estudos sugerem que ser mulher tem uma influência "protetora" contra fatores de risco para TEA; dessa forma, para que o TEA se desenvolva na mulher, são necessárias muito mais "coincidências" genéticas. O segundo fator associado a um risco diminuído de TEA é a nutrição da mãe antes e durante a gravidez. Mais especificamente, tomar vitaminas antes do parto, especialmente ácido fólico, foi associado a frequências mais baixas de TEA.

Embora grande parte das pesquisas sobre os fatores ambientais que podem aumentar o risco de TEA só tenha sido publicada recentemente e ainda precise ser replicada, alguns achados começam a emergir. Um deles é que pais que são mais velhos quando concebem têm uma probabilidade levemente aumentada de ter um filho com TEA. Embora não se saiba bem por que isso ocorre, sabe-se que à medida que envelhecemos, todos acumulamos pequenas perdas em nossos cromossomos, e é possível que isso contribua para aumentar o risco de TEA. Estudos recentes sugerem que a exposição a altos níveis de toxinas, como na poluição atmosférica, pode estar associada a um aumento no risco de TEA. Além disso, certas complicações de gravidez e parto estão associadas também a um risco maior de TEA. Entre elas, a exposição a graves infecções durante a gravidez, como a influenza com febre alta; o nascimento prematuro da criança com peso muito baixo; e as complicações no parto que restrinjam o oxigênio no cérebro do bebê. Também foi sugerido que tais complicações não sejam *causas* de autismo, mas *consequências* dele. Essa interessante hipótese especula que podem ocorrer problemas obstétricos nas gestações em que algo já deu errado com o desenvolvimento do feto. Evidências disso vêm de crianças com transtornos genéticos, como Síndrome de Down, cujas mães têm taxas acima da média de complicações na gravidez e no parto. A Síndrome de Down é determinada no momento da concepção. Portanto, já há algo diferente no bebê em crescimento muito antes que as complicações obstétricas aconteçam. Alguns cientistas questionam se um cenário similar poderia explicar a taxa levemente elevada de dificuldades pré-natais e de parto em indivíduos com TEA. Eles argumentam que fatores genéticos, como vimos antes neste capítulo, agem precocemente no desenvolvimento fetal para enfraquecer ou comprometer de algum modo o feto, impedindo que a gravidez e o parto evoluam normalmente. Em outras palavras, as complicações vêm do TEA, em vez de levarem a ele. Como mencionamos, nenhum desses fatores, por si só, tem probabilidade de explicar por que uma determinada criança tem TEA. Em vez disso, tem sido demonstrado que tais fatores aumentam moderadamente o risco de TEA, em especial em pessoas geneticamente vulneráveis.

Nos últimos anos, tem crescido o interesse em saber se o TEA poderia ser decorrente de uma deficiência herdada no sistema imune, que torne a criança mais suscetível a infecções virais ou bacterianas. Com o sistema imune incapaz de livrar rapidamente o organismo, tem-se lançado a hipótese de que o feto ou o bebê têm um risco aumentado de danos causados diretamente ao cérebro pela infecção. Outro possível mecanismo é que infecções precoces possam disparar uma *resposta autoimune*, na qual o sistema imune do corpo se volte contra si mesmo e ataque as próprias partes como se fossem invasores externos (como são os vírus). Acredita-se que um rompimento similar dos mecanismos de "autorreconhecimento" do sistema imune possa levar a outras doenças autoimunes, como o diabetes. No diabetes, por exemplo, o sistema imune é disparado por uma infecção, mas, em vez de apenas combater o vírus ou a bactéria, ele também ataca o próprio pâncreas, matando as células que produzem insulina. A falta de insulina, então, causa os sintomas do diabetes. Tem sido proposto que algumas crianças com TEA possam passar por um processo autoimune semelhante, mas, no caso do TEA, o órgão do corpo atacado pelo sistema imune é o cérebro, não o pâncreas. Alguns poucos estudos têm encontrado evidência de anticorpos (proteínas imunes usualmente produzidas para combater infecções) que "reconhecem" células cerebrais como "intrusas" em algumas crianças com TEA. Outra previsão da teoria autoimune é que crianças com TEA devem ter uma taxa mais elevada de outras doenças autoimunes, como asma, alergias, artrites, diabetes, esclerose múltipla e outras do tipo. Alguns estudos têm encontrado de fato uma elevada taxa de algumas dessas dificuldades tanto em crianças com TEA como em membros de suas famílias.

Os fatores ambientais que acabamos de discutir são alguns dos que poderiam influenciar o desenvolvimento do feto durante a gravidez. Outro fator que, mais tarde, poderia ter influência no desenvolvimento da criança (e que é alvo de muito interesse e de muita controvérsia) são as vacinas, especialmente a chamada "tríplice viral" ou SCR, que protege contra Sarampo, Caxumba e Rubéola [MMR, na sigla em inglês, correspondendo a *Measles*, *Mumps* e *Rubella*]. Essa vacina é aplicada mais ou menos à época em que algumas crianças com TEA regridem e desenvolvem sintomas. Porém, os diversos estudos realizados até hoje não sustentam essa hipótese.

Este capítulo discutiu uma ampla gama de potenciais causas do TEA, abrangendo fatores de risco genéticos e ambientais. Há diversas maneiras pelas quais um indivíduo pode acabar desenvolvendo o TEA. Mesmo quando as causas são detectadas, cada uma delas irá se aplicar apenas a um pequeno grupo de crianças. Novas teorias são geradas a cada poucos meses; algumas se revelam frutíferas, outras levam a becos sem saída. Os pais muitas vezes perguntam se deveriam submeter os filhos a novos testes médicos conforme vão surgindo novas teorias sobre as possíveis causas. Em geral, os médicos sugerem que os pacientes aguardem, porque leva um tempo para a evolução de uma teoria relevante que explique o TEA, enquanto centros de pesquisa ao redor do mundo investigam e trabalham neste objetivo. A busca por respostas é uma necessidade humana universal, que afeta tanto os pais quanto os cientistas; portanto, a procura de causas certamente continuará, e se intensificará no futuro.

CAPÍTULO 4
Tratamentos para o Transtorno do Espectro Autista de Alto Desempenho

Quando os pais de Seth ouviram a psicóloga dizer "Transtorno do Espectro Autista", estavam preocupados sobre o que o futuro reservaria a eles e ao filho. "Felizmente", a psicóloga anunciou, "existem alguns programas muito bons, desenvolvidos para tratar exatamente os tipos de desafios que Seth apresenta". Ela passou aos pais um cartão com um número de telefone, e incentivou-os a ligar naquela mesma tarde, dizendo: "Eles irão dar a vocês as ferramentas de que precisam para ajudar o Seth". Naquele outono, o garoto foi matriculado em uma pré-escola estruturada para ajudar crianças com TEA. Permaneceu nesse programa por 2 anos, até ter idade suficiente para entrar no jardim da infância. Seus pais perguntaram aos professores sobre qual tipo de programa ele deveria ser inscrito a seguir, e ficaram encantados (mas também um pouco preocupados) com a resposta deles: "Crianças como Seth geralmente podem funcionar muito bem numa sala de aula comum depois daqui". Embora Seth tivesse feito rápidos progressos na pré-escola e pudesse agora andar e falar muito bem, ainda tinha muitas dificuldades, e os pais sabiam que sua demanda por serviços especiais ainda estava longe de cessar. Então, eles começaram a longa busca por terapias, programas e aulas que pudessem ajudar seu filho – brilhante e falante, mas com vários desafios de socialização – a traçar seu caminho pela vida.

E AGORA?

Obter um diagnóstico talvez não seja o resultado mais importante da avaliação de seu filho. Mais crucial ainda é aquilo que o diagnóstico lhe diz a respeito de como ajudar seu filho a desenvolver as aptidões que precisa para ir bem na escola, se relacionar com os colegas e seguir adiante. O restante deste livro irá tratar sobre métodos para lidar com desafios específicos associados ao TEA, ao mesmo tempo em que as aptidões associadas ao TEA de alto desempenho vão sendo bem aproveitadas. Este capítulo apresenta uma visão geral das diferentes opções de tratamento disponíveis em muitas comunidades e, quando conhecidos, os respectivos benefícios e riscos. Como vimos no Capítulo 1, o âmbito de resultados constatados em adolescentes e adultos com TEA é muito amplo. O fato é que todas as crianças fazem progressos com tratamento. Algumas têm uma melhora substancial em pouco tempo, e suas deficiências se tornam menos aparentes ao longo da vida. Elas conseguem funcionar bem em diferentes papéis e também nos ambientes típicos da sua idade – como alunos de faculdade, empregados, tendo colegas de quarto, amigos, vizinhos –, com poucas deficiências visíveis. Outras continuam a enfrentar desafios significativos, mas, mesmo assim, são capazes de levar uma vida produtiva e feliz, desde que contem com algum apoio. Neste capítulo, você irá conhecer os tratamentos disponíveis atualmente para aumentar a probabilidade de melhores resultados para a sua criança. Esperamos que, à medida que crianças continuem sendo diagnosticadas e tratadas precocemente, fique mais fácil para elas alcançarem sucesso na adolescência e na vida adulta.

Embora os tratamentos para TEA estejam se tornando mais amplamente disponíveis em muitas comunidades, talvez você tenha que pesquisar bastante e aplicar você mesmo muitas das terapias para o seu filho. Como você verá à medida que for lendo este capítulo, há uma lista bastante longa de intervenções que podem ajudar seu filho. *Algumas* dessas abordagens irão beneficiar *algumas* crianças, mas *pouquíssimas* abordagens (se é que alguma) poderão ajudar *todas* elas. Até mesmo tratamentos testados e comprovados para doenças comuns, como a aspirina e os antibióticos, não são eficazes para todos e podem até ser prejudiciais a algumas pessoas. O mesmo ocorre com o TEA e seus tratamentos. É muito raro que os diferentes tratamentos descritos neste capítulo sejam oferecidos de maneira genérica, por um órgão, uma clínica ou um terapeuta.

Esta é a má notícia que vem acompanhada da boa notícia de que seu filho apresenta a forma mais branda de TEA. Ao contrário do que ocorre com programas para crianças com TEA moderado a severo, existem poucos programas abrangentes que atendam a todas as necessidades de crianças com alto desempenho. Você precisará encontrar um profissional que possa ajudá-lo a avaliar as aptidões e os déficits específicos de seu filho e a conceber um plano de tratamento individualizado. São poucas as pesquisas indicando quais tipos de crianças têm maior probabilidade de se beneficiar de quais tipos de terapias – a escolha de uma terapia se baseia em recomendações clínicas da equipe médica, no fato de estarem disponíveis e serem acessíveis e nas preferências dos pais. Portanto, é necessário monitorar o progresso e avaliar se a terapia está funcionando, ou se é o caso de explorar outras opções. Você se tornará um especialista nas capacidades e nas deficiências de seu filho, irá decidir os tratamentos a serem testados e educará professores, provedores de serviços e outras pessoas a respeito da condição de seu filho. Você se tornará o melhor advogado dele. Sob certos aspectos, esta não é uma situação ideal, porque você já estará experimentando uma tremenda carga de estresse ao atuar como pai de seu filho especial, além de dar apoio e cuidar de uma família. Mas não há professores, terapeutas ou órgãos que estejam disponíveis para seu filho 24 horas por dia, 7 dias por semana, pelo resto da vida dele. Você é o fio condutor de uma sala de aula a outra, de uma intervenção a outra, de um terapeuta a outro; você é quem gerencia todos os detalhes, lembra de todos os fatos importantes e sabe o que funcionou e o que não deu certo. Você estará intensamente envolvido em ensinar seu filho a aprender novas aptidões e a reagir a situações do cotidiano quando não houver terapeutas ou professores presentes. Você é um ingrediente crucial na vida de seu filho. O restante deste capítulo, e todo este livro, irão fornecer-lhe recursos, capacidades e apoio para você se sair bem nesse papel, e também para aliviar o grande fardo que isso pode representar.

Quando Julie foi diagnosticada, aos 3 anos de idade, sabíamos muito pouco a respeito do TEA e estávamos inseguros, sem saber para onde ir e o que fazer. Julie era tão esperta, tão precoce, que no início até pensamos que o diagnóstico pudesse estar errado. Mas a sua constante repetição de diálogos dos vídeos da Disney e as dificuldades que ela tinha para interagir com os outros encaixavam-se perfeitamente com o autismo. Então, respiramos fundo e prometemos fazer tudo o que fosse possível para ajudar Julie. Foi confuso e assustador no início. A internet tinha muita informação sobre tratamentos "milagrosos", e muitas vezes caríssimos. De início, foi paralisante. Como saber qual tratamento poderia funcionar melhor para Julie? Em quais tratamentos valeria a pena investir nosso tempo e dinheiro? Acabamos encontrando pessoas confiáveis — tanto outros pais quanto profissionais — que nos ajudaram e nos guiaram nesses primeiros meses. Decidimos colocar foco naquilo que estava ao nosso alcance para ajudar nossa filha a fazer o melhor possível com o que ela tinha. E o futuro parece mais iluminado do que era possível imaginar há um ano. O TEA provavelmente sempre fará parte da vida de Julie. E isso não é necessariamente uma coisa ruim. O TEA é parte daquilo que torna Julie a pessoa única e especial que ela é.

OPÇÕES DE TRATAMENTO NOS ANOS DA PRÉ-ESCOLA

Se você tem um filho de idade pré-escolar e que foi há pouco diagnosticado com TEA, encontrará várias opções de tratamentos. Algumas delas receberam muita atenção da mídia, e você talvez já saiba a respeito. O que talvez não saiba é se elas são adequadas ao seu filho com TEA de alto desempenho. Os estudos sugerem que todas as crianças no espectro autista, independentemente de seu nível funcional, se beneficiam de uma intervenção intensiva no estágio inicial. Na realidade, crianças com TEA que tenham aptidões cognitivas e de linguagem mais desenvolvidas são as que têm maior chance de fazer um progresso rápido a partir de uma intervenção precoce. As pesquisas mostram agora que a intervenção precoce pode de fato estimular as regiões do cérebro responsáveis pelo comportamento social, levando a uma reconexão, reorganização e formação de novas conexões neuronais importantes para uma comunicação e um comportamento social adequados. Além disso, as boas aptidões cognitivas e de linguagem de seu filho irão ajudá-lo a desenvolver estratégias que possam compensar as habilidades que ele considere difícil adquirir. Por exemplo, ele pode usar suas fortes aptidões de memória para decorar regras e rotinas úteis para a sua interação social.

Alguns pais e profissionais se perguntam se as crianças que são brilhantes, verbais e que têm relativo interesse em interação social devem receber uma intervenção precoce intensiva. Na maioria dos casos, essas intervenções são a melhor opção para alcançar melhores resultados no futuro. Dependendo dos serviços disponíveis em sua comunidade, isso pode consistir em matricular seu filho em um programa de pré-escola baseado em casa ou num centro especificamente projetado para crianças com necessidades especiais, como o TEA. Esse investimento em uma intervenção precoce intensiva irá render frutos mais tarde e irá prover a melhor chance para que o seu filho, quando for mais velho, funcione bem em salas de aula menos restritivas ou menos especializadas, do ponto de vista educacional.

É importante compreender que seu filho tem o direito de ser incluído em ambientes educacionais menos restritivos, nos quais ele seja capaz de fazer progressos. Vocês, como pais, terão a própria opinião a respeito de qual será a melhor sala de aula, e essa opinião pode divergir da opinião do médico que trabalha com seu filho. O que vocês devem saber ao escolher um programa de tratamento para o seu filho é que existem múltiplas opções intermediárias, entre os extremos de um programa especializado autônomo e de uma sala de aula normal. Por exemplo, alguns pais matriculam o filho em um programa autônomo de educação especial, mas, ao mesmo tempo, fazem com que ele frequente uma escola da vizinhança e tenha aulas regulares de pré-escola ou atividades sociais ou extracurriculares, às vezes com a assistência de uma auxiliar. Outra opção é ministrar os tratamentos de intervenção precoce dentro de uma sala de aula normal de pré-escola, em vez de fazer isso em casa ou em um ambiente de educação especial. Essa é uma boa alternativa se o professor da educação convencional é flexível e permite que outros especialistas participem da sala de aula ou até mesmo apliquem algumas das estratégias de intervenção. Muitos pais sentem-se confortáveis com um programa de intervenção precoce mais intensivo, ministrado em casa ou em um ambiente de sala de aula especial, quando seu filho ainda é novo, para garantir que ganhe as aptidões necessárias para poder ser educado numa sala de aula convencional quando chegar a época do jardim de infância. Mais importante que o ambiente, é que ele ou ela receba intervenções de alta qualidade, sensíveis ao seu estilo de aprendizagem único, às suas aptidões e aos seus desafios, e que ele/ela faça bons progressos e vá bem no ambiente que você tiver escolhido.

Dependendo de onde você mora, algumas das intervenções a seguir podem ser mais reconhecidas ou mais disponíveis que outras. Atualmente, essas abordagens são as mais amplamente aceitas e constituem as intervenções mais eficientes na pré-escola. O Quadro 3 também faz uma comparação entre seus aspectos.

A Autism Speaks (*www.autismspeaks.org*) oferece uma abrangente lista de abordagens de intervenção precoce, junto a vídeos que demonstram cada uma delas. Isso ajudará você a decidir qual abordagem pode se encaixar melhor com seu filho. Embora alguns desses tratamentos sejam sustentados por evidências científicas mais consistentes do que outros, foram feitos pouquíssimos estudos para comparar dois tratamentos diferentes e ver qual deles é mais eficiente. Além disso, todos os estudos para avaliar a eficácia dos modelos de intervenção precoce existentes descobriram que algumas crianças respondem de maneira rápida e muito positiva e que outras, ao contrário, fazem um progresso lento. Em outras palavras, não existe uma solução que funcione bem para todos. É você quem terá que decidir o que funciona melhor, dependendo das aptidões únicas de seu filho, de seus desafios únicos, e de seu estilo de aprendizagem único, assim como da disponibilidade de tratamentos em sua comunidade (e dos custos associados). Assim, ao monitorar se seu filho faz progressos e vai bem em sala de aula ou no modelo de tratamento que foi escolhido, você poderá determinar quais mudanças ou ajustes deverão ser feitos no programa. Essas mudanças e ajustes são inevitáveis, porque as necessidades de seu filho mudam ao longo do tempo.

QUADRO 3 – Tratamentos para TEA

Tratamento	Idades	Como e onde são ministrados	Descrição	Pontos fortes e fracos
Análise de comportamento aplicada [Applied Behavior Analysis, ABA]	Pré-escola	Geralmente, mas nem sempre, em casa, por equipe profissional treinada, de 20 a 40 horas semanais	Ensino individualizado de habilidades sociais básicas, de comunicação, de atenção e de estudo, usando princípios comportamentais de reforço positivo (recompensas) para os comportamentos desejáveis e negativo para os indesejáveis	Caro, se não for coberto pelo plano de saúde, mas permite que muitas crianças com 2 anos de tratamento se adaptem bem numa escola convencional sem apoio especial
Early Start Denver Model (ESDM)	Infância (12 meses) até final da pré-escola	Em casa e na escola	Usa estratégias de ABA e também enfatiza brincadeiras, relacionamentos sociais positivos, atividades preferidas da criança, e compartilhamento de emoções com os outros	Estudos demonstram que é eficaz para melhorar a linguagem, o QI e as habilidades sociais
Treatment and Education of Autistic and related Communication Handicapped CHildren (TEACCH) ["Tratamento e Educação de Crianças Autistas e com Deficiências de Comunicação relacionadas"]	Da pré-escola à idade adulta	Principalmente na escola, com possível suplementação em casa, por professores e pais	Estruturação e organização visual do ambiente e de materiais de aprendizagem usando aptidões visuais, mecânicas e de memória para ensinar linguagem, imitação, habilidades sociais e cognitivas; individualizado ou em grupo	Resultados não foram tão bem estudados quanto os de ABA e ESDM

CAPÍTULO 4

QUADRO 3 – Tratamentos para TEA

Tratamento	Idades	Como e onde são ministrados	Descrição	Pontos fortes e fracos
Grupos de treinamento de habilidades sociais	Da pré-escola à idade adulta	Consultório do terapeuta, clínica ou escola, conduzido por terapeuta ou professor	Desenvolvimento de habilidades de conversação e linguagem corporal, para assumir pontos de vista, ler as emoções dos outros, regular as emoções, solucionar problemas de socialização (como lidar com provocações ou exclusões)	Ensina habilidades e oferece práticas com os colegas. Fornece ferramentas que podem ser usadas para treinar em casa; pode ser usado até na idade adulta
Apoio educacional	Da pré-escola à faculdade	Escola	Ajustes e modificações do ambiente e das metas acadêmicas	Negociável com escolas; adaptável às necessidades do indivíduo; exigido por leis federais
Terapia pragmática de linguagem-comunicação	Da pré-escola à idade adulta	Em grupo ou em pares de crianças, provido por terapeutas de fala-linguagem (fonoaudiólogos)	Treinamento na pragmática da linguagem: comunicação social, conceitos de linguagem abstratos ou complexos	Benéfico quando não há habilidades sociais em grupo ou quando a criança tem muitos problemas de comunicação
Análise funcional do comportamento	Da pré-escola à idade adulta	Na escola, em casa e em outros ambientes, por qualquer adulto encarregado	Exame do funcionamento de comportamentos antissociais ou problemáticos; propõe maneiras mais adequadas de se comunicar	Reduz problemas de comportamento e aumenta as aptidões de comunicação

QUADRO 3 – Tratamentos para TEA

Tratamento	Idades	Como e onde são ministrados	Descrição	Pontos fortes e fracos
Medicação	Todas as idades	Prescritas por um médico – pediatra, psiquiatra infantil ou neurologista; em geral, ministrado pelos pais em casa	Altera os níveis de substância químicas do cérebro que estejam afetando o comportamento da criança	Pode ser útil para problemas de atenção ou de nível de atividade, depressão, ansiedade, raiva, mas não trata dos sintomas sociais ou comunicacionais do TEA
Terapia de integração sensorial	Pré-escola, infância	Consultório de um terapeuta ocupacional, com sugestão de exercícios em casa	Diminui as suscetibilidades sensoriais, desenvolve aptidões para lidar com e tolerar novas sensações	Pouca pesquisa para se determinar a eficácia
Psicoterapia individual	Da adolescência à idade adulta	Consultório de um psicoterapeuta, às vezes com "incursões" na comunidade	Explora estados de ânimo e emoções; desenvolve a autoconsciência e a autoaceitação; assume uma abordagem comportamental cognitiva	Funciona melhor para indivíduos com bom *insight*; efeitos podem não se estender a ambientes de grupo; precisa ser direcionada e concreta, o máximo possível

CAPÍTULO 4

Embora as pesquisas não tenham desvendado qual é o número ideal de horas de tratamento que uma criança deve receber, em geral, recomenda-se pelos menos 25 horas de intervenção estruturada por semana, durante os anos da pré-escola. Isso pode abranger uma gama de tratamentos, como participação em programa regular ou especial de pré-escola, terapia de fala-linguagem e terapia ocupacional, além de intervenção comportamental precoce. O uso de estratégias de intervenção em casa pelos pais também conta. O ponto aqui é que as crianças com desenvolvimento típico têm muitas oportunidades de aprendizagem ao longo do dia, e queremos assegurar que as crianças com TEA também tenham. Quantas horas e quais tipos de serviços devem ser oferecidos é algo que costuma se basear na prontidão da criança, na sua taxa de progresso e reação ao tratamento, e na necessidade de descansar e ter outras atividades familiares, assim como nos padrões comunitários e na gama de serviços locais disponíveis. Por se tratarem de programas intensivos, os sistemas escolares podem não ter montado um programa de intervenção precoce específico para autismo. A seguir, as descrições de algumas das abordagens de intervenção precoce mais comumente usadas:

Análise de comportamento aplicada

Na década de 1960, o Dr. Ivar Lovaas, junto a outros psicólogos, começou a usar um método chamado análise de comportamento aplicada (*Applied Behavior Analysis*, ou ABA). Lovaas então seguiu adiante e desenvolveu um modelo de intervenção precoce baseado num método de ensino chamado treinamento de teste discreto, às vezes chamado também de "método Lovaas". O método Lovaas/ABA usa princípios gerais de terapia comportamental para construir aptidões nas quais as crianças com TEA têm deficiência, como linguagem, brincadeiras, autoajuda, habilidades sociais, de estudo e de atenção. Além disso, esse modelo incorpora estratégias para minimizar os comportamentos incomuns e repetitivos do transtorno do espectro autista.

No modelo Lovaas, de início, o ensino é feito de pessoa a pessoa e é altamente individualizado, com metas específicas de tratamento escolhidas com base nas capacidades e desafios de cada criança. Depois que as aptidões básicas sociais, de comunicação e de atenção são dominadas, a criança, aos poucos, é introduzida numa situação de aprendizagem em grupo. Um membro da equipe de tratamento acompanha a criança em sala de aula para facilitar a transferência de aptidões entre os dois ambientes. A pessoa que atua como auxiliar, ou "sombra", a certa altura desaparece da sala de aula, e então a criança é plenamente integrada ao programa regular da escola. Esse processo pode levar 2 anos ou mais para ser concluído, e muitas crianças são capazes de frequentar uma sala de aula típica já no jardim da infância.

Os pais de Spencer ficaram sabendo de um promissor programa educacional baseado em princípios de ABA por meio de conhecidos, cujo filho também tinha TEA. Foram indicados a um psicólogo treinado no uso de ABA, que fez alguns testes com Spencer para determinar suas necessidades individuais. Depois de concluir que Spencer provavelmente iria se beneficiar de uma intervenção comportamental precoce, o psicólogo recomendou que se montasse um programa em casa, formado por doze metas. Como Spencer era brilhante e já tinha algumas aptidões úteis (falar frases simples, permanecer sentado numa cadeira e prestar atenção), as metas iniciais eram basicamente ligadas aos estudos: identificar cores, formas, números e letras; dizer as funções de objetos; responder a perguntas ("Qual é o seu nome?"; "Quantos anos você tem?"); identificar sons do ambiente; imitar sequências de dois passos e desenhar formas. Algumas metas comunicacionais e sociais também foram incorporadas, por exemplo, como manter uma conversação breve e como cumprimentar os outros. Os terapeutas vinham à sua casa todo dia

para trabalhar com ele, e Spencer progrediu rapidamente. Em poucos meses, dominava todas as suas metas iniciais. Os pais de Spencer também notaram mudanças em seu comportamento: seu contato visual era melhor, ele falava usando frases mais longas e se mostrava mais cooperativo em casa e na creche da igreja. À medida que Spencer progredia, novas metas foram acrescentadas para aumentar suas aptidões em jogos de faz de conta, sua capacidade de formular perguntas e fazer comentários, e sua capacidade de alternar a vez com os outros e seguir regras em jogos simples. Ao longo do ano seguinte, Spencer continuou melhorando, e então sua equipe clínica decidiu que estava pronto para alguma integração na pré-escola convencional, a fim de que pudesse trabalhar suas aptidões com colegas. Começou frequentando 4 horas por semana, com uma auxiliar acompanhando-o. O tempo na pré-escola foi sendo aos poucos aumentado até 15 horas. Quando ele tinha 5 anos, os pais sentiram que era hora de matricular Spencer numa classe de jardim da infância regular, sem qualquer assistência especial. Ele ainda tinha algumas poucas esquisitices, mas parecia tão competente e apto para o jardim da infância como qualquer outra criança da vizinhança. Os pais finalmente respiraram aliviados quando a professora de jardim da infância de Spencer comentou que o filho deles era adorável. Disse que estava adiantado nos estudos e que achava engraçado o hábito do menino de perguntar a todos os adultos qual era o número da placa de seu carro.

Pesquisas têm demonstrado que muitas crianças, especialmente as de alto desempenho, que começam o tratamento cedo e recebem 2 anos de apoio com base no método ABA são capazes de entrar e funcionar bem em salas de aula típicas da primeira série, sem apoio especial. Além disso, o estudo de Lovaas descobriu que as aptidões cognitivas das crianças com TEA tratadas (medidas por testes padronizados) eram bem mais altas que as das crianças não tratadas. Portanto, não surpreende que as intervenções baseadas em ABA sejam muito populares em diversas áreas. No entanto, uma desvantagem óbvia é o custo e o esforço exigido por um tratamento individualizado. Quase nenhuma das crianças estudadas pela equipe de Lovaas que haviam recebido apenas 10 horas semanais ou menos de tratamento no modelo ABA alcançou o mesmo sucesso que as crianças que tiveram 40 horas semanais de tratamento.

■ Early Start Denver Model ou Método Denver

Outra opção para intervenção precoce é o Early Start Denver Model (ESDM), ou Método Denver, desenvolvido pelas doutoras Sally Rogers e Geraldine Dawson. O ESDM pode ser usado com crianças muito novas, a partir de 12 meses de idade. Essa abordagem incorpora os princípios de ABA, mas também enfatiza o relacionamento pais-filho como base para a aprendizagem. O ensino se dá no contexto de atividades baseadas em jogos, nas quais se ensina linguagem, comunicação, comportamentos sociais e aptidões cognitivas. Assim como o ABA tradicional, o ESDM tem sido validado por pesquisas e estudos e demonstrado ser capaz de promover aumento de aptidões cognitivas, sociais e de linguagem. O ESDM também pode ser ministrado pelos pais em casa. Um estudo publicado em 2010 constatou que crianças que receberam intervenção por ESDM por 15 horas semanais durante 2 anos mostraram ganhos significativos em QI, linguagem, comportamento adaptativo e habilidades sociais. O manual do modelo é disponível em várias línguas, entre elas o espanhol.

Estratégias baseadas no modelo ESDM são descritas no livro *An Early Start for Your Child with Autism* ["Início Precoce para seu Filho com Autismo"], de Sally Rogers, Geraldine Dawson e Laurie Vismara. Você pode usar essas estratégias em combinação com o tratamento oferecido por um terapeuta, ou mesmo começar a usá-las enquanto aguarda o acesso a algum programa de intervenção. São estratégias que promovem a comunicação, o envolvimento social e a aprendizagem, que podem ser usadas durante as atividades normais do dia a dia com seu filho, como nas refeições, na hora do banho e nas brincadeiras.

■ TEACCH

Outra abordagem de tratamento usada em algumas partes dos Estados Unidos e ao redor do mundo é o modelo TEACCH (sigla para Treatment and Education of Autistic and related Communication-handicapped Children, ou "Tratamento e Educação de Crianças Autistas e com Deficiências de Comunicação relacionadas"). Esse programa de treinamento foi desenvolvido na década de 1960 pelo Dr. Eric Schopler, um psicólogo da Universidade da Carolina do Norte. Um dos pilares da abordagem educacional TEACCH é a estrutura e organização visual do ambiente e dos materiais de aprendizagem. Como vimos no Capítulo 2, muitas crianças com TEA têm dificuldades com tarefas abstratas, baseadas em linguagem e técnicas de instrução, mas têm capacidades visuoespaciais relativamente fortes. O programa TEACCH aproveita as aptidões visuais, mecânicas e a facilidade de decorar de muitas crianças com TEA, usando-as para desenvolver aptidões mais desafiadoras, como habilidades cognitivas, sociais, de linguagem e de imitação.

Os programas TEACCH tipicamente estruturam tarefas sociais, de comunicação, de estudos e de imitação para a criança, de modo que aquilo que se espera e a maneira de realizá-lo sejam visualmente evidentes. Agendas visuais, consistindo de quadros e palavras que mostram eventos diários por ordem de ocorrência, ajudam a criança a prever o que está para vir ou o trabalho que precisa ser feito durante uma sessão de ensino. Então, a criança pode, por si mesma, sem o estímulo do professor, "predizer o futuro". Muitas crianças com TEA podem reagir de forma intensa ou ficam perturbadas quando as coisas em seu ambiente mudam. Elas se apegam ao que é familiar, não necessariamente porque gostam do que estão fazendo, mas pelo fato de *saber* o que estão fazendo e de *não saber* o que vem a seguir. A introdução de uma agenda feita de imagens pode reduzir de maneira significativa a ansiedade, a frustração e as reações de raiva, além de promover um funcionamento mais independente. Embora os resultados de crianças que participam de intervenções TEACCH não tenham sido examinados de maneira tão criteriosa como os resultados dos outros tratamentos discutidos até agora neste capítulo, pais e profissionais costumam combinar elementos do modelo TEAC-CH (como as agendas visuais) com elementos de outros programas de intervenção, integrando tratamentos para atender melhor às necessidades individuais de cada criança.

Os professores de Seth na pré-escola implementaram uma agenda para ele depois que viram o quanto ficava ansioso e perturbado quando havia mudanças no seu dia escolar e, ao contrário, o quanto ia bem nas rotinas. Quando Seth memorizava o que vinha a seguir (por exemplo, o almoço vem depois de uma ida ao banheiro para lavar as mãos), ficava cheio de expectativa em passar para a próxima atividade. No entanto, mesmo pequenos desvios na rotina, como ficar dentro da sala de aula num dia chuvoso, fazia com que Seth começasse a berrar contrariado, e em seguida ficasse alguns minutos deitado no chão, chutando quem se aproximasse. Seus professores decidiram começar a usar uma agenda para Seth, onde eram mostradas imagens de cada um dos principais eventos do seu dia (ver Figura 2). Quando alguma coisa não podia ocorrer como sempre, usavam o signo universal de "não" (um círculo vermelho com uma barra na diagonal) para indicar a mudança. Eles ficaram impressionados ao ver a rapidez com que Seth parou de ter reações de raiva. Ele começou a ser capaz até de aceitar quando sua terapia de fala era cancelada devido a uma doença da terapeuta, desde que a professora indicasse a mudança na agenda.

Essas são algumas das abordagens mais comumente usadas na intervenção precoce. Enquanto você avalia a melhor opção para o seu filho, tenha em mente que, até o momento, não há estudos que comparem diretamente as diferentes abordagens de tratamento que acabamos de descrever. Assim, não se sabe ainda ao certo quais programas podem ser mais benéficos para os diversos tipos de crianças.

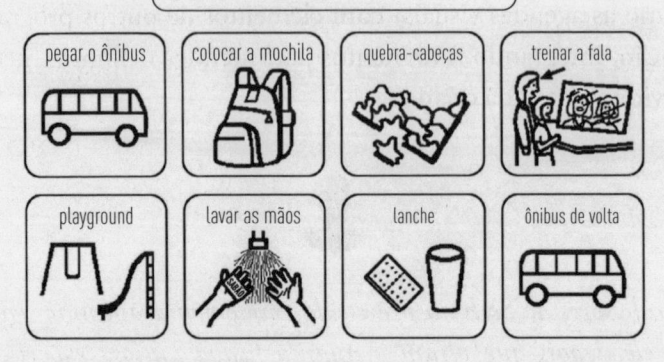

FIGURA 2 – Agendas visuais podem ser usadas para diminuir a ansiedade e promover o funcionamento independente. Os símbolos gráficos usados na agenda de Seth são de ©1981/2014, por DynaVox Mayer-Johnson LLC. Todos os direitos reservados.

Recomendamos que você encontre as opções disponíveis em sua comunidade, visite e observe os terapeutas ou escolas que os oferecem, discuta-os com seu médico e avalie os custos e benefícios, tanto para o seu filho como para a sua família, antes de tomar as decisões a respeito do tratamento.

INTERVENÇÕES PARA ALÉM DA PRÉ-ESCOLA

Se o programa da pré-escola que seu filho frequenta é intensivo e abrangente, então talvez você não tenha tempo ou necessidade dos tratamentos descritos a seguir, até ele ficar mais velho. Mas, e se você tiver perdido os anos de pré-escola e as intervenções que acabamos de discutir? E se seu filho foi diagnosticado apenas depois dos 5 anos? Ou o que fazer se, como no caso dos pais de Seth, você encontrou um programa de pré-escola muito eficaz e quer continuar com algumas intervenções depois que seu filho entrar na educação básica? Nem tudo está perdido! Há uma ampla variedade de intervenções úteis disponíveis para crianças mais velhas. Como mencionamos, elas podem não ser sempre fáceis de encontrar ou prontamente disponíveis ao seu filho, mas elas *existem*.

Algumas dessas intervenções usam os mesmos princípios que os programas de pré-escola que acabamos de ver, portanto, seu filho ainda pode se beneficiar do uso de técnicas comportamentais ou visuais, a um nível adequado à sua idade e grau de desenvolvimento. As duas necessidades mais comuns de crianças com TEA de alto desempenho são o treinamento em habilidades sociais e a assistência educacional. Há uma ampla variedade de intervenções para cada uma delas, logo, dedicamos um capítulo separado a cada um desses tópicos e iremos mencioná-los aqui apenas resumidamente.

As necessidades de tratamento variam muito conforme a criança, mas listamos de maneira breve as intervenções a seguir, por ordem das mais frequentemente requisitadas para as menos.

▊ Intervenções sociais

A essa altura, você certamente sabe que as dificuldades na esfera social estão entre os principais problemas enfrentados por seu filho. Logo, é natural que constituam uma importante área de intervenção e, por isso, as várias opções para trabalhar no comportamento social serão discutidas em detalhes no Capítulo 8. Um exemplo são os grupos de treinamento de habilidades sociais, uma opção que pode revelar-se particularmente útil, uma vez que concentram-se de maneira direta nos comportamentos sociais, que as outras crianças parecem aprender de modo natural. Não podemos ter garantia de que as crianças com TEA irão absorver e imitar os comportamentos sociais típicos pelo simples fato de conviverem com outras pessoas que desenvolvem estes comportamentos de forma natural (irmãos, pais, colegas). O comportamento social é ensinado principalmente em um ambiente social, e os grupos de habilidades sociais proporcionam esse ambiente, junto à estrutura necessária para ensinar essas aptidões complexas. Alguns tópicos comuns trabalhados nesses grupos são a linguagem corporal adequada e o contato visual, a leitura das emoções dos outros, além de identificar e considerar os pontos de vista alheios. Aptidões de conversação e outros comportamentos importantes para as interações, como se apresentar, juntar-se a um grupo, saber elogiar, negociar, compartilhar e esperar a sua vez, são pontos focais típicos desses grupos de treinamento de habilidades sociais. Além disso, eles geralmente trabalham com aptidões voltadas à resolução de problemas sociais, como aprender a lidar com provocações e a aceitar um "não", saber encarar a exclusão e controlar e exprimir emoções de maneira apropriada à idade. Um benefício dessa abordagem é que seu filho tem a possibilidade de experimentar essas aptidões em uma situação segura, que, espera-se, irá dar-lhe a oportunidade de "ter prazer" no convívio social e de aumentar a motivação para melhorar essas aptidões. Pesquisas têm mostrado que as intervenções voltadas às habilidades sociais são eficazes para melhorar a capacidade das crianças para brincar, fazer amizades, lidar com provocações e administrar uma ampla gama de situações sociais. Com frequência, essas intervenções têm lugar em uma situação de grupo e são oferecidas na escola e em clínicas locais. É comum que terapeutas de fala-linguagem também ofereçam treinamento em habilidades sociais.

Um tipo de intervenção relacionado é o da modelagem por vídeo. Pesquisas mostraram que essa abordagem é eficaz para ensinar habilidades sociais a crianças com TEA. As abordagens usam gravações em vídeo para mostrar um modelo de algum comportamento a ser trabalhado, ou de uma aptidão social. Tipicamente, envolve gravar uma pessoa que sirva como modelo das aptidões que serão desenvolvidas. A criança assiste ao vídeo e então pratica aquele comportamento. Essa abordagem aproveita as fortes aptidões visuais de muitas crianças com TEA, e pode ser usada ao se trabalhar individualmente com a criança e também em ambientes de grupo, como parte do treinamento de habilidades sociais.

Se a sua região não tem um grupo de habilidades sociais específico para crianças com TEA, talvez tenha um para crianças com transtorno do déficit de atenção ou com outros problemas de comportamento. Com frequência, a criança ou adolescente com TEA se beneficia da oportunidade de encontrar outras crianças com TEA que tenham interesses, estilos de personalidade, temperamentos e desafios similares aos dela. Mas, desde que o grupo trabalhe com várias das questões listadas acima e você sinta que há um bom encaixe entre as metas terapêuticas do grupo e as necessidades de seu filho, não é necessário que todas ou mesmo a maioria dos participantes tenha TEA.

Há também várias medidas que você pode tomar em sua casa ou em sua comunidade para melhorar o comportamento social de seu filho e criar oportunidades para ele praticar habilidades sociais:

- Escreva "roteiros" que ajudem seu filho a saber o que fazer e o que dizer em determinadas situações sociais, como atender o telefone ou pedir comida no restaurante.

- Filme seu filho tendo uma conversa com alguém e depois assistam juntos, com você apontando tanto as coisas que ele ou ela fez direito como as que precisam ser melhoradas.

- Filme outras crianças (os irmãos, por exemplo) para oferecer-lhe um modelo de conversação apropriado à idade.

- Coloque seu filho em grupos que lidem com seus interesses específicos, para que ele tenha a oportunidade de conhecer outras crianças com enfoque similar ao seu.

- Convide colegas de seu filho à sua casa para brincar, e então monitore de perto as interações e proporcione estrutura e apoio para ajudar seu filho a aprender a aguardar sua vez, compartilhar, fazer concessões e treinar outras aptidões.

- Reserve 15 minutos por dia para conversar com seu filho, sem as interrupções dos irmãos, das tarefas da casa ou do telefone, a respeito de um conjunto de assuntos pré-escolhidos (escola, planos para o fim de semana, brincadeiras). Você deve passar os tópicos ao seu filho com antecedência, ou então escrevê-los para incentivá-lo a se ater aos tópicos e desencorajar que se desvie para seus interesses específicos. Se necessário, dê dicas visuais que incentivem o revezamento (por exemplo, uma seta que possa ser apontada para a pessoa que tem a vez de falar) e desestimulem a verborragia (por exemplo, use um sinal de PARE que possa ser erguido para indicar que seu filho já falou por tempo suficiente).

Essas e várias outras técnicas usadas tanto em clínica quanto em ambiente doméstico para melhorar o comportamento social são descritas com mais detalhes no Capítulo 8.

Assistência educacional

A segunda área de necessidade típica é a de apoio educacional. Embora dotados de inteligência na média ou acima dela, muitos estudantes com TEA têm dificuldades na escola ou não chegam ao nível que se espera. Sentem dificuldades para se organizar, se controlar durante a aula e também para administrar seu tempo, e isso muitas vezes impede que concluam suas tarefas na aula e cria a necessidade de várias horas a mais de lição de casa. Podem ter dificuldades em fazer um planejamento prévio, traçar metas adequadas, estimar o tempo para concluir as tarefas e lembrar de levar da escola o que é necessário para concluir os trabalhos em casa. Esses problemas de autorregulação, de atenção e de escolha de metas podem gerar momentos de devaneio ou fazer a criança ficar abstraída em seus pensamentos; sua inflexibilidade e suas estratégias rígidas de solução de problemas também afetam o desempenho escolar. Por fim, crianças com TEA muitas vezes não são motivadas pelo mesmo tipo de recompensas que estimulam as outras crianças. Não se importam muito se os professores ou os pais vão ficar contrariados se deixarem tarefas por fazer ou se tirarem notas baixas. Podem ter pouca motivação intrínseca para trabalhar em tópicos que não estejam relacionados às coisas de seu interesse. Podem não ligar muito se forem impedidas de sair para o intervalo ou ficar após a aula (se a criança já vive estressada com as interações sociais, essas punições podem até ser compensadoras!). Portanto, às vezes é difícil motivar a criança com TEA a fazer as tarefas da escola, mesmo que ela tenha capacidade intelectual elevada.

Por essas razões, a maioria das crianças com TEA requer ajustes e modificações na sala de aula para ir bem na escola. Talvez sejam também necessários ajustes nas metas acadêmicas, como, por exemplo, dando maior ou menor ênfase a certos assuntos, tornando o trabalho mais (ou menos) desafiador que o dos colegas, ou fazendo com que a tarefa escolar seja mais diretamente funcional. Você pode, ainda, querer que se dê maior ênfase às aptidões vocacionais e cotidianas do que ao currículo escolar tradicional. Provavelmente será necessário começar a trabalhar essas aptidões mais cedo do que é usual para outras crianças, a fim de promover a aptidão de seu filho de viver de modo independente e funcionar em um ambiente de trabalho de forma mais autônoma. Escolas que tenham aula o ano inteiro ou programas de ensino de verão costumam ser úteis, porque toda mudança se mostra difícil para a maioria das crianças com TEA e elas podem regredir no comportamento e nas aptidões escolares durante as longas férias de verão.

No Capítulo 7, descrevemos em detalhe os tipos de apoio e serviços educacionais que aparentam ser mais úteis para alunos com TEA. Muitos dos ajustes que sugerimos buscam recrutar as boas aptidões visuais e de memória de seu filho, utilizando esses pontos fortes para compensar as fragilidades em organização, planejamento, atenção e flexibilidade. Entretanto, a parte mais essencial da programação educacional é adaptar o currículo aos problemas individuais de seu filho e às suas aptidões únicas (mais sobre isso também no Capítulo 5).

Terapia prática de linguagem-comunicação

A maioria dos indivíduos com TEA leve tem aptidões de linguagem relativamente bem desenvolvidas. Falam com fluência, usam frases inteiras, com poucos erros gramaticais, ou até mesmo nenhum. No entanto, a maioria tem alguma dificuldade em usar a linguagem em contexto social para trocar ideias e informações com os outros, e costuma ter problemas com conceitos de linguagem mais abstratos ou complexos. Quando o que dizemos não é exatamente o que queremos dizer (como ao usar sarcasmo, fazer piadas ou empregar metáforas e outras figuras de linguagem), a criança com TEA pode entender mal. Todas essas dificuldades costumam ser chamadas de déficit na linguagem "pragmática". Existem regras subjacentes à conversação que o resto de nós adota naturalmente e entende de modo implícito: saber se revezar na fala, prover informação suficiente para que nosso discurso seja compreensível sem precisar ser prolixo e fornecer as informações relevantes. Sabemos escolher os tópicos adequados, manter-nos dentro de um assunto e passar a um assunto novo; sabemos "ler" as outras pessoas e podemos ajustar nossa comunicação às necessidades do outro com quem estamos falando. Se o interlocutor parece achar nossa fala monótona, tentamos animar a conversa ou mudar de assunto; se o outro parece confuso, procuramos entender o porquê e dar alguma explicação. Falamos de modo diferente caso o outro seja uma criança, uma figura de autoridade ou um colega. Compreendemos que a entonação e as expressões faciais que acompanham nossa fala podem alterar o sentido do que estamos dizendo. No entanto, crianças com TEA podem não dominar essas regras e, com frequência, temos que ativamente ensiná-las, e de forma bastante nítida e explícita.

Boa parte disso pode ser corrigida num bom grupo de treinamento de habilidades sociais (afinal, como poderíamos separar comunicação de habilidades sociais? As duas coisas andam de mãos dadas). Mas, se não houver disponibilidade de um grupo desse tipo em sua região ou se o grupo disponível não lidar com essas habilidades de conversação, talvez você queira explorar se há alguma forma de terapia de fala-linguagem que possa ser útil ao seu filho. Faça uma pesquisa e tente descobrir algum fonoaudiólogo com experiência em trabalhar com pessoas com TEA. Veja se a pessoa oferece treinamento em "linguagem pragmática" ou treinamento de habilidades para conversação. Com frequência, essas terapias são oferecidas num ambiente de grupo, ou com no mínimo duas crianças presentes. Essas habilidades não são tão bem trabalhadas em isolamento, quando apenas o terapeuta e seu filho estão presentes. A maioria das crianças com TEA tem bom desempenho nessas situações estruturadas, quando as demandas são menores e o parceiro de conversação é tolerante. Tais aptidões precisam ser praticadas com outras crianças, sob a orientação de um terapeuta competente, capaz de criar uma atmosfera de apoio e dar um *feedback* explícito sobre os pontos fortes e fracos do estilo de comunicação da criança.

◾ Intervenções comportamentais para corrigir atitudes desafiadoras

Crianças e adolescentes com TEA podem demonstrar alguns comportamentos incomuns e problemáticos que exijam lidar com eles de maneira específica. Às vezes, seu filho pode ter crises de irritação ou acessos de raiva que pareçam fora de proporção com o incidente que os desencadeou (ou que sejam imprevisíveis, surgindo sem causa aparente). Ou talvez seu filho seja impulsivo e desagradável, grite em sala de aula, pegue as coisas dos outros ou tenha dificuldades para permanecer sentado e focado nas tarefas. Talvez seu filho seja muito rígido quanto às rotinas, à ordem segundo a qual as coisas são feitas ou quanto ao lugar onde seus objetos favoritos são colocados. Um menino chamado Mark insistia para que as caixas de cereais fossem consumidas segundo uma ordem baseada em seu peso – isto é, se a caixa de *Cheerios* pesasse mais que a caixa de *Rice Krispies*, ela teria que ser completamente consumida antes que a próxima caixa de cereais fosse aberta. Josh, um menino de 15 anos de idade com TEA, sabe muita coisa a respeito de presidentes e gosta de ser "questionado" sobre fatos referentes a eles – mas, se der uma resposta errada, ele exige que a pessoa comece tudo de novo, desde a primeira pergunta, e repita cada uma em ordem, até chegar àquela que ele respondeu errado. Faz isso em meio a uma série de gritos e choros, já que Josh fica muito perturbado quando é corrigido. Todos esses problemas podem ser trabalhados usando *métodos comportamentais*, em tratamentos que se apoiam nos princípios da análise comportamental aplicada, usada para ensinar comportamentos mais adequados. As estratégias comportamentais podem ser classificadas em duas grandes categorias: as que alteram o comportamento mudando aquilo que o *precede* e aquelas que o modificam mudando as *consequências* do comportamento.

Mudar o que precede o comportamento

O primeiro método pode ser visto como uma abordagem preventiva. Ele se destina a evitar os problemas de comportamento antes que ocorram, mudando coisas no ambiente que sabidamente causam perturbação, ansiedade e qualquer outro tipo de estresse à criança com TEA. Muitas das estratégias descritas no Capítulo 7 quanto a ajustes na sala de aula se inserem nessa categoria. Incentivamos os educadores a ensinarem a criança usando métodos visuais e a prover o máximo de estrutura e organização possível. Esse aproveitamento dos pontos fortes e a minimização dos pontos fracos associados ao TEA é apenas um exemplo da abordagem preventiva utilizada na terapia comportamental. Outros exemplos são certificar-se de que seu filho esteja bem descansado e bem alimentado, que os problemas de comportamento não sejam efeitos colaterais de medicações que ele esteja tomando e usar agendas visuais para aumentar a previsibilidade e a consistência para seu filho. Todas essas "intervenções" destinam-se a diminuir seu estresse e aumentar sua sensação de estar no controle e, portanto, podem ser efetivas para reduzir os problemas de comportamento.

Mudar as consequências do comportamento

A segunda estratégia, prover consequências específicas para moldar um comportamento adequado, deriva da teoria de condicionamento operante, tornada famosa pelo Dr. B. F. Skinner. A maioria das coisas vivas, desde os invertebrados mais simples aos seres humanos, de bebês a adultos, daqueles que têm TEA aos que não têm, pode mudar seu comportamento com base nesses princípios de aprendizagem. Especificamente, se um comportamento é *reforçado*, isto é, seguido por algo bom, isso então aumenta sua frequência; se ele é punido, ignorado ou seguido por qualquer outro desdobramento negativo, sua frequência diminui. Podemos usar esses princípios para mudar o comportamento de crianças com TEA (inclusive, a terapia ABA, descrita anteriormente, se baseia nesses princípios). Se queremos ensinar uma coisa, nós a reforçamos. Se há comportamentos que queremos ver eliminados, provemos consequências negativas para eles. A maioria das pessoas com TEA aprende bem se fornecermos regras explícitas. Podemos montar sistemas de recompensa que façam com que valha a pena para a criança seguir as regras. Obviamente, as recompensas que funcionam como incentivos efetivos para crianças com TEA provavelmente serão as ligadas às suas áreas de intenso interesse, como um tempo extra procurando libélulas na internet, uma ida ao zoológico exclusivamente para ver as áreas de insetos, e coisas do tipo. Seu filho pode ainda apreciar outras recompensas, mais genéricas, como as que atraem as demais crianças: jantares favoritos ou privilégios especiais, como ficar acordado até mais tarde. Faça experimentos, do mesmo modo que faria com seus filhos "típicos". Mas, antes de definir suas recompensas ou punições, certifique-se de explorar estratégias preventivas, porque alguns problemas de comportamento podem ser eliminados totalmente por meio de mudanças no ambiente e por outras formas de estruturação. Se isso não eliminar o problema nem resultar no comportamento desejado, então uma abordagem de condicionamento operante poderá ser bem-sucedida.

Jenna é uma menina com TEA que, desde a infância, resiste a dormir sozinha. Ela chora e tem crises de raiva quando é colocada para dormir na própria cama, mas na cama dos pais cai logo no sono. Logo após, eles a carregam de volta à sua cama. Um tempo depois, no entanto, ela acorda, fica vagando pela casa, arruma seus itens favoritos, pega um pouco de comida da geladeira, e então volta para a cama dos pais para dormir o resto da noite. Quando os pais dela acordaram uma noite e a encontraram sentada entre os dois, com um livro da biblioteca e uma tesoura na mão, decidiram procurar ajuda. Primeiro procuraram o médico deles, para checar se havia alguma razão física, como convulsões, que estivesse fazendo Jenna acordar à noite. Depois de descartarem essa hipótese, e de fazerem algumas mudanças em sua dieta (eliminar alimentos e bebidas que contivessem cafeína e diminuir a ingestão de líquidos à noite), viram que isso tampouco mudou seu padrão de sono, e então foram encaminhados para um psicólogo.

Em seguida, foi montado um programa comportamental que incluía regras precisas a serem seguidas por Jenna e recompensas se ela o fizesse. Foi estabelecida uma rotina na hora de deitar, que consistia em vestir o pijama, escovar os dentes, usar o banheiro, ler dois livros, fazer as orações, apagar a luz, dar beijos e abraços e deixar a porta entreaberta; e, sem demora, os pais saíam do quarto dela. Foi tirada uma foto de Jenna em cada um desses passos e colocada em sequência sobre uma cartolina, que foi fixada perto da cama dela. A frase "Jenna, fique na sua cama" foi escrita na parte de baixo da cartolina. Jenna, com a ajuda dos pais, fez uma lista de todas as coisas que gostaria de ganhar por ficar na sua cama, como seus lanches favoritos (que eram negados nas outras horas do dia), pequenas bugigangas e brinquedos, atividades especiais com Mamãe e Papai (preparar cookies, fazer uma caminhada pelo bairro, brincar com um jogo), ter acesso aos seus vídeos favoritos, e assim por diante. Cada uma dessas coisas foi escrita num pedaço de papel e então colocada numa caixa coberta com pontos de interrogação.

Jenna tinha um cronograma progressivo para ganhar essas recompensas, que ela acessava puxando uma tira de papel da caixa dos "mistérios". Na primeira semana, ela podia ganhar uma recompensa simplesmente por cooperar com as partes iniciais da rotina da hora de deitar. Na segunda semana, podia ganhar uma recompense por ficar na cama sem chorar durante um minuto; depois disso, tinha permissão de dormir na cama dos pais como de hábito. Esse tempo foi sendo aumentado aos poucos, e Jenna só podia ganhar a recompensa se ficasse na cama por períodos de tempo cada vez maiores. No final, ela acabava caindo no sono enquanto estava deitada na cama dela; em seguida, o comportamento exigido para obter a recompensa passou a ser ficar na cama a noite toda.

Apesar de exigir várias semanas para Jenna alcançar a meta, esse procedimento foi bem-sucedido e, aos poucos, moldou seu padrão de sono, de modo a ficar ajustado ao comportamento desejado por seus pais. Jenna mostrava muita vontade de conseguir as recompensas e pareceu muito motivada pelo mistério de não saber exatamente o que

> *ela iria ganhar. Os pais de Jenna foram aumentando aos poucos o intervalo entre o comportamento e as recompensas (por exemplo, ela precisou dormir na cama dela a noite inteira durante uma semana para ganhar uma dessas recompensas), até que Jenna pareceu ter esquecido as recompensas e estabeleceu firmemente o novo comportamento.*

O plano para ajudar Jenna a dormir na própria cama tem vários ingredientes importantes a serem destacados. Os pais dela primeiro exploraram *possíveis causas* para o problema, como convulsões e ingestão de cafeína, e fizeram mudanças no ambiente. Depois montaram um plano comportamental que tinha *regras precisas, previsíveis,* fornecidas a Jenna em um *formato visual.* Certificaram-se de que as *recompensas fossem realmente um reforço* para Jenna ao deixarem que ela mesma escolhesse quais seriam. As exigências para o reforço foram de início bem leves, para que Jenna pudesse experimentar *sucesso imediato.* Houve uma *moldagem gradual do comportamento* e uma *diminuição gradual das recompensas,* de modo que Jenna precisasse trabalhar mais ao longo do tempo para obter o reforço, e as expectativas foram gradualmente ajustadas à idade dela.

Se necessário, podem ser acrescentadas a esse plano comportamental algumas consequências negativas. Os pais de Jenna não acharam necessário, mas poderiam ter acrescentado outro componente ao plano, indicando o que aconteceria se Jenna não alcançasse a meta especificada. Por exemplo, além de não ganhar a recompensa desejada, ela poderia perder algum pequeno privilégio se levantasse da cama (5 minutos a menos de televisão na noite seguinte). Vamos falar mais sobre métodos de lidar com comportamentos desafiadores no Capítulo 6.

Métodos como esse podem também ser usados para reduzir comportamentos persistentes ou repetitivos. Os ingredientes-chave de todos esses planos consistem em explorar os fatores ambientais que podem estar contribuindo, criar regras e consequências explícitas, aderir de modo consistente a elas, e aumentar as exigências de maneira gradual, para poder introduzir as mudanças aos poucos. A

Dra. Patricia Howlin, psicóloga britânica que trabalhou vários anos com pessoas com TEA, descreveu o uso desses princípios para diminuir gradualmente a obsessão de um garoto pelas locomotivas "Thomas the Tank Engine".[3] Foi elaborado um calendário de imagens que mostrava quando o acesso aos trens era permitido. Atividades menos populares de "Thomas" foram substituídas pelas preferidas (em vez de ler um livro de "Thomas", assistir a um vídeo). Envolver-se em atividades alternativas foi sendo fortemente recompensado à medida que o reforço para as atividades relacionadas com "Thomas" ia sendo retirado.

Às vezes, não é suficiente simplesmente prover consequências para o comportamento e ficar esperando que mude. Se o comportamento serve a um propósito muito importante, irá persistir, independentemente de quantas recompensas ou punições sejam introduzidas. Digamos, por exemplo, que uma criança interrompe a aula a todo momento, gritando comentários e fazendo perguntas repetitivas. Se ela precisa de mais atenção da professora e consegue obtê-la gritando e interrompendo a aula, então será muito difícil mudar o comportamento, a não ser que lhe seja oferecida uma alternativa igualmente poderosa para obter a atenção que deseja. Se for oferecido à criança um gesto de mão ou um sinal escrito que ela possa usar em vez de gritar, e a professora aprender a reagir de maneira consistente a esse sinal, logo o comportamento de interrupção poderá perder força, sem necessidade de nenhum sistema comportamental de recompensa. Do mesmo modo, se uma criança fica agitada e começa a bater nela mesma durante a aula, um exame da função desse comportamento pode indicar que ela está tentando comunicar que a tarefa em pauta é muito difícil. Se encontrarmos uma maneira alternativa por meio da qual a criança possa expressar essa frustração e seu desejo de mudar de atividade (por exemplo, entregar à professora um cartão com a imagem de um sinal de PARE), a autoagressão pode

---

[3] Thomas the Tank Engine é uma locomotiva a vapor antropomorfizada, personagem popular da série de livros *The Railway Series*, do reverendo Wilbert Awdry e seu filho, Christopher, publicada em 1945. Inspirou vários programas na TV britânica nos quais a locomotiva é o personagem principal. (N.T.)

ser eliminada. Comportamentos problemáticos atendem a muitas funções; além de obter atenção e fugir de tarefas desagradáveis, podem indicar a necessidade de ajuda, ou de obter um objeto desejado, ou ainda que a criança está entediada. O Capítulo 6 contém aconselhamento para decifrar as possíveis mensagens que seu filho tenta transmitir por meio de seu comportamento problemático. Descobrir maneiras alternativas de comunicar essas mensagens e, com isso, resolver os problemas que estão por trás deles é crucial nesse tipo de intervenção comportamental, chamado *análise funcional do comportamento*, que também será discutida no Capítulo 6. Psicólogos e educadores usam uma variedade de ferramentas de avaliação para descobrir as funções do comportamento e conseguir mudá-lo. Se seu filho enfrenta esses problemas, pergunte a um terapeuta de orientação comportamental a respeito dessas estratégias.

Detectar e eliminar problemas

Outra abordagem para lidar com comportamentos problemáticos é saber quais são os sinais de alerta que indicam a ocorrência iminente de um problema e então distrair a criança, removê-la da situação ou oferecer a ela outras atividades que sejam incompatíveis com aquele comportamento. Algumas crianças mostram nítidos sinais de que estão ficando agitadas, agressivas ou ansiosas. Elas não explodem do nada, há uma progressão gradual: começam parecendo preocupadas ou nervosas, depois murmuram algo baixinho, dão alguns passos e agitam as mãos, e por fim têm uma explosão completa, que inclui agredir os outros, destruir coisas e se expressar verbalmente de forma abusiva. É possível montar um plano que permita tirar a criança daquela situação ameaçadora e levá-la a um lugar seguro. Pode ser uma sala na qual ela possa andar, falar ou esbravejar sozinha; um lugar com um sofá onde possa deitar e ficar ouvindo uma música relaxante; ou contar com um terapeuta ou professor que possa guiá-la por meio de exercícios de relaxamento (respiração profunda, contar até 10, visualizar alternativas e assim por diante – ver Capítulo 8). É importante envolver-se em alguma atitude proativa, e não apenas reativa; caso contrário, estaremos implicitamente ensinando à criança que, se ela fizer uma cena, ganhará essas atividades, que podem acabar funcionando como um reforço.

Automonitoramento e reforço para adolescentes e adultos

Por fim, alguns indivíduos com TEA, particularmente adolescentes e adultos, podem ser ensinados a monitorar o próprio comportamento e reforçar a si mesmos, e com isso aprendem técnicas para se autorregular e autogerir. Clínicos experientes são as pessoas mais indicadas para montar tais sistemas. Os ingredientes essenciais são: ensinar a pessoa a reconhecer o comportamento que precisa ser incentivado ou desestimulado; treinar a pessoa, frequentemente com uso de vídeos, para identificar de modo confiável exemplos de ocorrência ou não ocorrência do comportamento; e depois monitorar regularmente esse comportamento.

Como exemplo, vamos voltar ao comportamento de interrupção discutido mais acima. Pode-se produzir um vídeo da criança em sala de aula, então, a professora ou um dos pais senta-se com a criança e assistem o vídeo, apontando quando a interrupção ocorre e quando, ao contrário, surgem outros comportamentos apropriados, como erguer a mão para falar. Logo, a criança é treinada a identificar o comportamento de interrupção. Quando ela é capaz de dizer: "Sim, aqui eu interrompi a aula" ou "Não, isso aqui não é interrupção", e consegue fazer isso em cerca de 80% das vezes ao assistir o vídeo, ela então inicia a fase de automonitoramento. Em seguida, coloca-se um cartão grudado na sua carteira, com duas colunas, uma para "interrupção" e outra para "não interrupção". Então, um relógio com um alarme suave é ajustado para soar a cada poucos minutos. Sempre que soa o alarme, a criança coloca uma marca em uma das duas colunas. Ao fazer isso, ela se torna cada vez mais consciente do comportamento de interrupção.

Às vezes, esse reconhecimento e monitoramento do comportamento, por si só, já é suficiente para alterar o problema. Porém, em muitas vezes, é necessário usar uma combinação de várias das abordagens descritas nessa seção. É preciso promover mudanças no ambiente, estipular regras e recompensas e ensinar comportamentos alternativos, e então a criança pode aprender a monitorar ela mesma o seu comportamento.

Consultar um especialista em comportamento

Embora para muitos pais os melhores planos de gestão de comportamento pareçam pouco mais que "senso comum", com frequência é prudente criar e monitorar tais planos com a ajuda de um especialista em comportamento, que esteja familiarizado com essas técnicas. Pequenos descuidos podem sem querer comprometer todo o sistema. As crianças podem mostrar resistência ao plano que os pais estão tentando montar e, por isso, talvez seja útil ter uma terceira pessoa para negociar os termos do "contrato". Pode ficar difícil administrar uma retirada gradual do reforço e, às vezes, é benéfico contar com assistência para determinar o ritmo mais adequado de diminuição das recompensas. É melhor também deixar que um profissional defina se é o caso de acrescentar consequências negativas. O ideal é fazer um registro dos dados, para monitorar o quanto o programa está sendo bem-sucedido, quando deverão ser alteradas ou acrescentadas metas, e quando devem ser tentados novos métodos. Com assistência profissional, os programas comportamentais podem ser muito eficazes para mudar comportamentos de pessoas com TEA e aliviar muito do desconforto para o indivíduo e para sua família.

Medicação

O uso de medicamentos para tratar pessoas com TEA tem aumentado nos últimos anos. Alguns estudos sugerem que cerca da metade de todas as crianças com TEA nos Estados Unidos receberam prescrições de medicamentos psicoativos, e o uso dessas medicações aumenta com a idade. Pesquisas mostram que os níveis de certas substâncias químicas do cérebro (neurotransmissores) são diferentes em pessoas com TEA, às vezes mais altos, outras vezes mais baixos do que deveriam ser. Embora não haja medicamentos capazes de reduzir os sintomas básicos de autismo – como as dificuldades de comunicação –, o uso adequado de medicação muitas vezes aumenta a qualidade de vida tanto de a criança quanto da família. Medicações podem melhorar a capacidade da criança se beneficiar de outras formas de tratamento e aliviar de modo significativo a perturbação, tanto para a pessoa afetada quanto para aqueles ao redor dela. Por exemplo, uma gestão adequada dos medicamentos para desatenção e hiperatividade pode ajudar a criança a melhorar o foco na escola e, com isso, aumentar os efeitos positivos do auxílio educacional que estiver sendo oferecido. Do mesmo modo, aliviar a ansiedade social ou reduzir os sentimentos negativos a respeito de si por meio de medicação pode permitir que alguém com TEA participe e se beneficie de um grupo de habilidades sociais.

Ao longo dos anos, vem sendo utilizada uma ampla gama de medicamentos para o TEA. No entanto, até o momento, não se encontrou nenhuma medicação que de fato altere os déficits cruciais de comunicação e socialização do TEA de maneira clinicamente significativa. As drogas comumente usadas em indivíduos com TEA corrigem outros sintomas e condições de comorbidade, como problemas no nível de atenção e atividade, depressão, ansiedade, agressividade, pensamentos ou comportamentos repetitivos, problemas de sono, tiques e convulsões. As medicações mais comumente prescritas para quem tem TEA são os estimulantes, como Ritalin, Dexedrina e Adderall; os mais novos "neurolépticos atípicos", como Risperdal e Abilify; e os inibidores seletivos da recaptação da serotonina (ISRSs), como Prozac, Zoloft e Paxil. Note, porém, que a evidência de eficácia para os ISRSs em ajudar crianças com TEA é pouco expressiva. Essas medicações, no entanto, podem ajudar em casos individuais.

Considera-se que os ISRSs agem aumentando os níveis do neurotransmissor serotonina no cérebro, ao passo que os estimulantes e neurolépticos atípicos agem basicamente em outro neurotransmissor, a dopamina, e bloqueiam sua função ou diminuem seu nível no cérebro. Estimulantes são o tratamento de eleição para problemas de atenção e nível de atividade, e parecem agir tanto em crianças com TEA com essas perturbações como em crianças que tenham apenas transtornos de déficit de atenção. O Risperdal e o Abilify são medicações que foram usadas de início para condições psicóticas, como a esquizofrenia, mas agora descobriu-se que são úteis em casos de irritabilidade, agressividade e comportamento explosivo ou imprevisível, às vezes constatados em indivíduos com TEA. Um estudo revelou que essas medicações são ainda mais eficazes quando combinadas com intervenção comportamental para lidar com comportamentos desafiadores, como crises de raiva e agressões.

O quanto essas medicações são eficazes para tratar TEA? Para responder a essa pergunta, faremos uma breve digressão para explicar o processo pelo qual avaliamos se uma terapia (qualquer terapia – médica, comportamental, psicológica) realmente funciona. Uma estratégia óbvia seria dar a medicação a pessoas com TEA e testá-las antes e depois, para ver qual o efeito. Porém, um exame mais cuidadoso vê alguns problemas nessa abordagem. Os sintomas podem ter melhorado por conta própria (por exemplo, à medida que a criança ficou mais velha) sem que a melhora tenha nada a ver com a droga. Por essa razão, os estudos sobre terapias devem usar um *grupo de controle*; um grupo de indivíduos muito similares aos do grupo submetido ao tratamento – com o mesmo diagnóstico, o mesmo nível de funcionamento, idades similares e assim por diante –, que difiram apenas em não terem recebido o tratamento.

Um fato bem conhecido entre os médicos é que muitos pacientes melhoram após receber uma substância neutra ou inócua, do ponto de vista médico (uma pílula açucarada ou com alguma solução salina inócua), o chamado *placebo*, que os pacientes tomam acreditando que tenha poderes terapêuticos. A melhora é conhecida como *efeito placebo* e acredita-se que reflete os poderes da esperança e do pensamento positivo, assim como os efeitos mais gerais de estar recebendo atenção de um médico. Por isso, é importante que as medicações testadas com seu filho tenham demonstrado maior eficácia que um placebo. Estudos prévios demonstraram que cerca de um terço das pessoas tem uma melhora nítida com um placebo. Portanto, a droga específica deve proporcionar ajuda superior aos 30% daqueles que a tomam. Se não, seria melhor poupar gastos e possíveis efeitos colaterais da droga e simplesmente tomar uma pílula açucarada. Testa-se isso em um estudo no qual um grupo controle, em vez de ficar sem tratamento, recebe um placebo.

Os melhores estudos são aqueles em que se atribui medicação e placebo aleatoriamente aos indivíduos, sem que nenhuma das partes envolvidas no experimento tenha ciência de quais foram os indivíduos que receberam um ou outro. Essa atribuição aleatória ajuda a ter certeza de que, entre as pessoas que receberam placebo e as que receberam medicação, não haverá diferenças consistentes que possam ser apontadas como responsáveis pelas diferentes reações. Por exemplo, se as primeiras pessoas que mostraram interesse no estudo são designadas para o grupo da medicação, elas podem ficar mais motivadas a seguir as exigências do estudo ou mais esperançosas em relação a uma melhora, e isso influi nos resultados do estudo. Inversamente, se as primeiras pessoas a contatarem os pesquisadores são as que têm sintomas mais severos e são destinadas ao grupo da medicação, podem ter uma melhora menor em razão da gravidade dos sintomas, o que deturparia igualmente os resultados. Por esse motivo é tão importante destinar as pessoas aos grupos por meio de cara ou coroa, ou outro procedimento aleatório. O segundo aspecto é que ninguém – nem os pais, nem o indivíduo e sequer o médico – sabe quem recebeu a droga e quem recebeu o placebo. Esse tipo de investigação é chamada de *estudo randomizado duplo-cego,* e serve para minimizar quaisquer desvios que (provavelmente sem intenção) poderiam ser introduzidos no estudo.

Vários estudos randomizados duplo-cegos demonstraram que os neurolépticos atípicos Risperdal e Abilify são realmente mais eficientes do que placebos para pessoas com TEA. São as duas únicas medicações que passaram por testes suficientes para receber a aprovação do Food and Drug Administration (FDA) dos EUA, para uso específico no TEA. Os resultados de estudos sobre o uso de antidepressivos em TEA foram divergentes, alguns encontrando efeitos benéficos e outros não, portanto, na época da publicação da segunda edição deste livro, o FDA ainda não havia aprovado o uso de medicações como Prozac especificamente para TEA. Isso não quer dizer que o médico de seu filho não possa querer tentar uma droga não aprovada pelo FDA ou que tal medicação não possa ser útil para seu filho; significa apenas que são necessários mais testes para que o uso dessa droga em indivíduos com TEA se torne uma recomendação ampla. Estudos randomizados duplo-cego, controlados por placebo, têm revelado que muitas medicações para Transtorno do Déficit de Atenção com Hiperatividade (TDAH) ajudam crianças com TEA que tenham problemas adicionais de desatenção e hiperatividade, mas nenhuma dessas medicações tem por alvo os sintomas cruciais do TEA, como dificuldades sociais ou desafios de comunicação. Elas se destinam tipicamente a outros problemas, como grave agressividade, comportamento desregulado ou problemas com estados de ânimo. Essa pesquisa ainda está em seu início, e não foram realizados estudos suficientes que permitam dizer quais são as características individuais que fazem prever melhores resultados. Por exemplo, será que a medicação funciona melhor com indivíduos de determinada faixa etária ou com pessoas com certos problemas específicos? Além disso, a maioria das medicações envolve alguma possibilidade de efeitos colaterais e, por isso, é importante avaliar com cuidado os riscos, as inconveniências e os custos financeiros em comparação com a melhora que poderia ocorrer. Até o momento, estudos randomizados duplo-cegos, controlados por placebo, sugerem que as medicações podem aliviar alguns sintomas e, portanto, podem melhorar a qualidade de vida, mas não são capazes de alterar os aspectos básicos do TEA. O melhor é usá-las em combinação com intervenções comportamentais.

Terapia de integração sensorial

Algumas crianças com TEA são supersensíveis a sensações comuns do dia a dia e sentem-se muito afetadas por elas – como certos sons, gostos, texturas ou cheiros, ou a sensação do toque. O desconforto que essas sensações provocam nelas pode ser muito intenso.

Por vezes, os pais descrevem o fenômeno como "sobrecarga sensorial". Uma mulher jovem declarou que, ao ser bombardeada por sons, cheiros e visões indesejáveis, seu corpo "se fechava". Descreveu que se sentia totalmente à parte, quase como se seu corpo pertencesse a outra pessoa ou fosse uma peça de mobília. Um garoto com TEA era tão sensível a cheiros que a mãe ligava para a médica antes de cada consulta para lembrá-la de não usar perfume ou desodorante aromatizado. Em uma das consultas, ele disse à médica que ela estava com mau hálito e ameaçou sair se ela não gargarejasse um antisséptico bucal. Muitas crianças com TEA acham sons em alto volume insuportáveis e tampam os ouvidos imediatamente quando expostas a eles. Algumas têm dificuldades mesmo com ruídos não tão altos e que não incomodam os outros, como o zumbido do ar condicionado ou o som de um bebê chorando. Outras crianças têm o problema oposto: parecem desejar certas sensações e vão a extremos (muitas vezes inadequados) em busca dessas sensações. Por exemplo, uma criança pequena diagnosticada com TEA adorava a textura de meias-calças. Podia dizer de longe se uma mulher usava meia-calça e fazia tudo o que estivesse ao seu alcance para chegar perto e sentir isso com seu tato. Uma menina com autismo adorava pressionar seu queixo na parte interna da dobra do cotovelo das pessoas. A Dra. Temple Grandin, famosa cientista autista da vida animal, adorava a sensação de afundamento; quando criança, deitava debaixo de almofadas de sofá para criar essa sensação e prosseguiu com isso até desenvolver mais tarde sua "máquina de abraçar", patenteada, com o mesmo propósito.

Integração sensorial (IS) é o nome do processo por meio do qual as sensações recebidas são interpretadas, conectadas e organizadas, algo necessário para que a criança se sinta segura e confortável e capaz de funcionar bem no ambiente ao seu redor. Quando uma criança não é capaz de assimilar as experiências sensoriais, seu comportamento e aprendizagem podem ser muito afetados, segundo a teoria proposta pela Dra. Jean Ayres. Ela sugere que tais comportamentos incomuns que acabamos de descrever se devem a uma disfunção da integração sensorial, e, em seus estudos, observou ainda que não apenas crianças com TEA, mas também as com transtornos de aprendizagem, paralisia cerebral e síndromes genéticas podem sofrer de disfunção da integração sensorial.

A meta da terapia de IS é diminuir as sensibilidades existentes, prover a criança de habilidades para lidar com as sensibilidades remanescentes e aumentar a tolerância dela a novas sensações. Isso é feito expondo a criança a uma variedade de experiências sensoriais por meio de jogos e movimentos. A criança é assistida na exploração de diferentes materiais e sensações. Na terapia, dá-se a ela algum controle sobre as experiências, mas ela também é guiada em certas atividades, como balançar, receber esfregões leves ou pressões profundas, pois acredita-se que isso promove melhor organização e interpretação das sensações. Por exemplo, uma criança que seja muito cautelosa pode ser guiada com delicadeza em atividades como saltar, enquanto outra criança muito agitada e difícil de ser contida pode aprender a rastejar por um túnel feito de cadeiras pequenas enfileiradas, para aprender mais a respeito dos limites espaciais. As crianças geralmente gostam desse tipo de terapia, porque o ambiente do tratamento é cheio de coisas divertidas, que elas escalam ou por onde se movimentam, como rampas, plataformas, esteiras, trapézios e tubos. A terapia de integração sensorial costuma ser oferecida por um terapeuta ocupacional. É importante que o profissional tenha treinamento na teoria subjacente, assim como nas técnicas específicas desse modelo de tratamento.

Apesar de haver frequentes relatos episódicos, tanto de profissionais quanto de pais, de que a terapia de IS pode melhorar o comportamento e o funcionamento de seu filho, ainda não há muita pesquisa sobre a eficácia da terapia de IS. Embora aqui e ali pequenos testes controlados tenham mostrado alguns efeitos positivos desse tipo de terapia, ainda é necessário que haja mais pesquisa. Não obstante, muitos pais e as próprias crianças relatam um efeito tranquilizador das abordagens da IS. Você pode querer experimentá-las, mas como ocorre com todos os tratamentos vistos aqui, especialmente aqueles que contam com pouco apoio em pesquisas, é importante avaliar com cautela os benefícios. Veja, por exemplo, se outras pessoas, em especial as que não tenham conhecimento do tratamento, notaram mudanças no comportamento de seu filho. Você notou benefícios, além daqueles que podem ser decorrentes de uma boa noite de sono ou da participação dele em alguma outra atividade tranquila ou da qual ele goste (como assistir a um vídeo favorito)? Talvez ache útil criar uma tabela do comportamento de seu filho, algo bem simples, como duas colunas numa folha de papel para cada dia, uma com informações sobre sono, dieta e circunstâncias fora da rotina e a outra com informações sobre o comportamento de seu filho naquele dia. Desse modo, você pode manter um registro de quaisquer grandes mudanças e então checar se estão associadas a eventos da vida de seu filho, entre eles a terapia. Como sempre, o custo financeiro impõe algumas limitações. Não é possível ter acesso a todos os tipos de terapia para o seu filho, e nem seria desejável (do ponto de vista do tempo que isso consumiria). Você terá que escolher entre as intervenções disponíveis e, por isso, é importante ter cuidado particular em avaliar bem as terapias cuja eficácia ainda não esteja bem estabelecida.

Há outras ferramentas além da terapia de IS que podem ser úteis para aumentar a aptidão do seu filho para organizar e integrar experiências e sensações corporais. Aulas de movimentos e de dança enfatizam habilidades similares e o fazem fora do ambiente terapêutico, assim como esportes individuais e outras atividades físicas, como as artes marciais. Talvez você queira considerar algumas dessas opções.

Psicoterapia individual

A psicoterapia tradicional pode ajudar um número limitado de indivíduos com TEA. Em geral, a psicoterapia individual envolve a discussão de emoções e a obtenção de um *insight* nos padrões de comportamento ou em questões interpessoais. Como a maioria das crianças, adolescentes e até mesmo adultos com TEA tem uma autoconsciência limitada, não faz comparações sociais de maneira natural e com frequência mostra pouca compreensão da natureza e das razões de suas dificuldades, essa forma de psicoterapia costuma não ser muito útil para eles. Além disso, o âmbito em que surge a maioria dos problemas para aqueles com TEA, isto é, as situações sociais, é mais adequadamente tratado em formatos de grupos maiores do que em sessões individuais de terapia. Uma das principais dificuldades encontradas no autismo é a falta de uma generalização automática, isto é, passar de uma situação a outra, de uma interação a outra, de um ambiente a outro, de uma pessoa a outra. Portanto, é improvável que o trabalho feito num ambiente individualizado com um terapeuta compreensivo possa ser generalizado e estendido a situações sociais de grupo que envolvam seus pares (crianças da mesma idade e ambiente sociocultural). Assim, a terapia em grupo (com frequência na forma de treinamento em habilidades sociais) pode ser uma maneira mais adequada de lidar com os problemas específicos inerentes ao TEA.

Sob certas circunstâncias, no entanto, a psicoterapia individual pode ser recomendada, especialmente para adolescentes e adultos de nível mais alto de funcionamento, que tenham alcançado alguma aptidão em compreender os próprios estados emocionais e comportamentos, e também os dos outros. A psicoterapia individual pode, nessas circunstâncias limitadas, ser útil para lidar com a ansiedade, depressão e desregulação emocional que muitas vezes acompanham o TEA, e com o sofrimento que pode advir da crescente consciência de sua diferença em relação aos outros. O aconselhamento deve ainda ser altamente estruturado e bem mais dirigido e concreto do que na psicoterapia com indivíduos que não têm TEA. Deve haver um foco em problemas específicos, no desenvolvimento de métodos mais eficazes de lidar com eles e no planejamento de estratégias que maximizem o potencial da pessoa e a ajudem a alcançar aptidões importantes para a vida, como as relacionadas com emprego e comportamentos sociais. A terapia pode ser altamente direcionada e até envolver "incursões no campo", isto é, inserções na comunidade, para estimular o desenvolvimento das aptidões específicas de desenvolvimento de autonomia (andar de ônibus, comparecer a uma entrevista de emprego, pedir comida no restaurante e assim por diante). Estudos têm demonstrado que a terapia cognitivo-comportamental, que põe foco na compreensão dos próprios pensamentos e em como influenciam o comportamento, é eficaz para corrigir sintomas de ansiedade em adolescentes e adultos com TEA de alto desempenho. Vamos falar mais sobre a terapia cognitivo-comportamental no Capítulo 8.

Tratamentos à base de dietas

Alguns profissionais têm defendido o uso de dietas especiais, suplementos vitamínicos ou ambos para lidar com sintomas associados ao TEA. Nos últimos anos, surgiu uma teoria afirmando que alguns casos de autismo são causados por alergias alimentares, especificamente graves reações alérgicas ao glúten, uma proteína encontrada na farinha, e à caseína, proteína presente no leite e derivados, que irritam ou danificam o cérebro e levam aos comportamentos incomuns associados ao TEA. Até o momento, essa hipótese se baseia em observações clínicas e relatos de pais mais do que em estudos científicos controlados. Fica explícito, no entanto, que muitas crianças com TEA de fato têm dificuldades com seu sistema gastrointestinal, e isso pode acarretar problemas como refluxo, constipação e diarreia. É importante conversar com seu pediatra, e se preciso, com um gastroenterologista, caso seu filho tenha tais sintomas. Problemas de alimentação, como ser muito exigente em relação à comida, são também muito comuns. De novo, seu pediatra poderá discutir estratégias para ajudar nessas questões.

Como dissemos em relação à compreensão dos riscos e benefícios potenciais associados às medicações, ainda é necessário muita investigação e pesquisa futura sobre as intervenções na dieta. Alguns pais relatam melhora no comportamento de seu filho quando certos itens são suprimidos da dieta. Quando as crianças estão submetidas a dietas de eliminação (isto é, dietas que sistematicamente removem um tipo de comida por vez), não é possível colocar os pais e as próprias crianças como participantes "cegos" em relação ao grupo do qual fazem parte. No entanto, é perfeitamente possível designar aleatoriamente crianças a grupos de dieta e grupos de não dieta, e impedir que os cientistas que avaliam as crianças saibam a qual grupo elas pertencem. É preciso fazer isso para que a eficácia dessas terapias possa ser conhecida. É sempre recomendável que essas dietas sejam conduzidas em colaboração com um nutricionista ou outro profissional médico que tenha conhecimento dos potenciais efeitos colaterais e riscos, e possa garantir que as necessidades nutricionais adequadas da criança sejam atendidas.

Outra forma de tratamento à base de dietas para o TEA são os suplementos vitamínicos. O Dr. Bernard Rimland, um dos primeiros profissionais a propor uma causa biológica para o autismo, foi um defensor da chamada terapia por megavitaminas, que envolve ministrar grandes doses (bem maiores que a suplementação típica) de vitamina B6 e de magnésio. Essas duas vitaminas são geralmente dadas em combinação, pois o mineral magnésio é necessário para a correta absorção da vitamina B6. A dimetilglicina é outra "substância natural" encontrada em muitas lojas de alimentos saudáveis e suplementos, que supostamente ajuda a tratar dos sintomas de autismo. Muitos pais relatam melhora em uma ampla gama de comportamentos, incluindo contato visual, iniciação social, linguagem, estado de humor e agressividade, quando os filhos tomam esses suplementos. Foram realizados poucos estudos, alguns dos quais com métodos de duplo cego ou controlados por placebo, mas a evidência de eficácia é variável. Quase todos os estudos têm limitações significativas, como examinar um número muito reduzido de crianças, não designar aleatoriamente os membros dos grupos, ou não usar os métodos-padrão de avaliação da mudança no quadro. Sempre recomendamos que a terapia por megavitaminas seja conduzida com a colaboração de um médico experiente, pois pode haver efeitos colaterais nesses tratamentos, e os médicos ainda não têm certeza se as doses muito altas, típicas desse tipo de abordagem, são ou não de alguma maneira tóxicas para o organismo.

◾ Apoio à família

Um âmbito final de tratamento é a família. Aliviar a angústia da família não deve ser considerado secundário ou desimportante, de modo algum, apesar deste tópico figurar no final deste capítulo.

Muitos dos tratamentos precedentes, quando se mostram eficazes e ajudam seu filho, por extensão também ajudam você e sua família. Porém, à medida que certas dificuldades significativas continuem a afetar membros da família, pode ser necessário fornecer apoio adicional. A maioria das áreas urbanas tem grupos de apoio ou autoajuda para pais e familiares de pessoas com TEA. Em algumas regiões, há encontros semanais específicos para famílias com crianças que tenham TEA de alto desempenho, de modo que os tópicos em discussão são relevantes para aqueles com sintomas leves, ou de alto desempenho. Se tais grupos não estiverem disponíveis em sua área, não há problema, pois, de qualquer modo, a maior parte dos grupos de apoio irá fazer um esforço para centrar alguns de seus encontros em indivíduos com alto desempenho. Você só precisa ligar com antecedência e obter uma programação dos tópicos para saber quando será mais adequado comparecer. Pais costumam achar útil conversar com outros pais, que são capazes de entender melhor o que estão passando, e podem ter sugestões úteis para as situações vividas pela família, embora seus filhos funcionem em níveis diferentes do seu. Esses grupos de apoio de fato conseguem mostrar que você não está sozinho. A sensação de isolamento na época do diagnóstico é quase universal entre os pais, e ter a oportunidade de participar de um grupo de apoio irá diminuir bastante esse sentimento, além de prover assistência prática e construtiva. Independentemente de você decidir ou não comparecer regularmente às reuniões desses grupos de apoio, contate a associação de autismo de seu estado, que sempre será um recurso valioso para você se informar sobre os programas relevantes disponíveis na comunidade, e também sobre livros, palestras e sites da internet. Você pode ainda entrar em contato com o órgão governamental de seu estado que oferece serviços a pessoas com deficiências.

As terapias familiares e de casais podem também ser úteis, especialmente se a família experimenta um estresse significativo relacionado à criação do filho. Os pais podem ter níveis expressivos de ansiedade ou depressão relacionados com o diagnóstico do seu filho ou com seu futuro, vivenciar uma culpa irracional por terem de alguma forma contribuído para o problema, sentir raiva e frustração em relação à disponibilidade de serviços ou ressentimento pelos efeitos que uma criança difícil cria dentro da família e assim por diante. Um bom terapeuta familiar ou de casais pode ajudar você a lidar com esses sentimentos, ensinar a lidar melhor com as necessidades de seu filho e a manter algo que se assemelhe a uma vida normal. Se houver divergências relevantes entre os pais quanto à disciplina, ou quanto a outras questões conduzidas por eles, como a escolha do tratamento ideal, um terapeuta familiar será muito útil para conduzir as discordâncias de maneira construtiva e promover melhor adaptação, ajudando a selecionar a melhor entre as diversas escolhas e a separar questões pessoais ou conjugais das necessidades da criança ou adolescente com TEA.

PAIS COMO GESTORES DO TRATAMENTO

Um dos maiores desafios de pais que têm filho com TEA é como juntar todas as opções de terapia num programa de treinamento coeso, que atenda às necessidades de seu filho e promova um desenvolvimento integrado. Seu filho pode trabalhar para melhorar suas habilidades sociais num grupo de terapia de pacientes externos de alguma clínica, na escola, em casa, e fazer fonoterapia, por exemplo. É necessário que alguém coordene as diferentes metas de cada uma dessas intervenções, cuidando para que todos os envolvidos trabalhem voltados para um conjunto comum de necessidades e que não haja choques de propósitos. Com frequência, esse papel caberá a você.

Além de conduzir essa gestão no dia a dia, você precisará estar consciente das mudanças em seu filho e das necessidades de sua família ao longo do tempo. Afinal, nenhum plano de tratamento se mantém sempre adequado. Alguns desafios vão diminuir de intensidade com o tempo e com as intervenções; e podem emergir outros à medida que novos estágios de desenvolvimento sejam alcançados e as habilidades necessárias para negociá-los passem a ser outras. Pode ser necessária uma reavaliação de seu filho a cada poucos anos, por um profissional com *expertise* em TEA e que conheça seu filho bem, para assegurar que o "pacote" de tratamento continua válido.

No entanto, o desafio mais difícil de todos pode ser a decisão sobre quais tratamentos adotar. A maioria dos pais se sente muito pressionado a descobrir os melhores tratamentos para seu filho. Com frequência, isso exige testar as novas intervenções que aparecem e se mostram promissoras, mas que ainda não foram exaustivamente pesquisadas. Para alguns pais, a necessidade de não deixar nenhuma alternativa sem testar, de experimentar *qualquer coisa* que possa ser útil, supera os riscos potenciais e os custos financeiros envolvidos. Porém, poucas são as intervenções disponíveis, incluindo algumas das discutidas neste capítulo, que foram adequadamente estudadas. E você pode ter certeza de que irá ouvir a respeito de outras recém-desenvolvidas, para as quais são feitas alegações enfáticas de eficácia. O mais provável é que tais intervenções não tenham ainda sido submetidas a experimentos de pesquisa que informem o tipo de criança que pode se beneficiar do tratamento, quais sintomas de autismo o tratamento corrige, por meio de quais mecanismos a intervenção promove as mudanças alegadas e qual a "dosagem" da terapia exigida. Você terá que levantar essas questões cruciais para determinar o custo-benefício de tentar qualquer uma dessas novas terapias, e vários aspectos devem ser levados em consideração. Com crianças de qual faixa etária esse tratamento parece funcionar melhor? A criança precisa dominar bem a linguagem para se beneficiar dessa intervenção? Nesse caso, em que nível? Que tipo de avaliação é feita antes e depois do tratamento para determinar os ganhos obtidos? Seja particularmente cauteloso com qualquer tratamento que alegue funcionar igualmente bem para todas as crianças com TEA.

Pode ser ainda mais útil conversar com um profissional que esteja familiarizado com o TEA e com seu longo histórico de tratamentos disponíveis, antes de escolher novas opções para seu filho. Quando você o ouvir falar das "curas milagrosas" anteriores que, depois de pesquisadas, se revelaram ineficazes, terá uma visão mais sábia sobre o assunto. No início da década de 2000, o hormônio digestório secretina foi chamado de "cura" milagrosa do autismo e ganhou muita atenção dos novos programas nacionais. Muitas crianças receberam infusões intravenosas de secretina, sem evidência de que tivesse algum efeito. Não foi feita nenhuma avaliação de crianças antes e depois do tratamento com secretina para documentar as alegações. Passado o frenesi inicial, vários estudos independentes com centenas de crianças por todo o país demonstraram definitivamente que crianças com TEA não têm nenhum benefício a mais da secretina do que o que podem obter por infusões intravenosas de uma solução salina (um placebo sem potencial terapêutico). A secretina continua sendo uma das intervenções do TEA mais estudadas. Embora tenha sido desbancada, o alvoroço que essa hipótese despertou demonstra como adquirir informações de fontes erradas pode iludir famílias e direcionar mal seus recursos.

No mínimo, tais tratamentos ineficazes são custosos e atrasam a adoção de tratamentos eficazes; no pior dos cenários, podem ser realmente prejudiciais ao seu filho. Por isso, certifique-se de que todas as suas perguntas foram respondidas por alguém com quem você se sinta confortável e que tenha experiência e *expertise* na área de autismo. Certifique-se de checar as instalações e os programas de tratamento locais, que provavelmente não receberam atenções da mídia, mas podem muito bem se basear em boas práticas educacionais e terapêuticas.

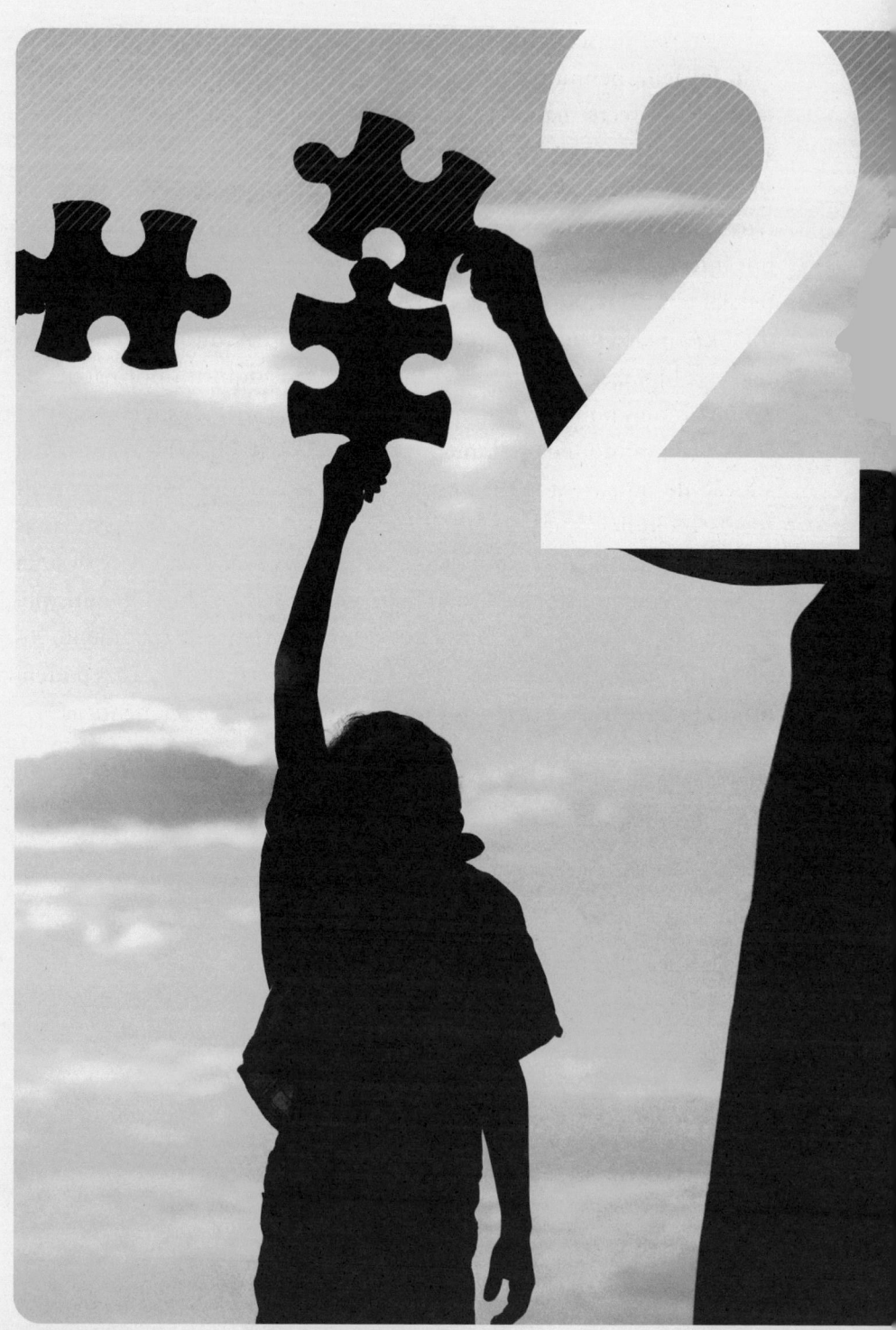

altanaka/Shutterstock

PARTE II
CONVIVENDO COM O TRANSTORNO DO ESPECTRO AUTISTA DE ALTO DESEMPENHO

CAPÍTULO 5
Canalizar os pontos fortes de seu filho: um princípio-guia

Bárbara e José vinham de carro, segurando a mão um do outro, voltando da escola de seu filho Alberto, matriculado na primeira série. Alberto recebera o diagnóstico de TEA no verão, e agora a professora relatava a eles que o garoto estava tendo muitas dificuldades, com os colegas e com os adultos da escola. Não tinha interesse em brincar com as outras crianças, e muitas vezes se recusava a seguir as regras. Apesar de ser muito inteligente, raramente fazia as tarefas, preferindo desenhar seus personagens preferidos de jogos de computador. Se esse padrão continuasse, não iria passar para a segunda série.

Assim que estacionaram na entrada da garagem, Alberto saiu correndo de casa, de meias, sem sapatos, e veio abraçar os pais e contar-lhes a mais recente façanha no seu jogo favorito de computador. José olhou para o rosto sorridente do filho, sentiu a ternura do abraço dele, e experimentou a dor, agora bem conhecida, de saber que os outros não tinham como ver o quanto seu filho era realmente maravilhoso. Como poderiam ele e Bárbara ajudá-lo a levar aquele entusiasmo e paixão para a escola? Como ensinar Alberto a aplicar aqueles seus talentos, que o haviam tornado uma lenda na vizinhança em jogos de computador, para as aulas de matemática, as regras da sala de aula e os colegas?

Janice sorriu de satisfação ao abrir o saquinho de papel amassado que Sameer, de 12 anos de idade, acabara de lhe dar. Era raro Sameer fazer comentários sobre o que Janice gostava ou não, ou sobre as interações entre os dois nas sessões de terapia, mas obviamente o menino notara que tipo de caneta ela usava, lembrara da única ocasião em que ela mencionara seu gosto musical e registrara que lanches sua terapeuta às vezes largava em cima da mesa. Ali dentro do saquinho, que ele fechara com fita adesiva e rotulara com um "JA" usando marcador preto, estava o modelo de caneta favorito dela, com a tinta da cor que ela gostava; e um pacotinho das batatas chips que ela costumava comer; e um CD gravado em casa com as músicas preferidas dela – gravadas 50 vezes. A memória naturalmente extraordinária de Sameer o ajudara a mostrar a Janice o quanto o relacionamento dos dois era importante para ele, e Janice, enquanto agradecia o gesto daquele menino com TEA de alto desempenho, podia ver pelo seu rosto radiante o quanto aquilo era um feito que trazia imensa felicidade para ele.

Para crianças como Alberto e Sameer, as atividades cotidianas costumam ser um grande desafio. As interações comuns e de rotina com os outros podem ser muito difíceis. Os pais são capazes de enxergar as qualidades admiráveis e encantadoras do filho, mas, com muita frequência, o mundo parece fechar os olhos para elas. E, como você gasta muito tempo e energia ajudando seu filho a atender às demandas do mundo externo, pode acabar também focado demais nos déficits e nas diferenças de seu filho. Este capítulo oferece a você a oportunidade de adotar uma nova atitude mental: começar a pensar primeiro nos pontos fortes de seu filho e num segundo momento nas suas deficiências, em todas as vezes que quiser ajudá-lo a navegar pelas águas de um mundo que, para ele, pode ser difícil de entender. Os capítulos de 6 a 9 oferecem uma longa lista de estratégias para ajudar seu filho a ter sucesso e curtir a vida em casa, na escola, na arena social e, à medida que ele cresce, no local de trabalho e em outros ambientes adultos. O que fica implícito em tudo isso, no entanto, é o princípio simples de que você pode canalizar os comportamentos e maneiras incomuns de pensar de seu filho para realizações positivas.

Reconhecer e saber aproveitar os pontos fortes de seu filho, e ajudar os outros a fazerem o mesmo, pode contribuir muito para compensar as áreas em que ele apresenta dificuldades. Na realidade, descobrimos que quando você se pergunta de que maneira pode aproveitar os reais talentos associados ao TEA, ou como pode fazer um uso criativo das maneiras únicas de pensar e de se comportar associadas ao TEA, consegue produzir mais soluções do que usando estratégias que têm foco em lidar com as deficiências de seu filho com TEA de alto desempenho. Ao chamar a atenção de seu filho continuamente para sua aptidão de adaptação, você ajuda os outros a verem suas admiráveis qualidades e também estabelece vínculos positivos entre você, como pai ou mãe, e ele. E, o mais importante, você ajuda a aumentar a autoestima de seu filho. Sucesso gera sucesso, e crianças com TEA às quais são dadas oportunidades de se sair bem tendem a se adaptar ao mundo de maneira mais rápida e completa do que as crianças ensinadas a ver a vida como um problema atrás do outro.

Na Parte I deste livro, discutimos como e por que crianças com TEA de alto desempenho são diferentes de crianças típicas e o que podemos fazer para ajudá-las a superar seus problemas. Não há dúvida de que tentar reduzir a gravidade da deficiência é um aspecto importante do tratamento. Algumas crianças com TEA são capazes de mudar e melhorar em um grau significativo, mas incentivamos todos os pais a não ficarem só nisso. Você pode também intervir no ambiente, fazendo com que este se adapte ao que seu filho tem a oferecer. É disso que se trata viver com TEA, e é o princípio-guia por trás de todas as sugestões que faremos nos capítulos a seguir.

Este capítulo descreve os pontos fortes comumente vistos em crianças com TEA de alto desempenho e dá ideias sobre como usá-los para ajudar seu filho no dia a dia. Você verá nos capítulos seguintes como esses pontos fortes são incorporados às nossas sugestões para viver com o TEA em casa, na escola, com amigos, em empregos e na vida adulta, e esperamos que você se concentre neles sempre que for contribuir com as próprias soluções criativas.

Já existem pesquisas suficientes sobre os resultados a longo prazo para sabermos que crianças com TEA podem ter uma vida frutífera e feliz. A Dra. Temple Grandin, a cientista com TEA extremamente bem-sucedida no estudo da vida animal e que foi apresentada em capítulo anterior, descreve suas realizações: "Eu desenvolvi minha área de talento. É muito frequente colocarmos ênfase demais nas áreas de deficiência. Você precisa colocar foco nos talentos, naquilo em que você é bom, e descobrir como usá-los para trabalhar em suas inaptidões". Crianças que começam a aproveitar seus pontos fortes o quanto antes estão criando um importante alicerce para seu sucesso futuro.

Inez é uma mulher de 35 anos de idade com TEA. Todo dia ela vai de ônibus até o campus da universidade de sua cidade, passa pela impressionante entrada da biblioteca do campus, e trabalha o dia inteiro no departamento de arquivos, localizando antigos artigos para alunos e organizando o acervo da biblioteca. Inez sempre teve paixão por história, e esse emprego lhe dá a oportunidade de ganhar a vida e, ao mesmo tempo, de ficar próxima dos seus grandes interesses. Sua chefe diz que Inez é a funcionária mais eficiente que já teve, e descreve seu conhecimento do acervo de arquivos da universidade como "notável".

Inez talvez nunca tivesse chegado onde está hoje sem a ajuda dos pais. Eles perceberam que seu interesse por história, que muitas vezes interferia em outros aspectos de sua educação, não iria desaparecer, por ser parte integral de quem ela era. Em vez de desencorajar, decidiram estimular sua paixão por história e torná-la aplicável ao "mundo real" e a futuros estudos quando surgisse a oportunidade. No colegial, conseguiram convencer seus professores a incorporar história em toda aula e em muitos trabalhos escolares. Com isso, Inez ampliou um pouco seu foco, aprendendo não só história mundial, mas também a história da ciência, dos computadores e a história e evolução das diferentes línguas. Eles inscreveram Inez em um clube de história, onde ela conheceu adultos com carreiras relacionadas à história (como a genealogia). Seus pais também liam alguns dos livros que Inez devorava, a fim de pode-rem conversar sobre história no jantar, toda noite. Quando um con-sultor de empregos mencionou-lhes o cargo de arquivista da biblioteca, na mesma hora concluíram que aquela seria a grande oportunidade de Inez aplicar seu entusiasmo de uma maneira produtiva. Depois de comunicar Inez, que ficou extasiada com a perspectiva de trabalhar num departamento de arquivos, seus pais falaram com o potencial empregador sobre o TEA, mencionando tanto os pontos fortes especiais dela quanto suas limitações. O empregador acolheu bem a ideia de empregar Inez e contratou-a. Foi preciso algum tempo e esforço para que o empregador e os pais dela ensinassem a Inez as regras de um local de trabalho, mas ela se saiu muito bem no cargo e recentemente foi escolhida como "Funcionária do Mês" em seu departamento.

Inez é um bom exemplo de como comportamentos e interesses especiais incomuns, associados ao TEA e considerados "sintomas" pelos médicos que diagnosticam seu filho, podem também ser vistos como "pontos fortes" e usados para ajudá-lo a ser bem-sucedido na vida. As seis características discutidas neste capítulo recaem em dois grupos: *pontos fortes verdadeiros*, isto é, capacidades benéficas em si e por si próprias; e *comportamentos incomuns,* que podem ser canalizados e virar pontos fortes com um pouco de criatividade e uma mudança de perspectiva. É improvável que seu filho tenha todos esses pontos fortes ou que seja capaz de canalizar todos os comportamentos incomuns em pontos fortes, mas, por meio de observação, você será capaz de determinar quais deles seu filho possui e quais estratégias trarão melhores resultados.

PONTOS FORTES VERDADEIROS E APTIDÕES NATURAIS

Muitas pessoas com TEA demonstram notável capacidade de memorização, aptidões escolares superiores (particularmente de leitura e rigor ortográfico ao soletrar) e/ou fortes aptidões de visualização. Essas capacidades são importantes para o sucesso escolar e para futuras carreiras. Independentemente de ter TEA ou não, é útil possuir boa memória, boa leitura e escrita e aptidões visuoespaciais bem desenvolvidas. Quais desses aspectos você vê em seu filho?

Memória notável

As outras pessoas costumam ficar maravilhadas com a notável memória daqueles que têm TEA, particularmente para detalhes e fatos. Em alguns casos, a memória parece "fotográfica", permitindo à pessoa relembrar tudo com exatidão depois de ter apenas uma breve exposição à informação. Em outros casos, é o grande volume de informações e a precisão da memória que impressionam.

Num jantar recente, Robert, de 8 anos de idade, deixou os convidados de seus pais impressionados ao comentar com eles que "O padrão de espaçamento dos trilhos nas ferrovias dos Estados Unidos é baseado na distância original das rodas de um carro de guerra da Roma imperial, que era de 4 pés e 8 polegadas e meia". Fascinado pelas guerras entre gregos e romanos, Robert passava boa parte de seu tempo livre devorando livros sobre o assunto, em vez de ir brincar lá fora com a garotada do bairro, e muitas vezes encantava os pais na mesa do jantar com detalhes do que havia lido e conseguia relembrar com precisão. Conforme os pais constatavam sua superior capacidade de memorização, passaram a incentivá-lo a usar esse talento sempre que possível de uma maneira funcional. Deram-lhe uma lista de assuntos sobre os quais outros meninos gostavam de falar (o time de basquete profissional da cidade, jogos de computador e assim por diante), para que ele registrasse na memória e depois usasse para conversar de maneira mais adequada com os colegas. Os pais de Robert o inscreveram na competição de soletração da cidade, e ele ficou em segundo lugar. E incentivaram seus professores a fazê-lo decorar a tabuada, que ele dominou em questão de semanas. Seus pais ficaram agradavelmente surpresos ao descobrir que a prodigiosa memória de Robert não se restringia aos fatos das guerras greco-romanas, mas podia ser usada numa grande variedade de outras áreas.

Aptidões acadêmicas superiores

Além de sua ótima memória para fatos e outras informações, muitas crianças com TEA têm aptidões acadêmicas superiores à média, geralmente em uma ou duas áreas específicas. Pode ser, por exemplo, um vocabulário mais rico. Aprender e usar novas palavras mais sofisticadas é algo que algumas crianças com TEA dominam com facilidade, como vimos em alguns exemplos deste livro. Soletrar é outro ponto forte comum. Além disso, muitas crianças com TEA sabem usar palavras que estão muito acima do nível de sua série na escola (embora a real compreensão do que estão lendo seja às vezes consistente apenas com o nível da sua série, ou um nível ainda mais baixo).

Uma maneira de usar esses pontos fortes é colocar seu filho para auxiliar colegas de escola que estejam mais atrasados na aprendizagem. Isso é algo que pode ter boa repercussão nas áreas em que seu filho encontra maior dificuldade, como a interação social, ao mesmo tempo em que melhora sua autoestima e pode aumentar seu interesse pelos colegas.

Norma tinha problemas para interagir com os outros alunos da sua classe da sexta série. Eles costumavam provocá-la, e ela achava a maioria dos interesses deles fúteis. Mas era uma aluna excelente, particularmente em inglês. Podia pronunciar e soletrar qualquer palavra, mesmo as de nível bem acima do dela. A psicóloga da escola sugeriu à professora que pusesse Norma para ajudar os colegas que não lessem tão bem, pois isso seria uma boa maneira de aumentar sua autoestima. Norma adorou esse trabalho de ensinar os colegas. Isso lhe permitia não só demonstrar seus talentos e sentir-se valorizada pelos colegas, mas também relacionar-se socialmente de maneira previsível, estruturada e confortável.

Pensamento visual

Muitas pessoas com TEA são o que chamamos de "pensadores visuais", o que lhes dá aptidões avançadas em atividades como completar quebra-cabeças, ler mapas ou apreender rapidamente o leiaute de um edifício. Em seu livro *Thinking in Pictures* ["Pensar por imagens"], a Dra. Temple Grandin descreve como traduzia palavras automaticamente em imagens. Quando alguém fala com ela, as palavras da pessoa são instantaneamente transformadas em uma série de imagens que contam uma história visual. Ela descreve os próprios pensamentos como representações visuais, mais do que como a série de palavras que compõem os pensamentos daqueles que pensam verbalmente.

A maior parte de nosso mundo foi criada *por* pensadores verbais *para* pensadores verbais. Os noticiários de televisão e os jornais baseiam-se em palavras. Os manuais de instruções costumam se apoiar também em palavras, assim como os anúncios de empregos. As pessoas se comunicam e interagem predominantemente com palavras. Isso pode colocar alguns obstáculos para pessoas cuja mente usa um sistema de pensamento de base visual, mas também abre a elas algumas possibilidades de se destacarem de maneiras que são difíceis ou impossíveis para pensadores verbais. A Dra. Grandin, por exemplo, descreve como consegue "testar" instalações para manejo de vacas "operando-as" em sua mente – na realidade, assumindo a "visão segundo o olhar da vaca" e experimentando em si mesma o que uma vaca iria ver andando por aquela instalação. Pensadores verbais podem ser capazes de se expressar verbalmente a respeito desse tipo de experiência, mas perdem detalhes importantes.

Isso não quer dizer, de forma alguma, que todo mundo com forte capacidade de visualização tenha TEA. A maioria dos pintores, artistas gráficos, ilustradores, arquitetos, matemáticos e engenheiros são pensadores visuais. Esse estilo é apenas um modo diferente de processar a informação, e não um déficit, e abre potenciais nichos de carreira que não estão disponíveis à maioria dos pensadores verbais.

Ronnie, um aluno de faculdade com TEA de alto desempenho, sabia há muito tempo que era um pensador visual. A vida inteira usara suas aptidões de visualização para melhorar seu desempenho na escola. No entanto, só começou a entender o quanto o pensamento visual podia ser vantajoso quando começou a estudar arquitetura. No seu primeiro projeto, ficou surpreso ao ver que muitos de seus colegas de classe só eram capazes de detectar falhas de projeto depois de construir uma maquete da edificação. Ronnie era capaz de pensar um projeto e examiná-lo em detalhe dentro da própria mente. Conseguia visualizar suas configurações a partir de diferentes ângulos e captar as dificuldades que poderia apresentar para as pessoas que fossem utilizar o espaço. Após a maquete pronta, confirmou que havia concebido um design viável. Essa aptidão também o ajudou a fazer contatos sociais. Quando seus colegas descobriram sua aptidão natural, muitos passaram a se aproximar dele para pedir que avaliasse seus trabalhos.

Você pode usar o estilo de pensamento visual de seu filho para ensinar conceitos, explicar regras, organizar atividades ou prever mudanças na rotina. Por exemplo, o uso de gráficos visuais ou objetos em vez de explicações verbais pode ajudar seu filho a entender conceitos matemáticos mais rapidamente. Uma maneira divertida de praticar matemática com seu filho é usar gotinhas de chocolate em problemas de adição ou subtração, permitindo que sejam comidas quando seu filho acertar a resposta. O mesmo princípio pode ser usado com moedas: você pode deixar seu filho ficar com as moedas que ele ganha com as respostas certas. Além disso, incentivar seu filho a ilustrar o trabalho ou a encontrar imagens relacionadas com o assunto sobre o qual está escrevendo pode aumentar sua motivação e melhorar a aprendizagem.

Para um pensador visual, dispor de imagens das coisas a serem feitas, acompanhadas de outras imagens das consequências positivas da sua conclusão, pode servir como uma boa motivação. Um exemplo desse sistema foi descrito no Capítulo 4.

A mãe de Annie ficava aflita com a batalha diária para que ela fizesse a lição de casa. Todo começo de noite Annie reclamava de ter que fazer a lição, pois preferia sentar-se e desenhar. Quando a mãe puxava o assunto com Annie, parecia que o que ela dizia "entrava por uma orelha e saía por outra". Levando em conta o quanto Annie era boa em visualização (como evidenciado pelo grande talento dela em desenhar), a mãe decidiu pedir que ela a ajudasse a fazer uma programação das atividades pós-escola por meio de imagens: lanche, lição de casa, vídeo, hora de deitar. Annie adorou fazer essa programação e pareceu menos resistente em segui-la, pois agora entendia o que se esperava dela e podia se sentir participante do seu desenvolvimento. Se concluísse todos os itens da programação dentro do tempo estipulado, ela desenhava uma estrela num cartaz que acompanhava a programação. Ao final de cada semana, se o cartaz tivesse cinco estrelas ela ganhava o direito de ir à loja de material artístico comprar um novo marcador ou um novo bloco de desenhos. O lembrete visual ajudou Annie a se manter ciente de que fazer a lição de casa toda noite também dava direito a assistir um vídeo antes de ir para a cama. Além disso, lhe proporcionou uma meta de longo prazo que a ajudava a manter a motivação ao longo da semana. Embora Annie ainda preferisse desenhar a fazer a lição de matemática, a adoção desse sistema de lembrete visual eliminou drasticamente a necessidade da mãe de Annie ficar insistindo e brigando com ela por causa da lição.

COMPORTAMENTOS INCOMUNS QUE PODEM VIRAR PONTOS FORTES

Há outras características associadas ao TEA de alto desempenho que também podem ser usadas em favor do seu filho. Infelizmente, porém, talvez você esteja mais acostumado a ver essas características positivas como déficits. Os problemas que crianças com TEA têm na escola e na vida social costumam estar relacionados à sua inflexibilidade, obstinação e dificuldade de se relacionar com os colegas. Mas há outra maneira de encarar – e de potencializar – esses comportamentos e essas maneiras de pensar. Com um pouco de criatividade e reflexão, eles podem também se tornar pontos fortes.

▆ Senso de ordem e adesão a regras

Pessoas com TEA costumam navegar o mundo criando "regras" explícitas ou reconhecendo padrões a respeito de como as coisas funcionam, as maneiras que as pessoas interagem e como os eventos normalmente se desenrolam. Os pais ficam impressionados com a capacidade do filho de analisar informações e extrair um conjunto de padrões ou regras sobre como as coisas operam. Uma adolescente com TEA disse ter notado que um dos autores deste livro preferia roupas com listras horizontais, e que uma colega dela preferia roupas com listras verticais. Na realidade, nenhuma de nós havia percebido conscientemente que tínhamos essa preferência, mas, ao repassarmos mentalmente nossos guarda-roupas, tivemos que admitir que ela tinha razão. Embora não saibamos exatamente qual é o fator que permite às pessoas com TEA enxergarem certos padrões de comportamento e conduta, o que sabemos é que essa aptidão pode compensar a falta de intuição natural nas situações sociais, associada ao TEA. Regras, padrões, leis e princípios podem ajudar uma pessoa que não tem muito "senso comum" para se comportar em certas situações, deixando-a mais à vontade e mais segura de estar tomando um curso de ação adequado.

Hariko é uma jovem adulta com TEA que se formou na faculdade e trabalha como transcritora médica num hospital. Para explicar seu sucesso, divulgou seu "segredo": ficar observando os outros de perto para formular regras de comportamento social. Já de criança, conta ela, ficava observando seus pares e pegava dicas sobre as condutas ou comentários apropriados. "Eu observava o que eles faziam ou diziam em determinada situação e então memorizava essa regra para o caso de

Essa mesma tendência pode levar muitas crianças com TEA a adotarem de bom grado as regras existentes e se tornarem ótimos cidadãos cumpridores de leis. Mas as regras devem ser nítidas, explícitas e consistentes, caso contrário, a criança com TEA provavelmente irá questionar sua lógica – possivelmente de maneira incansável. Alberto, por exemplo, não conseguia deixar de questionar por que ele e seus colegas tinham que se restringir a caminhar pelos corredores quando correr iria levá-los mais rápido aonde queriam ir. E por que raios tinha que compartilhar um brinquedo com um colega se ainda estivesse se divertindo com ele? Para uma criança com TEA, essas regras de convivência e gentilezas sociais podem parecer arbitrárias e contrárias à intuição, a não ser que a lógica por trás delas seja explicada de maneira precisa.

O desejo de regras e de ordem pode ser usado para que seu filho ajude nas tarefas da casa. Assumir responsabilidades domésticas pode ser difícil para todas as crianças, mas se você junta a tarefa às inclinações naturais de seu filho, fica bem mais fácil.

pareciam não ficar todas cortadas do mesmo tamanho. Os pais, então, pediram a ajuda dele para limpar o escritório da casa e organizar os arquivos. Depois que criaram um sistema de arquivamento adequado, Terrell empreendeu sua tarefa com muita satisfação e realizava-a tão bem quanto a melhor das secretárias. Mais tarde, ele arrumou emprego numa loja local de usados, onde organizava os itens doados, por categoria, para a revenda.

Você também pode usar a inclinação de seu filho em seguir regras para aumentar as oportunidades de socialização. Crianças com TEA muitas vezes acham mais confortável interagir socialmente em contextos governados por regras. Um grande exemplo de interação social em um contexto governado por regras são os jogos de tabuleiro. Muitos jogos de tabuleiro, além de seguirem uma rotina previsível, dependem de outros pontos fortes associados ao TEA, como a memorização e o pensamento visual. Outros bons exemplos são os jogos que envolvem conhecer curiosidades, soletrar ou construir palavras, ou jogos de cartas e xadrez.

Paixão e convicção

Pais de crianças com TEA costumam lamentar a obstinação de seu filho ou filha com certos assuntos ou interesses – em geral, em detrimento de necessidades como lição de casa, tarefas domésticas e higiene pessoal. Mas essa mesma tendência de colocar um foco exclusivo torna essas crianças alunos aplicados em matérias que despertam seu interesse e leva-as a ter desempenho superior nessas áreas.

Neela foi diagnosticada com TEA na pré-escola, depois que os pais notaram nela tendências similares às do seu irmão mais velho com TEA. Um dos interesses específicos de Neela eram os jogos de computador, que lhe davam tanto prazer que ela aprendeu sozinha a programar os próprios jogos, o que lhe deu alto status entre as crianças da vizinhança

e na escola. No colegial, começou um negócio de produzir descansos de tela personalizados para os amigos de seus pais, o que lhe permitiu ganhar um dinheirinho, algo que ela queria muito. No primeiro ano de colegial, Neela inscreveu-se como voluntária no departamento de ciência da computação da universidade estadual da sua cidade, onde se destacou a ponto de oferecerem-lhe um trabalho remunerado no verão seguinte. Neela agora está matriculada no Massachusetts Institute of Technology (MIT), um feito com o qual os pais dela jamais sonhariam quando era uma criança de pré-escola isolada, que passava boa parte do tempo recitando diálogos dos vídeos da Disney que ela assistia.

Gene, que também tem TEA, ainda está no colegial, mas tem tamanha paixão por química que se matriculou em cursos de nível universitário, nos quais vai muito bem e é um dos que mais participa das discussões em aula. Seu professor ficou admirado com o conhecimento de Gene sobre os compostos químicos básicos de itens do dia a dia, como produtos para limpeza facial e desodorantes, informações que ele com frequência compartilhava com a classe. O professor só soube do diagnóstico de Gene depois que o semestre terminou e Gene mencionou isso de passagem. Para o professor de Gene, seu conhecimento era altamente valioso e prático, e não um sintoma de distúrbio.

O mesmo zelo por interesses específicos parece estimular nas pessoas com TEA uma forte convicção nas próprias crenças. Eles podem exibir uma firmeza inabalável ao se depararem com ideias ou argumentos contrários.

Laney era fascinada por reciclagem e pela ciência da conservação ambiental. Em seu tempo livre, estudava maneiras de reduzir o desperdício

> *e aumentar o uso de materiais reciclados. Na primeira vez em que expôs suas ideias ao diretor do colegial, ele não deu muita atenção. Mas, depois que ela falou bastante sobre o assunto com vários professores e fez mais algumas visitas à sala do diretor, ele implementou algumas das mudanças que Laney havia sugerido. A dedicação e a paixão dela haviam se sobreposto à falta de interesse daqueles à sua volta e contribuíram para a melhoria da comunidade.*

Sempre que possível, incorpore os interesses de seu filho nas atividades da escola. Fazendo isso com frequência e de maneira abrangente, você maximiza a probabilidade de que esses interesses sejam um dia canalizados de maneira funcional, que leve a um emprego ou a uma carreira profissional. Por exemplo, as sessões de leitura podem ser focadas em tópicos que interessem ao seu filho. Os trabalhos de língua inglesa ou de redação podem ser adaptados para permitir que seu filho escreva sobre a área de interesse dele. Podem ser criados enunciados de problemas matemáticos que envolvam palavras ligadas ao interesse especial de seu filho. Catálogos de equipamentos do seu interesse (por exemplo, peças usadas em sistemas antifogo sprinkler) ou cardápios de seus restaurantes favoritos podem ser usados para ensinar ao seu filho conceitos relacionados a dinheiro. Em estudos sociais, seu filho pode construir uma linha do tempo sobre descobertas importantes dentro do seu domínio de interesse (seja a respeito de animais, computadores ou geografia). Outros exemplos de como usar os interesses específicos para motivar seu filho são dados no Capítulo 7. No Capítulo 9, discutiremos como encontrar uma boa combinação entre os interesses de seu filho e o local de trabalho.

Você também pode usar os interesses específicos de seu filho sobre determinado assunto como recompensa por ele concluir tarefas, lição de casa ou qualquer outra rotina que não seja muito do seu agrado. Um velho ditado da teoria da aprendizagem é que "uma coisa de valor nunca deve ser dada de graça". Em outras palavras, identifique algo que seu filho deseja e que seja capaz de motivá-lo e faça-o trabalhar um pouco para dar-lhe acesso a isso. Por exemplo, deixe seu filho assistir ao seu vídeo favorito sobre trens ou ler seu catálogo de peças de sistemas de encanamento só *depois* que tiver escovado os dentes e vestido o pijama. Se seu filho adora usar o computador, o professor na escola pode fazer com que o tempo de uso do computador fique na contingência de ele terminar certo número de problemas de matemática. Porém, é preciso ter um cuidado ao restringir o acesso de seu filho aos seus assuntos ou atividades favoritos. É muito importante estabelecer metas realistas e recompensas frequentes. Para algumas crianças, como Annie, que preferem desenhar em vez de fazer a lição de casa, estipular que a recompensa será dada se ela concluir uma semana de lição de casa pode ser adequado. Para crianças mais novas e aquelas com um tempo de sustentação de atenção reduzido (ou uma aversão maior à tarefa em questão), as recompensas devem ser mais frequentes. É mais fácil começar com recompensas mais frequentes e ir espaçando-as conforme seu filho se ajusta à ideia de ter que trabalhar para conseguir acesso aos seus itens e atividades favoritos.

Outra maneira de usar o gosto de seu filho por determinado assunto de uma maneira funcional é colocá-lo em contato com colegas que compartilhem o mesmo interesse. Isso cria novas oportunidades de interação social e de praticar as aptidões de relacionamento com seus pares.

> *Quando Thomas, um jovem com TEA, foi apresentado a John, um adolescente típico alguns anos mais novo que ele, os dois se deram bem na hora, pois ambos eram fascinados por princípios de engenharia e suas aplicações em problemas ambientais. Os garotos passavam horas juntos concebendo elaborados projetos de máquinas que iriam "salvar o mundo", e daí brotou uma amizade genuína. Como gostava de ter plateia para suas ideias, Thomas aprendeu a ser mais flexível e menos controlador em suas interações com John e, assim, evitou muitas das armadilhas que viviam estragando seus relacionamentos anteriores.*

Uma das melhores maneiras de encontrar pares com interesses comuns é localizar clubes ou grupos dedicados a esses interesses. Uma criança com TEA que tenha bons conhecimentos de astronomia ou de viagens espaciais pode se dar bem num clube de ficção científica ou num fã clube de programas de tevê que lidem com o assunto. Nesses ambientes, uma memória bem-desenvolvida e a posse de um bom estoque de conhecimentos sobre determinado assunto é um ativo que pode fazer a criança ganhar status social. Um menino com enorme interesse num jogo de cartas com temas de fantasia mostrava pouca inclinação a interagir com os colegas da classe, e, na realidade, esse seu interesse muitas vezes atrapalhava suas interações sociais. Aos fins de semana, porém, ele não via a hora de comparecer aos torneios e a jogar e interagir com outras crianças que tinham o mesmo foco. Descrevia esses torneios como as únicas horas em que sentia que "realmente se encaixava". Outra criança, um leitor ávido, montou seu próprio clube de leitura. Ao ter um tópico de discussão pré-definido, esse grupo ajudava a criança a se preparar para as interações sociais e lhe dava a segurança de saber sobre o que iria falar. Você encontrará mais sobre como usar os interesses apaixonados de seu filho em situações sociais no Capítulo 8.

◼ Sentir-se bem e ter compatibilidade com adultos

Crianças com TEA costumam ter dificuldades em se relacionar bem com seus pares, cujo comportamento pode lhes parecer imprevisível e inconstante. No geral, adultos são mais consistentes e mais tolerantes do que os colegas e, por isso, muitos jovens com TEA preferem a companhia deles. O fato de crianças com TEA terem interesses e um uso da linguagem mais sofisticados também faz os adultos apreciarem sua companhia.

Johan fechou o ultimo botão da camisa e ajeitou o cabelo. Ele sorria de excitação ao descer a escada para encontrar os amigos de seus pais que vinham jantar. Johan adorava conversar com as pessoas, mas tinha dificuldades em interagir com as crianças na escola. Elas muitas vezes faziam piadas com ele que o deixavam embaraçado, e também zombavam dos assuntos que ele escolhia para conversar.

Mas sempre passava bons momentos interagindo com os amigos adultos de seus pais. Falavam sobre coisas mais interessantes e nunca era alvo de brincadeiras. Seus pais já haviam notado essa sua preferência quando ele era mais novo, por isso convidavam os amigos deles com maior frequência e incentivavam Johan a participar. Viam que, embora essas interações sociais positivas não fossem com seus pares, cada ocasião parecia aumentar o conforto e o interesse de Johan em simplesmente ficar com outras pessoas, fossem adultos ou crianças. Seus pais ficaram contentes ao constatar que essa postura mais à vontade com os adultos se traduziu em sucesso com os pares de Johan durante uma recente excursão da classe a uma residência de idosos. Quando os alunos foram solicitados a interagir com os residentes, muitos ficaram tímidos ou inseguros em relação ao que fazer, mas Johan não hesitou em se apresentar aos adultos. Os residentes o acharam simpático e gostaram de receber sua atenção. Os colegas de classe de Johan ficaram admirados com a sua desenvoltura, em contraste com a hesitação que demonstrava nas interações com eles. Viram um novo lado de Johan e, durante o restante da visita, muitos ficaram perto dele, aproveitando seu traquejo com adultos para encobrir um pouco o próprio desconforto.

IDENTIFIQUE OS PONTOS FORTES DE SEU FILHO

As seis características listadas acima são um bom ponto de partida para identificar os potenciais pontos fortes de seu filho. Mas, tenha em mente que nem sempre é fácil ou simples identificá-las. Tampouco é fácil determinar quais os comportamentos que usualmente são manifestados como deficiência, mas que podem ser redirecionados para se tornarem pontos fortes. Quando os intermináveis comentários de seu filho sobre os detalhes de uma miríade de personagens de videogames atrapalham as interações sociais e os planos da família, pode ser difícil reconhecer que esse comportamento é um reflexo de uma excelente memória. Observe o comportamento de seu filho em contextos variados e leve em conta os seguintes aspectos:

1 *Do que seu filho gosta?* Quando a criança tem tempo livre, o que ela escolhe fazer? Sobre quais coisas faz perguntas? O que ela comenta com você? Que tipo de coisa pede para você comprar? Quais as matérias da escola das quais mais gosta? Em que tipo de atividade familiar a criança parece se divertir mais?

2 *Em que seu filho se mostra mais bem-sucedido?* Pense nas áreas em que seu filho ou filha está agora indo bem ou nas quais foi bem no passado. Há algumas matérias em especial na escola nas quais tira boas notas? Vai bem em competições de soletração ou em memorizar fatos de matemática, mas tem dificuldades em problemas que envolvam palavras ou para responder perguntas a respeito do que acabou de ler? Seu filho ou filha se sai melhor em certos tipos de ambientes sociais do que em outros? Seu filho consegue se juntar a outras crianças em um jogo de tabuleiro, mas não gosta de andar de bicicleta com os garotos da vizinhança? Os adultos costumam comentar como ele é encantador e parecem surpresos ao ver como tem dificuldades com crianças da mesma idade?

3 *Qual tipo de coisa a sua filha não se incomoda em fazer?* Também pode ser útil detectar as coisas pelas quais ela tem menor aversão. Ela consulta de bom grado o dicionário para lhe dizer o sentido de uma palavra que você desconhece quando lê seu jornal, mas, ao contrário, pede para você resolver para ela as questões mais simples de matemática, como "Quantos dias faltam para acabar o mês?". Uma criança pode se recusar a ajudar você a cortar a grama do jardim e, ao mesmo tempo, não se incomodar em organizar a bagunça da sala ou em recolher os pratos da mesa.

Pode ser útil registrar suas observações num caderno. Não precisa ser nada muito elaborado, apenas um registro diário ou semanal das coisas que seu filho parece curtir, tolerar ou fazer bem e dos ambientes nos quais essas atividades acontecem. Pergunte aos professores de seu filho ou às pessoas que cuidam dele sobre quais atividades ele curte e realiza bem durante a aula ou nas atividades pós-aula. Compare as respostas que você obtém dos outros com as próprias ideias a respeito, para formar um quadro mais completo do comportamento de seu filho. Veja se sai daí um quadro consistente.

Dependendo da idade e das suas aptidões, seu filho pode ser capaz de participar do processo de identificar seus próprios pontos fortes. Por exemplo, uma discussão aberta com seu filho a respeito de suas características únicas pode aumentar a autoestima dele (no Capítulo 8 são mencionados alguns recursos adicionais para fazer essa entrevista informal). Uma psicóloga que costuma trabalhar com crianças com TEA define essa tarefa como criar um "manual de instruções" para a criança. Explique ao seu filho que você decidiu criar um manual desse tipo para ajudá-lo a se entender melhor e também para ajudar os outros a compreendê-lo melhor. Faça uma lista de coisas que você percebeu que ele gosta e que se destaca fazendo. Pergunte se o seu filho concorda com esses pontos fortes e se consegue pensar em outros. Se ele precisar de ajuda, dê alguns exemplos de pontos fortes possíveis ("Você é bom de leitura?"; "Gosta de tudo limpo e bem-arrumado, no lugar certo?"; "Sabe dizer se eu peguei o caminho errado para levá-lo à escola?").

Finalmente, dê uma olhada nas observações que você fez e procure detectar padrões ou temas. Use a lista de pontos fortes que apresentamos como orientação, mas fique aberto a outras possibilidades. As áreas em que você viu seu filho indo bem têm algo em comum? Existem aspectos comuns nos tipos de atividades que sua filha prefere? Em que tipo de atividade ela se diverte mais? As coisas que seu filho gosta ou que se dispõe a fazer refletem uma memória boa, aptidões acadêmicas ou visuais, um desejo de ordem e de regras, uma paixão por determinado assunto ou uma gravitação em direção à companhia de adultos?

Lembre-se de que cada criança é única e que seu filho pode mostrar pontos fortes diferentes dos mais comuns descritos neste capítulo. Talvez as aptidões verbais de sua filha sejam extremamente avançadas, sugerindo que explicações verbais podem funcionar melhor para ela do que uma lista visual. Talvez seu filho nutra desejos que não consegue expressar e tenha uma natureza tranquila, gentil, que poderia fazer dele um candidato ideal para um emprego em que trabalhasse com animais. Esteja aberto a todas as possibilidades. A ideia principal é procurar temas e aspectos comuns entre as preferências, as inclinações, os pontos fortes e as paixões de seu filho ou filha, e então usar isso diariamente para formatar todo tipo de coisa, desde tarefas, disciplina, relacionamentos familiares positivos, até atividades na escola e futuros empregos.

Há muitas razões práticas que justificam o aproveitamento das aptidões únicas que fazem parte do TEA. Tirar proveito das aptidões naturais de seu filho pode tornar as coisas mais fáceis para você e para ele. Mas, de novo, o aspecto mais importante de enfatizar os pontos fortes talvez seja o ganho que isso representa para a autoestima do seu filho. Muitas crianças com TEA são dolorosamente conscientes de suas dificuldades. Elas precisam de mais tempo para cumprir as tarefas na escola e em casa, e nas terapias demoram a superar seus obstáculos. Com frequência, aqueles que interagem com essas crianças especiais e únicas não enfatizam suficientemente as muitas áreas em que elas podem se destacar. Focar as coisas que seu filho faz bem pode ajudar você a se sentir melhor em relação a ele e a você mesmo. Para o seu filho, manter o foco nos seus pontos fortes e nas suas aptidões naturais pode ter efeitos positivos de longo prazo na sua motivação, autoestima e desempenho. Nos capítulos restantes deste livro, daremos orientações específicas sobre como usar os pontos fortes de seu filho para superar as dificuldades frequentemente associadas ao TEA em casa, na escola, no local de trabalho e no relacionamento com os outros.

CAPÍTULO 6
O Transtorno do Espectro Autista de Alto Desempenho em casa

Ser pai de uma criança com TEA pode ser desafiador. Você já gasta bastante tempo e energia lidando com o tratamento de seu filho, coordenando a sua educação e atuando como uma espécie de "coach social" nas suas amizades e em suas relações com a família. Em casa, as coisas deveriam ser mais fáceis. No entanto, com frequência, não são. As características únicas de crianças com TEA podem tornar suas interações com a família e com o funcionamento do dia a dia doméstico tão desafiadoras quanto na escola, em eventos sociais ou em outros tipos de intercâmbio com o mundo externo.

Neste capítulo, oferecemos um conjunto de estratégias para os pais lidarem com os comportamentos desafiadores mais comuns que ocorrem em casa, desde a resistência em fazer lição de casa e outras tarefas a protestos contra mudanças na rotina e dificuldades para aceitar as regras domésticas. Vamos fornecer estratégias disciplinadoras que pressupõem que as crianças com TEA têm motivações diferentes das outras, e costumam aprender o comportamento apropriado por caminhos alternativos. Em seguida, examinaremos as horas do dia que costumam ser mais difíceis, como a hora de deitar, e iremos sugerir rotinas que facilitem transições e ajudem seu filho a se encaixar melhor no cotidiano familiar.

É óbvio que seu filho com TEA de alto desempenho não é o único membro da família que requer atenção. Nosso trabalho com pais nos ensinou que atender às necessidades pessoais de todos na família – pais e irmãos incluídos – é essencial para manter uma atitude familiar saudável e prover um ambiente que dê mais apoio ao seu filho com TEA. Assim, a segunda parte deste capítulo dá ideias para suprir as necessidades de seus outros filhos – e as suas também –, ao mesmo tempo em que você lida com a exigente tarefa de cuidar de uma criança com as características únicas do TEA.

O ALICERCE: CONSISTÊNCIA

Como você tem lido ao longo deste livro, e sem dúvida já experimenta em sua casa, a maioria das crianças com TEA tem momentos difíceis quando seu mundo não se mostra consistente, rotineiro e previsível. Como pais, portanto, vocês devem sempre cuidar para que a consistência seja uma prioridade, seja na abordagem geral enquanto pais, seja pelo estabelecimento de rotinas e cronogramas familiares. Tornar as coisas consistentes, rotineiras e previsíveis em casa irá reduzir a confusão e ansiedade de seu filho e ajudar a promover um comportamento positivo. Por sua vez, isso contribuirá para tornar sua casa um reduto acolhedor para a família inteira. Como vimos no Capítulo 5, muitas crianças com TEA têm uma memória muito boa e uma forte inclinação a seguir regras, o que costuma torná-las muito boas em lembrar de coisas e seguir rotinas. Esta é uma oportunidade perfeita para tirar proveito dos pontos fortes de seu filho no ambiente doméstico.

Seus esforços para manter consistência em casa serão ainda mais eficazes se as regras e rotinas de sua casa forem iguais ou similares às estabelecidas em outros contextos, como a sala de aula. Pode parecer uma tarefa penosa ter que trabalhar com professores, babás, *coaches* e outros adultos que cuidam de seu filho, para se certificar de que todos concordam com um conjunto de regras e rotinas que seu filho deverá seguir. Mas lembre-se de que, para uma criança com TEA, ter que descobrir as regras é um desafio árduo e, por isso, essa abordagem do tipo "todos juntos e focados no mesmo objetivo" pode ter um valor inestimável. Mesmo que se mostre impraticável que todos sigam exatamente as mesmas regras de comportamento, você pode garantir que alguns normas se tornem princípios consistentes, como "não bater em ninguém" e "não sair da sala (ou do local) sem a permissão de um adulto". Quando as crianças aprendem que qualquer agressão física, por exemplo, será seguida por uma pronta resposta do adulto responsável, elas começam a entender alguns princípios básicos de comportamento, aplicáveis a todos os ambientes. Isso, por sua vez, libera energia para que descubram as nuances e as habilidades sociais, algo que as crianças com TEA podem ter muita dificuldade para compreender sozinhas. Será necessário que você continue guiando a situação ao longo do tempo, mantendo contato e trabalhando regularmente com professores e provedores de serviços para lembrá-los da hierarquia de regras e do quadro geral das rotinas.

COMPREENDER O COMPORTAMENTO DESAFIADOR

Algumas crianças com TEA ocasionalmente exibem comportamentos desafiadores, como bater nos outros, gritar, ter ataques de raiva, teimar em discutir ou até machucar a si mesmas (bater no próprio rosto ou morder a mão). Para muitos pais, particularmente quando estão no meio de um desses episódios de raiva, tais comportamentos problemáticos parecem um fim em si. Nessas horas, você pode se ver pondo excessivo foco na ideia de que o objetivo de seu filho é insistir no comportamento desafiador e que o seu é tentar dar fim a ele. Certamente você precisa lidar com o problema imediato, mas é importante lembrar que o comportamento desafiador não é algo aleatório, ele quase sempre tem uma função ou propósito. Com muita frequência, a criança está tentando comunicar suas necessidades e desejos aos outros. Por isso, se quiser desestimular o comportamento desafiador, você precisa identificar o que seu filho está tentando dizer por meio dele. Se entender o que ele está tentando lhe dizer, poderá oferecer alternativas mais saudáveis e adequadas ao ambiente para que ele expresse esse seu querer ou necessidade. Esta é a base de uma abordagem que foca a gestão do comportamento chamada "análise funcional do comportamento", apresentada no Capítulo 4 e que é uma maneira sistemática de analisar os propósitos dos comportamentos difíceis e, a partir disso, conceber estratégias para reduzi-los. A seguir, descrevemos os passos envolvidos numa análise funcional do comportamento, e damos sugestões de como usá-los, a fim de ajudar seu filho a eliminar o comportamento desafiador. Esses passos devem ser usados toda vez que surgirem problemas de comportamento, seja em casa, na escola, no local de trabalho ou na vizinhança. Por uma questão de consistência, os passos a seguir devem ser usados não só pelos pais, mas por professores, terapeutas e outros, quando estes se depararem com problemas de comportamento em seus diversos ambientes.

▉ Passo 1: Tente descobrir o que seu filho está tentando comunicar por meio do comportamento desafiador

Entre as coisas comuns que as crianças tentam nos dizer por meio de seus comportamentos difíceis, estão as seguintes:

1 Mensagens indicando que a criança está confusa e precisa de assistência:
"Isso é difícil demais para mim."
"Isso me deixa confusa."
"Não consigo lembrar o que devo fazer nessa hora."

2 Mensagens que expressam um sentimento:
"Estou com fome."
"Estou doente."
"Estou com raiva/triste/assustado/a."

3 Mensagens indicando que a criança quer fugir da situação presente:
"Não gosto disso e quero sair."
"Essa situação é agitada demais para mim."
"Preciso de um pouco de espaço pessoal."
"Quando é que vou ser liberado/a disso? Quanto tempo isso ainda vai durar?"

4 Mensagens indicando que a criança tem uma forte necessidade de similaridade, previsibilidade e rotina:

"Eu me sinto oprimido/a por essas atividades novas (ou não estruturadas)."

"Esperava que as coisas fossem como antes."

"Não quero parar de fazer o que estou fazendo (por exemplo, sua atividade favorita)."

"Não tenho certeza do que vai acontecer em seguida."

5 Mensagens indicando que a criança quer obter alguma coisa ou quer se envolver socialmente com alguém, mas não sabe como:

"Me dê isso (objeto, item, comida)."

"Estou entediado/a e preciso da sua atenção."

"Quero brincar com você."

Quando seu filho se comporta de maneira inadequada, pergunte-se se você consegue ouvir algumas dessas mensagens no comportamento dele. Como pais, vocês conhecem seu filho melhor que ninguém e talvez tenham experimentado seus comportamentos problemáticos em contextos diferentes ao longo dos anos. Instintivamente, talvez tenham uma ideia muito boa do que seu filho está tentando comunicar. Porém, nem sempre é fácil assim. Aí vão algumas sugestões para facilitar o processo de compreender a função do comportamento, baseadas no processo que é usado na prática por profissionais treinados na análise funcional do comportamento.

Preste atenção às circunstâncias e contextos em que esses comportamentos difíceis ocorrem, e observe também as consequências desses comportamentos. Anote isso ao longo de uma semana e então procure achar consistências e temas. Talvez possa ajudar usar uma folha de papel e dividi-la em três colunas, para registrar suas observações. Na coluna à esquerda, descreva a situação ou o contexto que precede a manifestação do comportamento. Na coluna do meio, descreva o comportamento. Na coluna da direita, registre o que se seguiu ao comportamento.

Eis um exemplo:

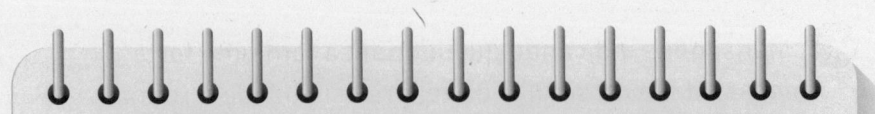
SITUAÇÃO	COMPORTAMENTO	CONSEQUÊNCIA
9 de out., 19h30, eu disse a Michael para desligar a TV e se aprontar para deitar	Michael começou a chorar e a bater no sofá	Desliguei a TV e arrastei-o até o quarto; ele foi chutando e se debatendo
10 de out., 18h30, hora do jantar	Michael ficou fazendo barulhos e caretas bestas	Pedi que saísse da mesa
10 de out., 20h10, sala de TV, eu disse a Michael que era hora de deitar	Michael ficou se estapeando na cabeça e gritou "Eu odeio ir pra cama"	Eu trouxe o pijama dele e disse para se aprontar para deitar
11 de out, depois da escola, a irmã de Michael trouxe uma colega para casa	Michael bateu na irmã e empurrou a amiga dela	A irmã dele me chamou e o coloquei de castigo
12 de out., 18h00, sentados em volta da mesa do jantar	Michael beliscava a irmã	A irmã dele gritou "Pare com isso!", Michael sorriu, o pai perguntou a Michael quantos pontos havia feito no videogame naquele dia

Depois de fazer isso por vários dias, alguns temas deverão emergir com maior nitidez. Você nota se algumas horas do dia ou certos contextos aparecem com maior frequência no registro? Os comportamentos desafiadores que aparecem são similares ou diferentes? Talvez você note que os próprios comportamentos diferem de um dia para outro, mas que as situações nas quais surgem são similares. Michael costuma ter problemas no jantar, mas também quando a irmã traz uma amiga para casa. Há algo em comum entre essas situações? Olhe a lista de cinco possibilidades acima e experimente dar alguns palpites ponderados a respeito do que seria mais plausível. Talvez Michael precise de mais atenção nessas situações, ou queira interagir, mas não saiba direito como. Michael também se altera facilmente quando é hora de deitar. Talvez precise de mais ajuda ou não goste de fazer a transição longe de seu passatempo favorito, que é assistir TV. Essas hipóteses oferecem algumas boas dicas de como mudar o comportamento, sobre as quais falaremos em seguida.

Se seu filho for suficientemente maduro, outro método para tentar descobrir é checar isso com ele. Muitas crianças com TEA têm dificuldades para articular sentimentos complexos, mas podem mostrar-se dispostas e capazes de comunicar seus motivos se você facilitar isso, oferecendo-lhes uma lista de questões com múltipla escolha. Por exemplo, uma adolescente com TEA de alto desempenho, ao lhe perguntarem por que se recusava a falar com uma de suas cuidadoras, não conseguiu dar nenhuma resposta assertiva. Mas, quando lhe ofereceram uma lista de itens (alguns deles engraçados, colocados intencionalmente) e pediram que classificasse as razões pelas quais rejeitava a cuidadora, foi capaz de explicar suas motivações. Essa estratégia permitiu à sua terapeuta entender a razão de seu comportamento e ajudar a montar um plano para tornar as interações com a cuidadora mais atraentes.

Passo 2: Pense em como pode mudar a situação para que seu filho tenha menor probabilidade de precisar se expressar de forma desafiadora

A seguir, alguns exemplos de como uma situação pode ser mudada para que a necessidade de comunicar as mensagens listadas acima seja reduzida ou eliminada de vez.

- Se seu filho expressa que está confuso ou com dificuldade para compreender uma situação, veja como pode torná-la mais fácil de ser compreendida e mais concreta, mais rotineira ou previsível. Por exemplo, você pode simplificar a tarefa (dividi-la em passos menores ou reduzir a gama de expectativas a respeito dela), repetir e simplificar as instruções ou oferecer apoio visual, como instruções escritas ou com imagens, para comunicar o que se espera dele.

- Se seu filho demonstra um sentimento ou um estado fisiológico desconfortável, tente remediar a situação. Veja se ele não está com fome, cheque sua temperatura, marque uma consulta com o médico para checar se alguma medicação está tendo efeito colateral, ou certifique-se de que ele está dormindo o suficiente.

- Se sua filha expressa que está sobrecarregada, com estímulos demais e/ou quer fugir de alguma situação, veja se não é o caso de evitar totalmente esse tipo de situação ou de reduzir sempre que possível a quantidade de tempo que ela exige. Se a situação for inevitável, tente alterar os aspectos da atividade que causam mais aversão, de modo que sua filha a aceite melhor. Prepare-a com bastante antecedência e informe, verbalmente ou por imagens, que haverá uma recompensa positiva e/ou que será oferecido um intervalo de descanso assim que a situação difícil terminar.

Todo domingo de manhã, as queixas e a conversa repetitiva de Amalia iam crescendo à medida que a família entrava no carro e se dirigia à igreja. Os pais sabiam que a longa duração da missa e a multidão que se reunia na igreja eram estressantes para Amalia. Ela tinha dificuldades para articular seus sentimentos em relação ao assunto, então tendia a fazer uma cena para retardar o comparecimento à igreja. Também pedia com frequência para ir ao banheiro durante a missa. Os pais criaram a seguinte regra: se ela conseguisse fazer apenas duas interrupções durante a missa, ou menos ainda, na volta eles passariam na sua

sorveteria preferida. Até recortaram uma imagem do sundae favorito da menina para ela segurar durante o culto e lembrar da sua meta. Depois de elaborar por dois domingos seguidos um quadro como o que foi descrito no Passo 1, eles notaram também que os pedidos de Amalia para ir ao banheiro eram feitos assim que o coro começava a cantar. Portanto, a família passou a sentar no fundo da igreja, o mais longe possível do coro, e permitiram que Amalia usasse tampão nos ouvidos quando o canto começava.

● Se seu filho tem problemas para fazer a transição de uma atividade (tipicamente uma atividade favorita) a outra, certifique-se de que são providas dicas sobre a iminência da transição (como uma imagem ou uma programação escrita, mostrando a ordem das atividades do dia). Providencie com antecedência vários alertas (usando um timer, por exemplo) e permita que seu filho faça um encerramento da atividade que está realizando (por exemplo, que guarde as coisas numa caixa, conclua um joguinho de computador e assim por diante). Informe o que vem a seguir e ajude seu filho a fazer a transição acompanhando-o passo a passo.

Depois de preencher a tabela do Passo 1 por uma semana, a mãe de Michael notou que a hora de se aprontar para deitar era particularmente difícil para o menino. Ela pedia que ele parasse de assistir TV e se preparasse para dormir, e até o avisava antes para dar-lhe tempo de terminar de ver seu programa de TV favorito. Mas era inevitável: ele ficava muito chateado, começava uma fala repetitiva, fazia perguntas sobre o programa de TV que acabara de ver, chorava e às vezes até ficava agressivo. Ele só se acalmava se a mãe parasse o que estivesse fazendo e o acompanhasse em cada um dos passos necessários para ele se aprontar para dormir. Ela então pensou que talvez a frustração e

chateação do filho fossem a maneira que ele encontrava para comunicar que precisava de ajuda na sua rotina de ir para a cama. Ela entendeu que, embora cada passo da rotina, como escovar os dentes e vestir o pijama, não fosse em si nada difícil para Michael, o grande desafio para ele era sequenciar os passos e concluí-los de maneira independente. Como Michael era muito bom em leitura, ela decidiu montar um quadro descrevendo a série de passos exigidos na rotina de ir deitar e incentivou-o a ticar cada passo conforme ia terminando. Isso, além de ajudá-lo a sequenciar e organizar seu comportamento, também lhe dava uma sensação de estar realizando coisas.

● Se o comportamento desafiador de seu filho indicar um desejo de atenção ou de se envolver socialmente com outras crianças, procure dar a ele diversas oportunidades de se engajar em atividades sociais, como, por exemplo, participar de clubes formais. Observe se as outras crianças estão reagindo positivamente às tentativas de seu filho de iniciar uma interação, especialmente quando essas tentativas forem apropriadas. Se o seu filho é ignorado, tente encontrar maneiras de estimular reações mais positivas em relação ao seu filho (como agendar um dia para duas crianças brincarem, só as duas, como descrito no Capítulo 8). Se seu filho está querendo obter um objeto que deseja, proporcione-lhe acesso quando possível ou invente um plano por meio do qual ele possa ganhar o objeto depois de completar outras atividades das quais talvez não goste tanto.

Rashan adorava jogar no computador, mas pedia para usá-lo muitas vezes durante o dia. Se os pais não lhe dessem acesso ao computador na hora, ficava pedindo sem parar, às vezes até cem vezes no intervalo de uma hora, "Quando vou poder usar?", "Quando vou poder usar?"...

Os pais realmente achavam que iam enlouquecer! Seguindo o preceito de que "nada que tenha valor deve ser dado de graça" (ver Capítulo 5), decidiram deixar Rashan usar o computador 10 vezes por dia, mas sempre depois de uma atividade menos prazerosa, como fazer 10 minutos de lição de casa, colocar pratos e talheres na lava-louça ou escovar os dentes. Rashan adorou poder usar o computador com essa frequência, e reduziu sua ladainha de ficar insistindo para usá-lo.

Passo 3: Se a mensagem precisa ser comunicada, invente um jeito para que seu filho comunique suas necessidades ou desejos com um comportamento mais adequado

Se não puder eliminar a necessidade de seu filho comunicar a mensagem (como no Passo 2), você terá que ajudar seu filho ou filha a descobrir maneiras mais positivas e aceitáveis de dizer o que precisa lhe dizer. Isso inclui declarações verbais adequadas e maneiras não verbais mais positivas de comunicar a mensagem, deixando de lado o comportamento inadequado:

- Em vez de gritar quando ficar confuso com a lição de casa, seu filho pode ser ensinado a levantar a mão, virar de lado no assento ou adotar outro comportamento não verbal que sinalize que precisa de ajuda.

- Em vez de morder a própria mão quando lhe pedirem para pôr a mesa, seu filho pode aprender a dizer "Preciso de ajuda para fazer isso" ou "Isso é muito complicado pra mim".

- Em vez de bater nos outros quando ficar irritado ou quando quiser fugir de uma situação, seu filho pode dizer "Não gosto disso".

- Em vez de chorar e chutar os móveis quando lhe mandarem desligar a TV e se aprontar para dormir, seu filho pode dizer "Quero terminar de ver esse programa antes de vestir o pijama".

- Em vez de encostar a mão em outra criança como uma maneira de iniciar uma interação, seu filho pode aprender a dizer "Posso brincar também?".

- Em vez de xingar e quebrar coisas, seu filho pode ser ensinado a mostrar a figura de um sinal de PARE de trânsito, quando ele notar que precisa parar de fazer alguma coisa.

Toda vez que Eduardo ficava frustrado ou chateado por ter que fazer a lição de casa, ele simplesmente levantava e saía do quarto, e então resistia a voltar. A mãe sentiu que ele precisava de mais paradas durante o tempo em que fazia a lição, mas ficava preocupada, achando que com muitas pausas ele nunca terminaria seus trabalhos. Ela lhe deu cinco fichas, onde estava escrito "Vale uma parada de 3 minutos", e disse que a partir de então tudo o que ele teria que fazer era dizer "Preciso parar um pouco" e então imediatamente teria um respiro de 3 minutos. O simples fato de saber que essa "folga" estava disponível para ele fez Eduardo sentir que sua lição de casa era algo mais fácil de lidar. Embora tenha exigido muita prática e estímulo até Eduardo aprender a pedir uma pausa por conta própria, essa estratégia acabou se revelando muito bem-sucedida em ajudá-lo a suprir suas necessidades de maneira mais adequada. Com o tempo, a mãe de Eduardo conseguiu reduzir a número de cartões de pausa de cinco para dois. Ela também estendeu progressivamente o tempo entre o pedido de Eduardo para parar e o momento em que ele realmente parava, e ela dizia "OK, você pode fazer uma pausa depois que resolver mais dois (ou três ou seis) problemas". Desse modo, ela conseguia um meio-termo entre a necessidade de honrar essa nova forma de comunicação mais adequada do filho e a necessidade de ele concluir sua lição.

Passo 4: Pratique a nova maneira de se comunicar

Como praticar:

- Crie para sua filha o modelo de frase ou de sinal verbal mais adequado para ela usar ao comunicar suas necessidades e desejos.

- Faça sua filha praticar a nova frase ou comportamento antes que ocorra a situação em que ela provavelmente achará isso necessário.

- Durante a situação, lembre e incentive seu filho de usar a nova frase ou comportamento.

Vincent tinha o hábito de empurrar seus colegas quando eles chegavam perto de um brinquedo com o qual estivesse brincando no playground. A mãe dele ensinou-o a dizer "Agora estou brincando com isso. Quando eu terminar, você pode pegar". Para ajudar Vincent a aprender a usar essa habilidade, ela treinou o comportamento, fazendo Vincent se aproximar dela e tentar encostar a mão no brinquedo que ela estava usando. Em seguida, ela o ajudou a fazer a mesma coisa quando era ela que tentava pegar o brinquedo dele. Depois acompanhou-o no playground e ficou vendo-o brincar com outras crianças. Quando via que era iminente uma situação na qual Vincent provavelmente bateria no coleguinha, ela lembrava-o de dizer a frase que haviam praticado. Quando Vincent usou a frase, ela certificou-se de que o coleguinha reagiria positivamente e parasse de querer pegar o brinquedo. Finalmente, pediu à professora de Vincent que usasse o mesmo procedimento em sala de aula e no intervalo, para que todos lidassem com o comportamento inadequado do filho de modo consistente. A professora concordou em praticar o uso da frase com Vincent na escola e em acompanhar o processo, incentivando-o sempre que necessário.

Passo 5: Recompense seu filho por usar a estratégia, mostrando que, ao utilizá-la, ele consegue ter suas necessidades atendidas

Você precisa se certificar de que a nova estratégia de comunicação que ensinou ao seu filho é tão eficaz quando a antiga. Caso contrário, se seu filho concluir que gritar ou ficar se queixando sem parar é mais eficaz do que dizer "Eu quero terminar de ver o vídeo" ou do que mostrar um cartão de pausa, ele terá pouca motivação para usar a nova estratégia. Sempre que possível, recompense imediatamente seu filho por usar a comunicação apropriada, primeiro elogiando-o ("Que bom, fico contente por você usar suas novas palavras") e depois "honrando o compromisso com a boa comunicação" e garantindo que as consequências positivas se concretizem:

- Quando seu filho pedir ajuda, atenda prontamente.

- Se seu filho pedir para sair de uma situação, conceda-lhe uma pausa imediatamente.

- Se sua filha pedir sua atenção, pare o que estiver fazendo e dê-lhe um pouco do seu tempo, do seu interesse e envolva-se de fato com ela.

Dessa forma, sua filha aprenderá que os novos comportamentos adequados são tão eficazes ou até mesmo melhores para atender suas necessidades do que os comportamentos desafiadores.

Passo 6: Garanta que o comportamento desafiador deixe de ser eficaz para atender às necessidades de seu filho

Faça com que seu filho não tenha outra alternativa para obter suas necessidades a não ser o método adequado que você lhe ensinou. Ignore o comportamento problemático quando ele ocorrer, mas ofereça um incentivo para a nova forma de comunicação. Por exemplo, se sua filha grita toda vez que quer evitar uma situação, incentive-a a usar uma frase adequada, mas não permita que ela fuja da situação enquanto estiver gritando.

Michaela é a filha de 11 anos de idade de Ivana. A menina tinha o hábito de abordar os irmãos e colegas de classe encostando a mão neles para chamar sua atenção. Quando era mais nova, esse tipo de comportamento parecia adequado, até afetuoso. Mas, agora que se aproximava da adolescência, a mãe ficou preocupada que isso pudesse irritar os colegas e ser mal interpretado pelos meninos. Ivana explicou a Michaela por que esse comportamento não era adequado e ensinou-a a dizer "E aí, tudo bem?". Ivana modelou e treinou essa aptidão com Michaela, e também conversou com seus outros filhos a respeito da estratégia. Pediu que ignorassem Michaela se ela chegasse encostando a mão, mas que prestassem atenção nela na mesma hora se a menina pedisse a atenção deles como havia sido ensinada. Isso assegurou ao mesmo tempo que a atitude inadequada de Michaela deixasse de ser bem-sucedida e que ela achasse compensador usar a nova estratégia.

Os passos que descrevemos são diretos, mas não é uma tarefa fácil para o seu filho passar dos comportamentos desafiadores para meios mais adequados de alcançar as metas que deseja. É fundamental que você pratique com seu filho e garanta que as estratégias apropriadas serão mais compensadoras do que as baseadas em comportamentos difíceis ou inadequados. Alguns pais se queixam de que, ao tentarem alterar esses comportamentos desafiadores, têm a impressão de que eles se tornam mais frequentes. Embora não pareça, isso na realidade pode ser um bom sinal. Quando as crianças veem que sua estratégia anterior, testada e aprovada, não está mais funcionando, costumam partir para uma abordagem do tipo "se eu dobrar a dose, consigo o que quero", como último recurso para alcançar seu objetivo. Isso indica que seu filho percebeu que as contingências mudaram. Desde que você não ligue para esse aumento de frequência e de intensidade do comportamento problemático, é provável que a mudança ocorra logo.

ESTRATÉGIAS POSITIVAS PARA DISCIPLINA

Como você deve ter experimentado com seu filho, muitos métodos padrão de disciplina não funcionam com crianças que têm TEA. Elas muitas vezes não têm boas aptidões de automonitoração, nem muita capacidade para julgar se seu comportamento é adequado ou não. Podem não captar aqueles sinais que normalmente indicam que seu comportamento não está se encaixando bem à situação, e não sentir o embaraço ou a vergonha que muitas crianças experimentam ao perceber que se comportaram mal. E, além disso, não é sempre que se sentem motivadas pelo desejo de agradar aos pais e outros adultos ao se comportarem bem.

Quando Ronald, de 10 anos de idade, trazia seus amiguinhos para casa, eles tentavam conversar com o irmão dele, Peter, de 14 anos, para saber a respeito de um videogame que ele jogava muito bem. Peter não tinha interesse em conversar com os amigos de seu irmão mais novo, mas como tem TEA, não sabia comunicar seus sentimentos de maneira adequada e simplesmente tirava o irmão e os amigos da sua frente empurrando-os. A mãe de Peter então mandava-o para o quarto por ter empurrado os amigos do irmão, o que na verdade funcionava como uma recompensa para o seu comportamento inadequado, pois lhe propiciava o isolamento que desejava naquela situação.

Abordagens como essa, de colocar de castigo, que funcionam bem para uma criança típica em desenvolvimento, podem fracassar com seu filho com TEA. Em geral, as estratégias que damos a seguir são mais úteis para crianças com TEA:

- Defina um conjunto concreto de regras e aplique-as de maneira consistente.

- Para se certificar de que seu filho sabe o que se espera dele, escreva isso ou até ilustre com imagens. Tarefas como se vestir, escovar os dentes e pôr a mesa podem ter que ser divididas em várias etapas menores. Também pode ajudar descrever esses passos visualmente, por imagens ou por escrito. Se seu filho reage melhor a imagens, fotografe cada passo necessário para concluir a tarefa e coloque as fotos no quarto dele ou em outra área da casa.

- Expresse suas expectativas em relação ao que sua filha supostamente *tem* que fazer, em vez de expor isso em termos do que ela *não tem* que fazer: prefira dizer "Mantenha as mãos no colo" em vez de "Não bata em ninguém". Isso torna seus comandos mais positivos e evita que se consolide o padrão de que você sempre "dá bronca". Em termos mais práticos, isso fixa na mente de sua filha um padrão de comportamento alternativo e construtivo para uso futuro.

- Defina uma rotina para a manhã e outra para a noite. Se preciso, descreva a rotina em palavras ou imagens (fazendo o que se costuma chamar de "programa de atividades" – veja exemplo no Capítulo 4). Estabeleça limites precisos para as atividades e sinalize seu início e seu término por meio de cronômetros ou dicas visuais (por exemplo, guardar os materiais para brincar numa caixa). Dê dicas concretas de que uma atividade está chegando ao fim (por exemplo, dizendo "O alarme já vai soar e então você vai ter que desligar o computador, certo?").

- Use as atividades preferidas como recompensas pela conclusão de atividades não preferidas (por exemplo, "Depois que tiver escovado os dentes, você pode ler seu livro de dinossauros").

- Limite o tempo em que seu filho fica envolvido com ocupações não produtivas definindo regras explícitas. Por exemplo, seu filho pode fazer três perguntas por noite a respeito do assunto favorito dele ou pode jogar no computador por um tempo específico toda noite.

ESTRATÉGIAS PARA OS PERÍODOS DIFÍCEIS DO DIA

Manhãs

As manhãs são um período particularmente difícil para a maioria das famílias. Durante esse período de transição do sono para a vigília e de casa para a escola, as crianças ficam particularmente vulneráveis a ter problemas de superexcitação ou subexcitação. Para muitas crianças que acham a escola uma experiência estressante, a manhã é também um tempo de expectativa tensa e de manobras de fuga como último recurso. Uma estratégia útil é providenciar o máximo possível de preparação na noite anterior, de modo que os humores na manhã seguinte tenham menos probabilidade de interferir na rotina. Por exemplo, se você deixar as roupas prontas antes de ir dormir e o material escolar já organizado junto à porta da frente, terá eliminado duas tarefas da rotina matinal.

Pode ser útil experimentar diferentes abordagens para acordar seu filho, a fim de facilitar a transição do sono para o estado de vigília. Veja se ele reage diferentemente ao ser acordado por uma pessoa, por um despertador ou um rádio. Alguns pais acham útil colocar alarmes sucessivos e progressivos, alertando seu filho de que terá que levantar em 10 minutos e depois dando outro alerta 5 minutos antes de pedir de fato que o filho levante da cama.

Hora das refeições

As refeições também costumam ser momentos difíceis para as famílias que têm crianças com TEA. Várias dessas crianças são muito enjoadas com diversos tipos de comida, e esse problema pode ser agravado por dietas especiais ou por se incomodarem com determinadas consistências e texturas dos alimentos. Muitos pais ficam preocupados com a nutrição de uma criança muito exigente e, quando põem atenção nesse aspecto, a criança percebe que há aí uma oportunidade de controlar. Nessas circunstâncias, a hora das refeições pode se transformar em uma verdadeira disputa de poder. Muitos pais acham útil introduzir novos alimentos oferecendo uma comida nova por vez e também um bocado por vez. Para algumas crianças, talvez seja mais apropriado um ritmo ainda mais lento. Por exemplo, você pode proceder por etapas, isto é, primeiro tolera a presença de novos alimentos na mesa ou na travessa, depois passa para uma fase de cheirar a comida, depois de tocá-la com os dedos, encostar o alimento nos lábios, lambê-lo, colocá-lo na boca e finalmente mastigá-lo e degluti-lo. Muitas crianças só aceitam um novo alimento depois que ele é oferecido várias vezes. Alguns estudos sugerem que as mudanças em hábitos alimentares podem levar duas semanas ou mais para se tornarem evidentes. Portanto, tenha paciência e permita que seu filho se ajuste a algo novo no tempo dele.

Se você está preocupado achando que a nutrição de seu filho está sendo insuficiente, há várias medidas a tomar. Primeiro, verifique com o pediatra a altura e peso de seu filho. O crescimento de seu filho está dentro da faixa adequada? Se houver motivo de preocupação, mantenha um registro daquilo que seu filho come (não esqueça de se informar a respeito do que ele come na escola) e busque a orientação de um nutricionista. É particularmente importante receber orientação nutricional antes de implementar uma dieta especial.

Porém, é essencial ter em mente que os pais nem sempre têm uma visão precisa daquilo que o filho come. A mãe de Sandra, uma garotinha de 8 anos com TEA de alto desempenho, tinha a impressão de que a filha não comia nada além de pretzels e queijo. Depois de consultar o médico e comprovar que seus parâmetros de altura e peso eram adequados, perguntou à professora de Sandra como eram os hábitos alimentares dela na escola. Descobriu então que Sandra sempre comia o almoço completo na escola, incluindo legumes, verduras e leite.

Também é importante que as refeições sejam consistentes com a hora do dia. Isso ajuda seu filho a saber o que esperar e permite que as refeições façam parte de uma rotina regular. Para algumas crianças, pode ser útil até criar uma programação de refeições ou um cardápio semanal, o que torna as refeições previsíveis. Na hora da refeição, sirva a comida de seu filho junto à comida da família (supondo que sua família disponha desse luxo de conseguir reunir todo mundo para as refeições). Se seu filho decide não comer quando o resto da família se junta à mesa, explique que ele pode perder a oportunidade de jantar naquele dia. Isso força seu filho a aderir a um programa de refeições, o que ajuda o corpo dele, que pode estar desregulado, a adotar mais facilmente um padrão de alimentação saudável. Isso também estimula o desejo de seu filho por regras. Se for estipulada uma regra objetiva (por exemplo, "Aqui todos comem juntos"), então é mais provável que seu filho abrace a ideia.

Para crianças que têm tendência a levantar da mesa, pode ser útil sentá-las de frente para alguma parede. Isso evita um pouco as distrações e aumenta as chances de que permaneçam sentadas. Você pode também usar estratégias como as que descrevemos na seção "Compreender o comportamento desafiador". Qual é a necessidade que o fato de sair andando parece atender? Será que ajudaria prover algumas breves interrupções durante a refeição? Seria útil programar um alarme indicando o quanto a criança ainda precisa esperar sentada? Ou oferecer à criança tópicos ou roteiros de conversação (ver Capítulo 8) na hora das refeições, de modo que se sinta capaz de interagir melhor com os membros da família? Ajudaria dar à criança algo para ela ficar segurando ou apertando debaixo da mesa enquanto espera os demais membros terminarem de comer?

O período depois da escola

O período depois da escola é outra transição difícil para muitas crianças com TEA. Não há uma regra absoluta quanto à atividade mais adequada depois da escola; no entanto, o princípio da consistência também se aplica aqui. Como pai ou mãe, você é o especialista sobre seu filho. Pode ser que a escola seja uma experiência desgastante para sua filha, portanto, será que ela precisa de um "tempo sozinha" para relaxar depois de um dia estressante? Ou quem sabe seu filho agitado precisa de um tempo circulando e gastando energia depois de ter sido obrigado a ficar sentado várias horas no mesmo lugar? Será que sua filha preserva o ritmo escolar após o término das aulas, e para ela é bom "seguir na mesma onda" e fazer a lição assim que chega em casa? Pense em qual é a atividade mais adequada ao seu filho quando volta da escola e mantenha isso todos os dias.

Hora de deitar

Outra transição desafiadora é a hora de deitar. Ela pode exigir um esforço terrível, ainda mais quando consideramos que, segundo alguns estudos, o TEA está muitas vezes associado a dificuldades do sono. As rotinas da hora de dormir, como ir para a cama à mesma hora e fazer as mesmas tarefas prévias, são úteis para todas as crianças, mas especialmente para aquelas com TEA. Dê ao seu filho muitos avisos antecipados e faça também uma contagem regressiva (faltam 30 minutos, 20 minutos, e assim por diante) conforme a hora de deitar vai se aproximando. Para ajudar seu filho a "baixar a bola", certifique-se de que antes de dormir ele está envolvido em alguma atividade mais calma, como ler ou jogar um jogo tranquilo. Outra estratégia para assegurar uma boa "descompressão" é passar algum tempo com ele no quarto antes de apagar a luz e esperar até que pegue no sono. Se você se senta junto ao seu filho na hora de dormir, procure manter uma consistência na quantidade de tempo que dedica a ele nessa hora. Certifique-se de que sua presença não está sendo um estímulo para mantê-lo acordado. Algumas crianças acham reconfortante saber que depois de cair no sono a mãe ou o pai irão voltar para ver como estão.

Certifique-se também de que o quarto é um lugar agradável para o seu filho. Algumas crianças gostam de ter seus pertences favoritos por perto. Para outras isso pode ser dispersivo demais ou superestimulante. Algumas crianças gostam de luz suave e música tranquila, outras preferem a total escuridão e o silêncio absoluto para cair no sono.

Se você experimenta essas sugestões e mesmo assim seu filho demora a dormir, considere a opção de checar a questão com o pediatra, que talvez sugira outras técnicas ou medicações para ajudar seu filho a dormir. O Capítulo 4 contém algumas dicas adicionais para criar rotinas comportamentais e visuais para a hora de deitar.

Saídas da família

Para a maioria dos membros da família, as saídas e as férias são eventos divertidos e estimulantes. Mas, para a criança com TEA, as saídas da família podem representar uma quebra da rotina, situações imprevisíveis, não familiares, e a necessidade de lidar com novas pessoas e lugares, e, por isso, podem ser momentos que geram ansiedade. Os pais podem minimizar o estresse planejando com antecedência e fazendo a criança saber como será. Tente a abordagem chamada *Social Story*, de Carol Gray, que consiste em mostrar ao seu filho uma história composta por fotos sobre a experiência e por palavras que descrevam o que irá acontecer (o Capítulo 8 dá detalhes de como usar essa abordagem). Para uma criança que esteja apreensiva em relação a uma saída planejada da família até um parque de diversões, você pode visitar o site do parque de diversões e imprimir algumas imagens do estacionamento do parque, do portão de entrada e de algumas das atrações. Em seguida, pode escrever uma história simples para acompanhar essas fotos e que ajude a criança a saber melhor o que esperar. Leia a história com ela várias vezes antes que a família faça o passeio. Há muitas *social stories* já impressas disponíveis, e que podem ser adequadas a atividades recreativas e não recreativas, como uma ida ao médico, por exemplo.

Talvez você precise apresentar seu filho a uma nova experiência de maneira lenta e gradual, introduzindo-a gradativamente, em pequenas doses. Depois de fazer essa revisão da nova experiência usando antecipadamente dicas visuais de uma *social story*, você pode querer programar uma visita curta ao novo lugar ou atividade. Com o tempo, seu filho provavelmente se sentirá mais confortável com a nova atividade, e então você poderá aumentar a extensão da sua visita.

Tarefas e responsabilidades domésticas

Incentivar crianças a ajudarem nas tarefas da casa é um desafio para todos os pais, incluindo aqueles com crianças que têm TEA de alto desempenho. É típico que as crianças não gostem das tarefas de casa e façam de tudo para fugir a essas responsabilidades em favor de coisas mais divertidas. Para tornar essas tarefas mais toleráveis para um filho com TEA, procure inseri-las numa rotina diária ou semanal.

Essa consistência irá ajudar seu filho a saber o que precisa ser feito e evitar que uma tarefa se revele uma surpresa desagradável. Tente também dar um caráter de rotina aos passos da tarefa. Utilizar as aptidões visuais, que são um dos pontos fortes das crianças com TEA, criando uma lista de itens ou um conjunto de imagens que representem os passos envolvidos na tarefa, faz com que muitas delas se saiam melhor. Por exemplo, para ajudar uma criança a levar o lixo para fora, mostre imagens de uma pessoa removendo o saco de lixo, amarrando-o, colocando-o na caçamba da garagem e depois pondo um saco novo no latão. Repasse a lista com seu filho várias vezes para ajudá-lo a decorar os passos envolvidos.

Escolher tarefas adequadas é um fator crucial para a atribuição das tarefas, como discutimos no capítulo anterior. Da primeira vez que tratar de responsabilidades domésticas com seu filho, comece com uma tarefa que seja simples e fácil de cumprir. Sempre que possível, escolha tarefas naturalmente adequadas às aptidões de seu filho.

> *Evan é um menino de 12 anos de idade com TEA e faz muita questão de ordem em seu ambiente físico. Ele tem quatro irmãos com desenvolvimento típico, e sua casa muitas vezes parece que acabou de ser arrasada por um tornado. A mãe decidiu atribuir-lhe a tarefa de uma vez por dia organizar a mobília e a mesa do café na sala. No início, Evan foi resistente a assumir essa responsabilidade, mas acabou concordando, embora com relutância, quando entendeu que isso o faria ganhar um tempo a mais no computador. Logo ficou nítido para a mãe dele que colocar ordem na sala tinha de fato um efeito tranquilizador em Evan. O arranjo permitia que ele ajudasse a arrumar a casa, acalmava-o e lhe dava alguns privilégios.*

Para crianças mais velhas, os pais podem atribuir tarefas que desenvolvam certas aptidões que mais tarde possam usar num emprego, como arquivar, lavar pratos e preparar ingredientes para cozinhar.

Lição de casa

Monte um cronograma estruturado de lição de casa, para que seu filho faça a lição todo dia na mesma hora e no mesmo lugar. Colocar essa informação em um cronograma visual é realmente útil. A criança lembra do que vem a seguir e também vê que, depois de fazer a lição, virá uma coisa mais divertida. Para algumas crianças, pode ser necessário estruturar ainda mais a sessão de lição de casa. Quando uma criança tem que fazer vários trabalhos escolares diferentes, pode achar desafiador encontrar a melhor maneira de abordar cada tarefa. Se seu filho acha isso confuso, ajude-o fazendo uma lista do que precisa ser feito e com quais prioridades. Ao elaborar um plano de ação concreto, você faz a tarefa parecer menos opressiva para a criança. O Capítulo 7 contém mais sugestões detalhadas de como organizar para o seu filho as tarefas ligadas à escola, entre elas a lição de casa.

Muitas crianças com TEA se distraem com facilidade. Portanto, precisam de um local de trabalho livre de todas as distrações, sem barulho, bagunça e sem a presença de outros membros da família. Elabore uma abordagem que seja adequada às capacidades de atenção e ao estilo de trabalho de seu filho. Para algumas crianças, é melhor fazer a lição em uma só sentada. Outras crianças acham isso desgastante e podem se beneficiar de intervalos que separem períodos mais curtos de trabalho. Um dos pais com o qual trabalhamos colocava um timer de cozinha para o filho. A cada 30 minutos de trabalho produtivo de lição de casa, a criança ganhava 5 minutos no computador. Ou você pode ainda dar ao seu filho um intervalo após a conclusão de cada etapa ou matéria da lição. Prover um intervalo ou outro tipo de reforço positivo (quem sabe um petisco ou uma ficha que depois será trocada por recompensas maiores), durante ou após a conclusão da lição, aumenta a motivação de seu filho. Os pais também podem aproveitar as qualidades de reforço contidas na própria lição. Muitas crianças com TEA têm muito entusiasmo por certas matérias escolares. Concluir por último as partes favoritas da lição de casa serve como estímulo, enquanto elas trabalham primeiro as matérias pelas quais não têm muito interesse.

Procure estar consciente de como as características motoras e sensoriais de seu filho podem influir no processo da lição de casa. Para muitas crianças com TEA, a escrita à mão é uma operação difícil, que exige bastante da motricidade fina. A dificuldade física de escrever a lição de casa pode tornar a tarefa ainda mais desagradável. Tente ser bem criativo e flexível em resolver esse tipo de problema. Por exemplo, pergunte à professora de sua filha se ela permite que a menina conclua o trabalho num computador ou que dite as respostas em vez de dá-las por escrito (mais sobre esse tópico no Capítulo 7). As sensibilidades sensoriais das crianças também influenciam na conclusão da lição de casa. Para alguns indivíduos com TEA, ler sob certas condições de iluminação pode ser difícil. Experimente com diferentes níveis de luminosidade e veja qual é o mais confortável para o seu filho.

Como a lição de casa constitui uma transição entre o lar e a escola, é particularmente importante manter a consistência entre esses ambientes. Ao estar em comunicação com a professora de seu filho, você aprende estratégias que têm dado certo na escola e, por sua vez, compartilha técnicas que funcionam bem em casa. A comunicação entre pais e professores também contribui para haver consistência quanto às regras associadas a completar a lição de casa. Se a professora de seu filho permite intervalos a cada 20 minutos, use o mesmo esquema de tempo, em vez de um intervalo a cada meia hora. Se ela corrige o trabalho com adesivos ou marcas de visto, em vez de usar fichas, adote isso também. Como dissemos antes neste capítulo, quando uma criança tem apenas um conjunto de regras para seguir nos seus diversos ambientes, consegue saber melhor o que se espera e é mais provável que se comporte de acordo.

Colocar alguém para ajudar seu filho na lição de casa, como um professor particular ou um professor da própria escola, pode ser muito positivo. Algumas crianças com TEA trabalham em tarefas escolares de forma tão devagar que acabam trazendo muita lição para terminar em casa. Pode ser útil requisitar uma sala extra de estudos ou um tempo adicional em outra sala para que ela termine um número maior de atividades na própria escola. Outro apoio importante é designar uma pessoa que ajude a estruturar uma abordagem para a execução da lição de casa e dê assistência ao seu filho na conclusão dos trabalhos escolares. Isso elimina uma área potencial de dificuldade que os pais precisam negociar com o filho e também lhes dá um "tempo livre" após um longo dia de trabalho, seja no emprego ou na própria casa. Há muitos professores particulares que trabalham com crianças que têm TEA, e podem ajudar a conceber novas estratégias para trabalhar com seu filho.

MANTER UMA ATITUDE FAMILIAR SAUDÁVEL

Irmãos

Um dos investimentos mais valiosos que os pais podem fazer é trabalhar para garantir o bem-estar psicológico dos irmãos de uma criança com TEA. Os irmãos, se tiverem uma atitude saudável, podem ser grandes aliados dos pais em cuidar de uma criança com TEA. Podem também ser grandes amigos dela e servir de modelo, particularmente para ajudá-la a compreender o mundo social. Finalmente, é claro, quando os irmãos estão felizes e se sentindo apoiados, eles contribuem para o bem-estar geral da família.

Para algumas crianças de desenvolvimento típico que têm irmãos com necessidades especiais, não parece haver motivo de preocupação. Claire, a irmã mais velha de um menino com TEA, declarou: "O fato de Clark ter necessidades especiais não quer dizer que eu também tenha". Seu amor inabalável pelo irmão e sua candura com amigos e colegas fazia com que essas necessidades especiais não fossem um problema para ela. Sentia-se tão confortável perto de pessoas com TEA que até aproveitou outras oportunidades, como trabalhar de voluntária nas Paraolimpíadas, e às vezes até levava seus amigos junto. Eles sentiam-se enriquecidos pelas experiências, e tanto Claire quanto uma de suas amigas acabaram seguindo carreiras que envolviam ajudar crianças com necessidades especiais. Infelizmente, porém, para muitas crianças ter um irmão com TEA cria uma série de desafios, familiares, sociais e pessoais.

Comunicação com irmãos

Os princípios mais importantes para lidar com irmãos de uma criança com TEA são a honestidade, a educação e a mente aberta. Sua filha de desenvolvimento típico provavelmente tem muitas questões não respondidas em relação ao irmão, como: Por que ele não fala comigo? Por que ele faz essas coisas esquisitas? Por que não brinca comigo? Ele me odeia? Será que posso "pegar" TEA? Será que meu irmão tem TEA porque briguei feio com ele quando era bebê? Quanto mais sua filha de desenvolvimento típico compreender o TEA, melhor será a visão que terá do irmão e menor a probabilidade de que algumas concepções equivocadas, como as relacionadas com contágio ou com causas do transtorno, agravem o estresse. Quando sua filha se dispuser a discutir seus sentimentos a respeito do irmão com TEA, sejam eles positivos ou negativos, procure arrumar tempo para ter discussões abertas, honestas e sem julgamentos. Nessas conversas, investigue como ela lida com suas experiências em casa e na escola. Quais são as questões que ela não compreende? Quais as experiências positivas e negativas de ter um irmão ou irmã com TEA que ela recentemente experimentou? Enquanto pai ou mãe, você pode dar um excelente exemplo sendo positivo/a e aceitando as necessidades especiais de seu filho, mas também explicando que, às vezes, nem você consegue evitar a frustração e outras emoções negativas. Um estudo recente mostrou que, mesmo depois que os pais falam com crianças de desenvolvimento típico a respeito do TEA, a maior parte dos irmãos continua tendo falsas concepções ou não entende alguns pontos básicos dessa condição. Em outras palavras, o fato de você ter explicado algo ao seu filho de desenvolvimento típico não significa, por si só, que ele tenha compreendido. Pode ser útil pedir que seu filho de desenvolvimento típico explique do jeito dele o que você acabou de lhe expor. Além disso, é necessário ter discussões frequentes, contínuas, em vez de só ter uma conversa rápida de vez em quando.

Uma abordagem positiva, que facilita a comunicação com seu filho de desenvolvimento típico, é incluí-lo nas discussões sobre a melhor maneira de ajudar seu filho com TEA. Não que isso seja apropriado para crianças de todos os níveis de desenvolvimento, mas crianças maduras e adolescentes podem contribuir com visões excelentes sobre as experiências com o irmão ou irmã com TEA e sobre as causas de certos comportamentos. Por viver condições similares, o irmão pode também ter opiniões úteis a respeito de estratégias de relacionamento social e no ambiente escolar. Ao incluir seu filho de desenvolvimento típico no processo, você estimula a unidade familiar e evita que alguém se sinta excluído.

Culpa e excesso de responsabilidade

Alguns irmãos de crianças com necessidades especiais podem exigir demais de si mesmos. Podem tentar ajudar a ponto de prejudicar os próprios trabalhos escolares ou a própria vida social. Alguns psicólogos falam do efeito "pequeno pai/mãe", que ocorre quando um irmão de desenvolvimento típico começa a se comportar mais como um adulto preocupado em cuidar do que como uma criança. Você pode ajudar a evitar que isso ocorra procurando não depender demais da ajuda da criança típica para cuidar do irmão com TEA em casa ou na escola.

Irmãos típicos também podem ficar emocionalmente vulneráveis em razão dos próprios processos de pensamento. É natural que haja um certo grau de tensão entre irmãos – e isso tem até mesmo caráter adaptativo, já que cria uma espécie de fórum para aprender a resolver conflitos com os outros. No entanto, o irmão bem-intencionado de uma criança com necessidades especiais pode experimentar culpa em relação a seus sentimentos negativos por um irmão que "simplesmente não tem como evitar ser do jeito que é". Tente ajudar seu filho a entender que esses sentimentos são naturais e que o mais importante é como ele reage a eles. Tudo bem, é até normal se ressentir por ter um irmão ou irmã que requer muita atenção dos pais, ou que parece ser bem menos exigido por eles. Faça seu filho de desenvolvimento típico saber que você compreende esses pensamentos, que talvez até se sinta assim da mesma forma de vez em quando, e que você o ama de qualquer forma, independentemente do teor de seus pensamentos. Mostre que não vê problema em ele ter esses sentimentos, desde que não sejam expressos de maneira agressiva ou negativa.

Uma percepção comum que irmãos com desenvolvimento típico têm é a de que seus irmãos ou irmãs com TEA recebem uma quantidade desproporcional de atenção dos pais. Isso acontece com bastante frequência. Não há como negar o fato de que crianças com TEA têm necessidades especiais e podem exigir atenção adicional para realizar coisas que um filho de desenvolvimento típico pode fazer com facilidade. Mesmo assim, há várias estratégias que você pode utilizar para evitar que os irmãos se sintam negligenciados e venham a nutrir ressentimentos. Em lares com os dois pais, usem a tática de dividir para conquistar, desdobrando-se para tornar possível atender aos dois filhos ao mesmo tempo. Em famílias com apenas o pai ou a mãe, convocar a ajuda de amigos ou parentes permite contar com cuidadores adicionais e ganhar maior flexibilidade na distribuição do seu tempo. É importante ser honesto e direto, e também indicar que você faz questão de se dedicar ao seu filho de desenvolvimento típico e que tem o compromisso de cuidar de todas as engrenagens. Reserve um tempo todo dia para dar total atenção ao seu filho de desenvolvimento típico, mesmo que seja por poucos minutos. Nas rotinas da hora de dormir ou em outras atividades noturnas, não deixe de perguntar ao seu filho de desenvolvimento típico como foi seu dia, suas experiências, sentimentos e preocupações. Dedique também um dia ou dois por mês aos interesses do seu filho típico e, nesses dias, arrume outra pessoa para tomar conta do seu filho com TEA. Esse tipo de medida contribui muito para mostrar que todos os seus filhos são importantes para você.

Essa última estratégia está relacionada a outro sentimento comum entre irmãos de crianças com TEA, isto é, a noção de que as necessidades especiais da criança vão restringir as atividades de toda a família. Pegue o exemplo de uma família que sai para comer pizza e jogar fliperama. Para muitas crianças, isso é bem divertido; mas, para algumas crianças com TEA, o barulho, o excesso de estímulo visual e a aglomeração de pessoas podem ser um incômodo. Muitas vezes os pais evitam tais atividades para atender às necessidades do membro da família com TEA. No entanto, isso pode gerar ressentimento nas crianças típicas, e também restringe a gama de experiências de seu filho com TEA – o que talvez reforce a inflexibilidade de seu comportamento. Por isso, é essencial que você planeje atividades variadas, que envolvam os interesses de todos. Permitir que as preferências de seu filho com TEA ditem quais serão as experiências de todos é uma rotina perigosa, e é muito fácil você cair nela.

A disciplina é outra área na qual pode ser difícil ser justo com todos os seus filhos. Às vezes, é necessário ter regras e expectativas diferentes em relação ao seu filho com TEA. Isso muitas vezes incentiva uma impressão nos irmãos típicos de que o seu irmão ou irmã com necessidades especiais tem permissão de se comportar mal, de uma maneira aparentemente impune. Há duas estratégias para lidar com esse problema. A primeira é fazer uma avaliação crítica da sua aplicação das regras de disciplina. Talvez seu filho de desenvolvimento típico esteja certo e você de fato esteja facilitando as coisas para o seu filho com TEA. Examine as regras da casa para ver se as discrepâncias nas expectativas entre os irmãos são genuinamente necessárias. Por exemplo, se seu filho típico tem que cumprir certas tarefas para ganhar privilégios, certifique-se de que seu filho com TEA também tem responsabilidades domésticas, mesmo que sejam mais básicas. Em segundo lugar, quando há razões que justifiquem as diferenças, explique isso aos seus filhos típicos. Uma criança que compreende as razões para as disparidades fica menos inclinada a se ressentir dos pais e dos irmãos que desfrutam de "privilégios".

Relacionamento com os amigos dos irmãos

Muitos pais se mostram preocupados com os efeitos que um filho com TEA possa sofrer ao se relacionar com os amigos de seus irmãos. Temos visto que as reações desses amigos podem variar de cruéis a atenciosas. Se você ensina seu filho típico a explicar o TEA aos outros e a expressar seus sentimentos a respeito, você dá a ele ferramentas para interagir melhor com os outros no que se refere a essa questão. Pode ser útil convidar alguns colegas da escola para virem conhecer o irmão afetado pela condição, mas é importante conversar com seu filho típico antes de fazer isso. Isso irá saciar a curiosidade dos colegas e fazer com que tenham uma percepção mais realista do TEA. Depois de verem como é o irmão com TEA de seu companheiro de escola, os colegas têm maior probabilidade de agir como aliados nas ocasiões em que os outros se comportarem de modo inadequado, e tornam-se fontes mais acessíveis e bem-informadas de apoio para o seu filho de desenvolvimento típico. Além disso, eles irão crescer e se tornar adultos mais atenciosos e compassivos, capazes de conviver de forma harmoniosa com a diversidade.

Alguns pais acham necessário definir limites quanto à interação entre um irmão afetado e os amigos do irmão típico. Há um delicado equilíbrio entre, por um lado, dar à criança com TEA o benefício da exposição social e, por outro, permitir que seu filho típico se sinta independente com suas amizades. Estabeleça horas específicas em que todas as crianças possam interagir, como, por exemplo, servindo um lanche ou permitindo que joguem videogame ou esportes em grupo. Procure assegurar também que seu filho típico tenha a oportunidade de ficar a sós com seus amigos. Alguns pais acham útil estabelecer a seguinte regra: se as crianças estão em um espaço comum, então é uma hora comum, mas se os amigos vão para o quarto do filho típico, então é uma hora reservada. Respeitar as amizades de seu filho típico é importante não só para promover um desenvolvimento social saudável, mas também para manter uma atitude positiva em relação à família e aos irmãos afetados.

Vida pessoal

Já discutimos algumas estratégias para ajustar as rotinas domésticas ao seu filho com TEA. A mesma política é importante para o seu filho de desenvolvimento típico. Tente ficar a par de como seu filho com TEA afeta a experiência doméstica de seus outros filhos. Será que o filho afetado está fazendo barulho demais enquanto seus irmãos tentam dormir ou fazer a lição de casa? Certifique-se de estar respeitando os hábitos e necessidades de todos os membros da família.

Ouvimos muitas crianças queixando-se de seus irmãos com TEA, porque eles pegam suas coisas e não sabem respeitar seu espaço pessoal. Tendo em vista as dificuldades das crianças com TEA para avaliar os limites pessoais e interpretar os sentimentos dos outros, é importante que você intervenha para garantir que seu filho típico tenha um espaço "seguro", onde as posses que ele preza ou seus pertences pessoais possam ficar longe dos olhos e mãos xeretas dos outros. Esse espaço pode ser uma gaveta, um armário, ou até mesmo um quarto ao qual o irmão com TEA não tenha acesso. Além das vantagens práticas de garantir um lugar seguro ao seu filho, essa atitude envia ainda uma mensagem precisa de que você também tem em mente os interesses de seu filho típico. Ao implementar essa ideia, seja consistente e dê também ao seu filho com TEA um espaço especial e seguro para os tesouros dele!

Apoio adicional

Há vários livros que tratam especificamente das questões com os irmãos. *Siblings of Children with Autism: A Guide for Families*, de Sandra Harris e Beth Glasberg ["Irmãos de crianças com autismo: Um Guia para Famílias"], descreve estratégias específicas para ensinar às crianças do que se trata o TEA, ajudando-as a comunicar suas experiências sobre o assunto. Também há livros e sites apropriados a cada faixa etária e projetados para ajudar os irmãos de crianças com TEA a lidar com os desafios únicos que essa situação impõe. Às vezes, o aconselhamento é um recurso importante para apoiar filhos de desenvolvimento típico que experimentam dificuldades para lidar com a deficiência de seu irmão.

Os pais enquanto pessoas

O TEA é reconhecidamente um dos diagnósticos com o qual os pais têm maior dificuldade de lidar. Talvez porque se saiba tão pouco a respeito de suas causas, muitos pais instintivamente abrigam um sentimento de culpa, e não é incomum que entrem em depressão depois que conhecem o diagnóstico. As relações conjugais ficam tensionadas, resultando em índices de divórcio superiores à média entre famílias de crianças com necessidades especiais. Assim, é importante levar em conta não apenas as necessidades de seu filho, mas também as suas próprias. Você é o apoio básico de seu filho com TEA e, quanto mais saudável você estiver, melhor será o apoio que poderá prover.

Um ingrediente importante para tomar conta de si mesmo é investir todo dia algum tempo, mesmo que sejam apenas alguns minutos, depois que todos estiverem dormindo, nas atividades pessoais que você curte. Preserve sua identidade individual que vai além de ser pai ou mãe de uma criança com necessidades especiais. Reveze-se com seu parceiro ou parceira e, no mínimo uma vez por semana, saia para encontrar amigos ou para fazer uma atividade de lazer. Se você é um pai ou mãe que cria o filho sozinho, arrume uma babá ou um amigo/a para cuidar de seu filho uma vez por semana, para você ter um tempinho de folga e poder curtir sua vida com os outros ou ter tempo para seus afazeres individuais.

Do mesmo modo que a saúde mental individual padece quando negligenciada, um relacionamento também requer atenção especial. Pode ser difícil para os pais preservarem um tempo de qualidade com seu parceiro/a. Negligenciar com frequência um relacionamento pode afetar negativamente os demais membros da família, incluindo a criança que você se esforça tanto para ajudar. Muitos pais chamam parentes ou amigos para cuidar dos filhos por algumas horas toda semana, outros contratam profissionais cuidadores para reservarem algumas horas para si mesmos ou para o convívio social. Um meio essencial de minimizar o estresse nas famílias que têm pai e mãe é que ambos discutam com profundidade e cheguem a um acordo em relação ao tipo de tratamento e às decisões parentais, pois isso minimiza as discordâncias e garante maior consistência. Nem sempre é algo fácil, e talvez vocês precisem recorrer a um profissional, como o médico de seu filho ou um terapeuta, para discutir com ele as diferentes opções e decisões de tratamento.

Manter relacionamentos adultos pode ser ainda mais difícil se um dos parceiros não for o pai ou mãe biológico da criança com TEA.

Quando um pai ou uma mãe separados estão namorando alguém ou num novo relacionamento, é comum que se sintam mal por isso fazer com que dediquem menos tempo ao filho. Queremos enfatizar novamente que cuidar de si mesmo se assemelha, em importância, com cuidar de seu filho. Se você ficar sozinho, carente, e precisando muito de uma conversa adulta, a sua paciência e os recursos que pode oferecer a seu filho com TEA irão diminuir. Tente com todas as suas forças reservar um tempo especial para você, longe de seu filho, em que possa interagir com outros adultos, e isso inclui parceiros românticos. Você pode achar útil dar informações a respeito do TEA aos novos parceiros/as, sempre em pequenas doses e caso mostrem interesse. Incentive interações deles com seu filho com TEA em circunstâncias estruturadas, nas quais suas aptidões sejam ressaltadas. É importante desfazer os estereótipos de autismo grave, que muitas pessoas têm pelo simples fato de não estarem bem-informadas, e isso é mais crucial ainda quando tais pessoas estão em vias de se tornar importantes na sua vida. Ajude os outros a terem contato com o lado interessante e único do TEA. Como você bem sabe, conviver com TEA nem sempre é fácil, mas está longe de ser sempre difícil.

Mesmo que sua família tenha apenas um pai ou uma mãe, você pode tirar partido dos numerosos grupos de apoio formados para pais de crianças com TEA. Nesses grupos, você geralmente pode conhecer dicas muito úteis de pais que enfrentaram desafios similares. Alguns grupos também propiciam cuidados para as crianças enquanto os pais se reúnem, dando a eles o tão necessário "tempinho de folga" e criando também um grupo social informal para as crianças com TEA. Porém, o benefício mais importante desses grupos de apoio é a oportunidade de se comunicar com outras pessoas que tenham sobrevivido às mesmas batalhas que você enfrenta. É muito reconfortante perceber que sua situação não é tão extraordinária como muitas vezes parece, e aprender com as estratégias bem-sucedidas de lidar com a questão, transmitidas por pessoas empáticas que vivem situações comparáveis à sua.

Se não encontrar nenhum grupo de apoio em sua região, pense em criar você mesmo um grupo informal. Alguns pais que se conheceram por meio da escola ou dos terapeutas dos filhos levaram esse contato adiante e formaram seus próprios grupos informais de apoio. Promover uma reunião uma vez por mês na casa de alguma das famílias cria a oportunidade de os pais discutirem suas questões e se apoiarem mutuamente.

Cuidar de uma família que tenha uma criança com TEA pode ser estressante para todos, não há dúvida. Mas, ao usar as estratégias deste capítulo, esperamos que sua família possa colocar foco mais facilmente nas oportunidades de realização, de alegria e de risadas que seu filho especial também pode lhe proporcionar.

O Transtorno do Espectro Autista de Alto Desempenho na escola

Aos 8 anos, Joseph é quem melhor lê e soletra na sua classe de terceira série. Também é fera no computador, e quando a professora tem dificuldades para acessar um programa ou abrir pastas é ele quem consegue descobrir o problema. Sua professora, que gosta muito de Joseph e sempre se impressiona com seus talentos, pede que ele ajude um colega com pouca experiência em computadores. Joseph fica radiante ao explicar como se deve usar o mouse e navegar pela internet. Num recente show de talentos, Joseph mostrou à classe que é capaz de ler o The New York Times de cabeça para baixo num espelho. Joseph, porém, tem dificuldades em várias outras áreas. Às vezes, não interpreta direito o que leu e com frequência não sabe responder perguntas simples sobre um parágrafo que acabou de ler em voz alta, mesmo que o tenha feito com rapidez e sem erros. Joseph sabe subtrair de cabeça números de três dígitos, mas não sabe dizer quanto dinheiro precisa para pagar o almoço na cantina ou se recebeu o troco certo. Sua caligrafia é bem ruim, e ele resiste a usar caneta ou lápis, então a professora permite que use um teclado para redigir seus trabalhos. Sua carteira é uma bagunça terrível, com folhas de tarefas que ele esqueceu de entregar, outras que nunca conseguiu concluir, comida velha, e pequenas tranqueiras espalhadas. Muitas vezes dá a impressão de não estar ouvindo ou que

está absorvido em algum devaneio. Quando a professora passa instru-
ções, Joseph fica sentado quieto, perdido em pensamentos, enquanto
em volta dele seus colegas pegam os livros e procuram as páginas que o
professor indicou. Além disso, Joseph com frequência se queixa de tédio
quando a classe estuda assuntos que não o interessam (basicamente
qualquer coisa que não tenha a ver com geografia). Os pais dele pedi-
ram que a professora modificasse algumas das tarefas, para que inclu-
íssem a geografia de alguma forma, mas ela fica em dúvida. Acha que
talvez isso seja ir longe demais em "mimar" Joseph ou que possa fazer
com que ele se destaque ainda mais dos colegas.

Na primeira vez que Hans Asperger descreveu crianças como Joseph, ele ressaltou não só suas aptidões cognitivas especiais, como suas graves fragilidades acadêmicas, dizendo que "esses seres humanos excepcionais devem receber um tratamento educacional excepcional... Essas crianças levantam questões de importância crucial para a psicologia e a educação". Asperger e Leo Kanner (que, juntos, na década de 1940 descreveram o que hoje é chamado de TEA) logo concluíram que as práticas educacionais padrão nem sempre funcionariam com crianças com TEA e que precisavam ser tomadas medidas especiais para garantir que elas alcançassem seu verdadeiro potencial. Neste capítulo, descrevemos uma variedade de serviços e ajustes escolares que aproveitam os pontos fortes da condição para ajudar crianças e adolescentes com TEA de alto desempenho a irem bem na escola, apesar dos desafios cognitivos que podem se mostrar presentes.

O PERFIL COGNITIVO E ACADÊMICO DE INDIVÍDUOS COM TEA DE ALTO DESEMPENHO

O Capítulo 5 revisou os talentos cognitivos que fazem parte do TEA, e o Capítulo 2 apresentou os desafios cognitivos que costumam compor o perfil do TEA. Joseph exemplifica um padrão típico (embora não seja universal), no qual há algumas aptidões acadêmicas altamente avançadas, outras apropriadas à idade e outras ainda que são de fato deficientes. Joseph consegue pronunciar quase qualquer palavra que lhe seja mostrada, mas nem sempre sabe o que significa. Isso indica uma dissociação entre suas aptidões de decodificar a leitura e de compreender o que lê. De forma semelhante, em matemática ele compreende as regras de adição e subtração e até começa a memorizar a tabuada, mas tem dificuldades quando se trata de aplicar essas aptidões ao mundo real e usá-las de modo sensato. Muitas vezes também parece não ter motivação para aprender coisas nas quais as outras crianças têm interesse intrínseco. Ter boas notas e ganhar a aprovação da professora e dos pais tampouco parece ter muita importância para Joseph.

Uma das grandes dificuldades enfrentadas por Joseph é em organizar, planejar e realizar atividades orientadas por metas (o que se costuma chamar de habilidades de "função executiva"). Joseph está quase sempre em devaneios que o fazem perder o que a professora está dizendo, ou o que ele deveria estar fazendo. No entanto, não se dispersa com estímulos externos, como ocorre em indivíduos com Transtorno do Déficit de Atenção com Hiperatividade (TDAH), e sim por estímulos internos: fica às vezes totalmente absorvido pelos próprios pensamentos e perde a noção do que está acontecendo na classe. Joseph também tem problemas para administrar seu tempo e trabalha com muita lentidão, de maneira metódica; com isso, é comum se atrasar durante a aula, e então precisa passar horas fazendo lição de casa no final da tarde. Parece ainda que não consegue se organizar; quando senta para fazer a lição de casa, sempre constata que esqueceu algo necessário para concluir a tarefa. Às vezes isso acontece porque deixou algum material na escola, ou então ele sai andando pela casa procurando uma coisa e acaba se dispersando com algo que desperta mais seu interesse e, quando vê, já se passou uma hora. A mochila de Joseph é tão bagunçada que ele não consegue encontrar a lição de casa para entregá-la – ou então simplesmente se esquece desse último passo essencial e não leva a lição pronta para a escola. Só em meados de fevereiro é que ele deu à família um enfeite de Natal que havia feito na escola como presente de férias, e que achou por acaso, escondido no fundo da escrivaninha. Joseph tende a ficar empacado em detalhes e tem dificuldade para distinguir o que é relevante e o que são questões menores. Tende a se perder em coisas tangenciais ou então se concentra demais em algo que não tem nenhuma importância. Por exemplo, quando lhe pediram para escrever um resumo de um livro, gastou tanto tempo tentando descobrir a data de nascimento do autor que não conseguiu concluir a tarefa, apesar de sua mãe ter ficado com ele até meia-noite para ajudá-lo.

Este perfil em que há pontos fortes e fragilidades difere bastante da concepção centrada em deficiências de aprendizagem, que é a que os professores geralmente têm. Por exemplo, crianças com dislexia (deficiência na leitura), que é o transtorno de aprendizagem mais comum, exibem um padrão essencialmente oposto ao de Joseph. São incapazes de pronunciar palavras por conta de seu profundo déficit em ouvir sons da fala e da sua dificuldade em aprender de que modo letras e sons se correspondem. Quando se pede que leiam em voz alta, leem com grande dificuldade, de um jeito atravancado, com erros de pronúncia, saltos ou tentando adivinhar o sentido de muitas palavras. Apesar desses problemas, crianças com dislexia muitas vezes são capazes de responder bem às perguntas sobre aquilo que leram – uma aptidão até surpreendente, tendo em vista todos os erros de leitura que cometeram.

O padrão centrado em deficiências de aprendizagem é o que os professores aprenderam em seu treinamento e com o qual sabem lidar. Porém, muitos deles nunca se depararam com um aluno que é capaz de ler perfeitamente um trecho, embora não consiga compreender bem seu significado. Do mesmo modo, as dificuldades em organizar e planejar não são apresentações típicas de transtornos de aprendizagem. Muitos professores resistem em acreditar que uma criança brilhante em tantas coisas possa "esquecer" de um estudo de campo planejado há muito tempo, ou que não consiga prever quais materiais serão necessários para realizar determinada tarefa. Como essas dificuldades acadêmicas são relativamente raras, as crianças com TEA de alto desempenho podem frustrar até os professores e pais mais compreensivos. Às vezes, isso leva a interpretar mal o comportamento da criança e a fazer uma avaliação negativa do aluno – vendo-o, por exemplo, como preguiçoso, teimoso, desobediente de propósito ou desafiador.

Muitos professores, e até alguns pais, sentem que a criança "poderia fazer, se ela de fato quisesse". Essa atitude pode ser extremamente prejudicial à criança. Além de criar uma relação de oposição entre criança e professor, pode levar a algo pior, que é impedir que a criança tenha acesso a serviços e ajustes com os quais talvez precisasse contar na escola ou mais tarde na vida. Por fim, essa atitude às vezes também tem efeito negativo na autoestima da criança e em como ela se sente em relação à escola.

TRANSTORNOS DE APRENDIZAGEM E TEA

As importantes diferenças entre os desafios cognitivos colocados pelo TEA e os que são próprios dos transtornos de aprendizagem não eliminam a possibilidade de que a criança venha a enfrentar os dois. Embora seja relativamente incomum que crianças com TEA tenham também dislexia, isso às vezes acontece. Se seu filho experimenta dificuldades de pronunciar palavras, sem dúvida deve ser avaliado para checar se tem também dislexia. A maioria dos psicólogos de escola e muitos psicólogos clínicos são treinados para fazer essas avaliações especializadas.

Uma das deficiências de aprendizagem que ocorre com maior frequência em crianças com TEA de alto desempenho é o chamado transtorno de aprendizagem não verbal [TANV e, em inglês, *nonverbal learning disability*]. Crianças com TANV experimentam dificuldades seletivas em matemática, aptidões visuoespaciais (por exemplo, completar quebra-cabeças, lidar com labirintos, desenhar), e com a escrita à mão, mas funcionam bem quando a atividade depende basicamente de aptidões de linguagem (por exemplo, ler, soletrar, responder perguntas). Costumam ser desajeitadas e podem demorar a andar e a desenvolver outras aptidões motoras, como andar de bicicleta. Muitas crianças com TANV têm problemas para ler as emoções dos outros e podem ter outras dificuldades de socialização, como timidez ou falta de jeito para fazer amizades. Algumas dessas dificuldades se sobrepõem às do TEA (como os problemas de socialização e o atraso em dominar aptidões motoras), enquanto outras são relativamente raras no espectro (como a pouca aptidão visuoespacial). Para ser diagnosticada com

TANV, a criança deve experimentar os sintomas cognitivos e acadêmicos característicos da síndrome, como a baixa aptidão visuoespacial e em matemática, e ainda uma inteligência não verbal pouco desenvolvida; apenas os sintomas sociais e motores sozinhos não são suficientes para justificar o diagnóstico. Se seu filho exibe várias dessas dificuldades, vale a pena pedir uma avaliação em sua escola para ver se ele se beneficiaria de uma assistência adicional para aprender matemática ou se está qualificado para obter serviços de terapia ocupacional.

SERVIÇOS EDUCACIONAIS

A maioria das crianças com TEA, mesmo aquelas com alto desempenho, vão precisar de serviços educacionais especiais e de ajustes, em algum momento ou mesmo durante toda a fase escolar. Uma das primeiras questões levantadas pelos pais sobre os serviços educacionais é a respeito do tipo de escola. Será que seu filho vai ficar melhor numa sala de aula convencional ou numa sala de educação especial? Numa escola pública ou particular? As respostas a essas questões dependem de cada criança: não existe um tipo de escola ou conjunto de serviços que funcione bem universalmente, para todas as crianças com TEA. É importante os pais saberem que a educação especial não é um lugar ou um ambiente; é um grupo de serviços, ajustado individualmente a cada criança, para apoiar suas necessidades de aprendizagem em qualquer contexto (dentro do currículo padrão ou em uma sala de aula especial). Quando se monta um plano de educação especial para uma criança, ele especifica o número de horas, os tipos de serviços, o índice de adultos/crianças da classe e onde os serviços serão prestados (numa sala de aula convencional, num ambiente especial e assim por diante). Na maioria das regiões nos Estados Unidos, e em vários outros países, uma criança que tenha um bom funcionamento no nível de sua série ou próximo dele, e que exiba relativamente poucos comportamentos desafiadores (como surtos, agressão, interrupções), será destinada a um ambiente de educação regular, com o apoio apropriado. Serviços de educação especial são prestados na sala de aula comum, pelo professor/a e às vezes por uma auxiliar de classe, sempre orientados por um membro da equipe de educação especial da escola. No entanto, em salas de aula convencionais que têm uma alta proporção aluno/professor, os professores muito ocupados às vezes não percebem quando uma criança não entendeu alguma coisa ou precisa de ajuda ou de explicação adicional. Problemas de compreensão, de pensamento abstrato e de organização podem passar despercebidos quando a criança tem também uma boa leitura e boa aptidão para cálculos. As provocações podem não ser monitoradas, e o desenvolvimento de habilidades sociais pode não ser o foco de atenção e ajuste, como é numa sala de aula de educação especial. Portanto, mesmo crianças com um TEA leve ou de alto desempenho irão quase sempre precisar de alguns ajustes especiais na sala de aula convencional para ajudá-las a ir bem.

Reiterando um tema do Capítulo 4, *sua participação ativa no programa educacional de seu filho é fundamental*. Você é um especialista em seu filho. Compreende seus pontos fortes, interesses, rotinas, gatilhos e o que já funcionou ou não com ele no passado. O pessoal da escola, por sua vez, é composto por especialistas em procedimentos escolares, em ambientes e opções de salas de aula, em princípios educacionais e em currículos adequados a cada série. O velho ditado "duas cabeças pensam melhor que uma" cabe perfeitamente nessa situação. Portanto, colabore ativamente com os professores e o diretor da escola do seu filho na definição das metas e do currículo educacional. Sua missão é árdua, pois você precisará atuar em uma estreita faixa entre defender as necessidades especiais de seu filho (que podem ser mais óbvias a você do que aos professores e à administração da escola) e trabalhar *junto à* escola, de maneira conjunta e profissional. Escolha suas batalhas e disponha-se a fazer concessões. Isso é mais fácil de falar do que de fazer, sabemos disso, mas é muito importante tentar evitar que se criem relacionamentos antagônicos com a escola, já que, segundo a nossa experiência, isso *nunca* ajuda seu filho.

Opções em sala de aula

Crianças podem receber serviços de educação especial em uma sala de aula especial – um espaço no qual todos os membros tenham algum tipo de dificuldade e estejam todos recebendo educação especial – ou em salas de aula convencionais, de maneira parcial ou mesmo como base da educação. Nas últimas décadas, em todas as regiões dos Estados Unidos e em muitas outras partes do mundo, houve um movimento forte pela "inclusão" na educação regular das crianças com TEA, de todos os níveis de funcionalidade. Isso significa que, sempre que possível, a educação da criança, incluindo os serviços especificados em seu PDI (Plano de Desenvolvimento Individual), serão providos em salas de aula convencionais, por uma professora convencional, em colaboração com uma equipe de educação especial. Isso tem a vantagem de rodear a criança de colegas com desenvolvimento típico, expondo-a a comportamentos adequados e a bons modelos, tanto de comunicação típica da idade como de relacionamentos interpessoais. A criança só deve ser "tirada" da sala de aula convencional quando for receber serviços especiais, como os de terapia ocupacional, e mesmo estes devem ser oferecidos em formato de pequenos grupos, junto a outras crianças.

Escola pública ou particular?

Os pais às vezes recorrem a escolas particulares, quando sentem que as necessidades únicas de seu filho não podem ser atendidas pelas opções de escolas públicas de sua região. Pode dar a impressão de que as escolas particulares têm vantagem, já que a maioria oferece classes de tamanho bem mais reduzido e uma instrução mais individualizada em comparação com as escolas públicas. Porém, há outros fatores a serem considerados. Talvez o mais importante é que as escolas privadas não são governadas pelas leis federais que obrigam a uma educação pública "gratuita e adequada". Obviamente, a escola privada não é gratuita, e ela não tem a exigência de prover serviços "adequados". Por isso, tenha em mente que uma mudança para uma escola particular irá envolver abrir mão de seu direito a esses serviços.

Outra consideração, porém, é a uniformidade e homogeneidade da escola. Em algumas escolas particulares a diversidade é tão pequena e o corpo de alunos é tão orientado a um alto rendimento que as crianças com TEA contrastam muito mais do que numa escola pública. Em algumas escolas particulares, a adaptação pode ser tão mais difícil que talvez não valha a pena contar com os outros benefícios que o ambiente pode oferecer.

Finalmente, a limitação financeira pode ser um problema. Muitas famílias precisam escolher entre uma gama de opções terapêuticas e têm que ficar o tempo todo avaliando os custos em relação aos benefícios. Será que esse dinheiro não seria mais bem empregado de outro modo? Se escolhermos essa escola particular, será que não precisaremos abrir mão da terapia de fala ou do treino em habilidades sociais? Este é outro exemplo da necessidade que você tem de "escolher suas batalhas".

Há escolas particulares que concordam em promover ajustes educacionais voltados às crianças com TEA, e algumas até se especializaram em tais ajustes. Nesse caso, uma dessas escolas pode ser um bom ambiente para o seu filho. Se encontrar uma escola especial desse tipo, certifique-se de que ela oferece oportunidades de inclusão e educação junto aos alunos sem deficiência.

Ajustes em sala de aula

Características do professor e da sala de aula

Um dos ingredientes mais importantes de um programa escolar bem-sucedido é o professor – especificamente, seu nível de flexibilidade, mente aberta, atitude positiva, senso de humor e disponibilidade para experimentar coisas novas. Professores que apreciam a diversidade, que aceitam os alunos como eles são e lidam bem com as peculiaridades daqueles com TEA são particularmente valiosos. Você pode encontrar essas qualidades em professores de classes convencionais, de salas de aula de educação especial ou de escolas particulares. As seguintes características são encontradas com frequência em professores bem-sucedidos em atender crianças com TEA de alto desempenho (e com outras necessidades especiais):

- Rotinas e regras consistentes.

- Consistência quanto aos lugares onde os trabalhos deverão ser entregues e onde os materiais de trabalho são guardados.

- Cronograma da classe exposto em lugar visível.

- Uso de linguagem direta, simples, sem ambiguidades.

- Provisão de instruções por escrito (como orientações escritas no quadro).

- Disposição das carteiras de preferência perto do professor e longe de distrações, como janelas ou corredores.

- Local de trabalho especial quando o ruído ou outras distrações atrapalharem as atividades.

- Tempo suficientemente alocado para as instruções, para a repetição das instruções e para assistência individual aos alunos.

- Frequência em monitorar o ritmo e o resultado do trabalho do aluno.

- Perguntas são feitas aos alunos para ver se estão compreendendo a tarefa e realizando-a.

- Retorno imediato sobre o desempenho, incluindo reforço tanto para o esforço quanto para a produtividade.

Carga de trabalho

Pode ser que você perceba que, no fim do dia, seu filho precisa passar várias horas fazendo lição de casa, mais que os outros de sua classe. Isso pode ter a ver com o fato de ele trabalhar devagar e sem eficiência, por estar com a cabeça voltada para seus interesses específicos ou por se dispersar em detalhes, assim como por sua noção de tempo pouco desenvolvida, algo muito comum em crianças com TEA. Isso costuma ser um grande fardo para os pais, porque seu filho provavelmente precisa de uma boa dose de estrutura e supervisão da sua parte para conseguir terminar a lição. Conhecemos um casal em nossa clínica que estava tão estressado pelas horas de lição de casa do filho – e por sua resistência em concluí-la – que acabaram entrando em um grande atrito (agravado por outros estresses) e se divorciando. Se sua situação tem alguma similaridade com esta, mesmo que não seja tão extrema, é recomendável que peça ao professor de seu filho para considerar algumas das seguintes opções para lidar com o tempo.

Se seu filho parece não ter noção da passagem do tempo, então uma intervenção simples como arrumar um timer de cozinha ou um relógio com alarme pode ajudar seu filho a monitorar seu ritmo de trabalho. Esses equipamentos dão dicas concretas para o início e término de cada atividade, e também alertas antecipados sobre os prazos finais. Outra opção que pode ser necessária é diminuir a carga de trabalho do seu filho. Talvez se possa reduzir o número de problemas exigidos (por exemplo, fazendo seu filho completar 10 problemas de matemática apenas, dos 20 que a classe é solicitada a resolver) ou a tarefa pode ser abreviada (escrever apenas um parágrafo em vez de quatro sobre determinado tópico). Se, com isso, seu filho ainda puder aprender um conceito sem precisar resolver tantos problemas, esta é uma possibilidade. Existe ainda a opção de colocar menos informações em cada página, de modo que a quantidade de trabalho a ser feita *pareça* menor, mesmo que não seja. Uma criança que vê uma página preenchida com 10 problemas de matemática pode se sentir sobrecarregada, mas, ao se deparar com umas poucas páginas menos entulhadas de questões (talvez três por página), pode achar o trabalho mais fácil de encarar. Quando seu filho chegar ao colegial e, quem sabe, à faculdade, uma versão adicional desse princípio será limitar o número de matérias por semestre. Às vezes, é melhor o aluno se matricular em duas ou três disciplinas por semestre, em vez das quatro ou cinco de praxe, principalmente se forem matérias muito difíceis e que consomem muito tempo. Também recomendamos escolher cursos com menos alunos, nos quais o professor poderá dar mais atenção a cada um. Ou seu filho pode ainda escolher cursos menos procurados (sabemos de um aluno de faculdade com TEA que preferiu estudar russo em vez de espanhol), pois são dados em classes menores e com professores mais motivados a reter seus alunos. É mais importante para o seu filho ter uma experiência bem-sucedida do que seguir um programa típico. Você pode também pedir dispensa de alguns requisitos do currículo, em especial aqueles que se mostrem mais difíceis para muitas pessoas com TEA, como aprender línguas estrangeiras.

Estratégias visuais

Como ressaltamos ao longo do livro, crianças e adolescentes com TEA muitas vezes aprendem melhor visualmente. Assim, propiciar o máximo possível de informações e de estrutura visual ajudará a maioria dos alunos com TEA. Por exemplo, pode-se pedir aos professores que escrevam no quadro as instruções gerais dadas à classe, de modo que se o seu filho não estiver prestando atenção naquela hora ou não conseguir processar rapidamente as informações verbais, possa contar com um registro e um lembrete do que é para ser feito. O professor pode também dar instruções individuais ao seu filho, na forma de comandos ou lembretes escritos em uma ficha, que pode ser afixada na carteira dele. Outro exemplo de fornecer estrutura visual é mostrar ao seu filho um modelo da meta final ou do produto pronto. Costuma ser mais fácil trabalhar para terminar algo quando a criança pode *ver* o que precisa fazer, em vez de precisar se apoiar em uma noção abstrata ou intangível do produto final.

Ajuda na função executiva

Há várias estratégias usadas para compensar as dificuldades de organização e planejamento, também conhecidas como *problemas da função executiva,* que seu filho pode apresentar. Uma delas é o *registro semanal de lição de casa,* enviado da escola para a casa e vice-versa, que mantém todas as partes informadas sobre os trabalhos a serem feitos e seu andamento. A descrição da lição de casa e a data de entrega são anotadas no registro pelo seu filho, muitas vezes com a ajuda do professor. Os professores podem checar se seu filho está de posse de toda a lição e dos materiais necessários, quando ele sai da escola. Os pais então colocam suas iniciais no registro para indicar que seu filho trabalhou na tarefa em casa, e os professores também assinam o registro quando a lição é entregue. Os professores dão as notas e, se for o caso, registram o número de vezes em que a lição não foi concluída no prazo. Você pode também sugerir que os professores notifiquem seu filho com antecedência sobre as datas que irão vencer, fazendo isso até antes de alertar os demais alunos, para que ele tenha um tempo adicional para concluir sua tarefa.

Outro recurso são as *listas de verificação de tarefas,* usadas para ajudar a fragmentar trabalhos muito extensos, mais trabalhosos, em unidades mais fáceis de manejar. Uma lista de verificação pode conter diversas informações, como, por exemplo, instruções sobre como começar um trabalho ("Resolva primeiro a questão 7 da página 4"), o que fazer (resolva um item sim, um não), como saber quando a tarefa foi concluída ("Resolva 10 problemas") e onde guardar ou entregar o trabalho pronto (por exemplo, deixar na mochila, perto da porta). Para trabalhos ainda maiores, podem ser fornecidas linhas do tempo, com uma lista de submetas. Por exemplo, se seu filho precisa entregar o resumo de um livro até o fim do mês, você ou a professora dividirão essa meta extensa em objetivos menores (ir até a biblioteca, escolher o livro, ler o livro, esboçar as ideias principais e assim por diante), atribuindo prazos para cada uma dessas submetas. Caso contrário, seu filho pode começar o processo apenas um ou dois dias antes do prazo final, já que não terá percebido a extensão de tempo que cada uma das etapas irá consumir. Também é útil fornecer uma lista dos materiais para cada trabalho (uma calculadora, uma folha específica para o trabalho, o livro certo, uma caneta ou lápis). Embora tudo isso pareça óbvio, uma das razões mais comuns pelas quais alunos com TEA não conseguem concluir uma tarefa é não terem os materiais apropriados à mão quando sentam para começar a trabalhar.

Planejamentos diários, que são versões simplificadas do tipo utilizado por muitos adultos, também podem ajudar seu filho a se organizar. Nesse planejamento, todos os eventos devem ser anotados com um tempo estipulado; por exemplo, tempo para acordar, para tomar o café da manhã e chegar até o ponto de ônibus; tempo para as principais atividades escolares e para compromissos depois da aula; tempo para jantar, fazer lição de casa, relaxar e ir para cama. As crianças gostam quando há um quadradinho vazio ao lado de cada item, para elas fazerem um "x" ou colocar um adesivo depois da atividade concluída. Isso fornece uma indicação visual concreta para identificar os eventos já realizados e os que vêm a seguir. Como esses planejamentos diários são usados por muitos alunos e não fazem com que a criança se destaque dos colegas, eles tendem a ser bem aceitos. Também pode ser útil que os próprios pais adotem um planejamento diário, que servirá de modelo para a criança. E é bom também incluir em um compartimento do planejamento diário coisas que seu filho goste ou ache especiais, como uma calculadora, sua caneta favorita, dinheiro ou figurinhas para trocar com os colegas, pois isso aumenta a sua relevância e o seu valor para a criança, reduzindo a probabilidade de que seja "esquecido" em casa ou na escola. Quando seu filho for mais velho, e tiver acesso aos seus próprios dispositivos eletrônicos (celular ou tablet), contará com as aptidões necessárias para começar a usar o calendário desses dispositivos.

As listas de "tarefas a fazer" podem ser incluídas no planejamento diário, relacionando as coisas que precisam ser feitas e que não têm prazo determinado (recados, chamadas, tarefas variadas e assim por diante). Você precisará ensinar seu filho a marcar um "x" nos itens que forem completados, e depois, à noite, ensiná-lo a passar os itens ainda não concluídos para a lista do dia seguinte. É possível priorizar alguns itens numerando-os ou usando um código de cores.

Rotinas para pedir ajuda

Em razão de seus desafios na socialização e de suas dificuldades para iniciar interações, alunos com TEA muitas vezes não pedem ajuda quando precisam. Portanto, é importante os professores ficarem atentos para a necessidade de ajuda, monitorando de vez em quando o trabalho de seu filho, e criando sinais ou outras rotinas que ele possa usar para sinalizar que precisa de ajuda. Às vezes isso é muito simples, como ensinar seu filho a levantar a mão. Mas, se a criança é particularmente autoconsciente e tem pouca probabilidade de chamar a atenção para si dessa forma, o professor pode sugerir um comportamento específico, mas que não atrapalhe e que a criança possa usar para sinalizar sua necessidade de ajuda – talvez virando de lado, colocando as pernas no corredor ou bem esticadas debaixo da carteira, ou colocando um objeto já combinado em cima do caderno.

Aprendizagem em grupo

Para a criança com TEA, as dificuldades de socialização também podem ser um obstáculo para o trabalho em grupo. Desde a década de 1990, o princípio educacional de aprendizagem colaborativa tem sido destacado nas escolas americanas. Ele faz as crianças trabalharem em grupo para concluir um projeto comum. A meta desse tipo de instrução é aprender a trabalhar junto, a negociar, e a se ajudar. Não basta cada criança ficar focada na sua meta individual ou na sua parte da tarefa; se houver um elo frágil, o projeto todo receberá uma nota baixa. Essa prática parece ter vários benefícios educacionais óbvios e outros sociais, menos tangíveis. No entanto, como você pode imaginar, trabalhar assim é muito difícil para uma criança com TEA. No pior dos cenários, pode significar que seu filho não irá aprender certos conceitos porque o processo de aprendizagem depende muito de habilidades sociais. Nesse caso, você talvez precise requisitar outro formato de aprendizagem (como atribuir tarefas individuais) para o seu filho. Por outro lado, se seu filho mostra alguma aptidão a participar de exercícios em grupo, eles podem ser grandes oportunidades de socialização.

Também surgem dificuldades quando se propõe que os alunos trabalhem em dupla ou em equipe, e que eles mesmos escolham os grupos. É terrivelmente doloroso ser o único "não escolhido", uma situação que não é incomum para alunos com TEA. Em tais circunstâncias, os pais podem incentivar os professores a sortear números ou usar algum outro meio de criar duplas ou equipes na classe.

Alternativas a escrever à mão

Muitas pessoas com TEA têm uma escrita precária, que pode ser muito difícil de ler, além de lenta e trabalhosa de produzir. Isso costuma criar ansiedade, resistência a certas atividades que envolvam escrever à mão, e até originar alguns comportamentos desafiadores como os descritos no último capítulo. Para atenuar alguns desses problemas, você pode pedir que a professora de seu filho providencie um tempo adicional e/ou abrevie as tarefas que envolvam escrita. Além disso, é importante que seu filho receba nota pelo conteúdo, e não pela correção ou legibilidade de sua escrita manual. Você pode também pedir que a professora de seu filho permita que ele apresente o trabalho em forma alternativa (digitado no computador, em gravação de áudio, ditado a um colega ou pai), com exceção, é claro, daquelas tarefas que tiverem sido designadas especificamente para promover e desenvolver a escrita. Muitas escolas agora permitem acesso a computadores laptop, ou a teclados conectados a um computador central e a uma impressora na sala de aula.

Quando a criança com TEA precisa se esforçar para conseguir escrever, fica ainda mais difícil para ela tomar nota (e a isso se soma seu processamento auditivo mais lento e sua tendência a se distrair com detalhes e com seus interesses específicos). É muito útil que os professores forneçam uma cópia de suas anotações ou um resumo da discussão da classe para os alunos com TEA (melhor ainda se for com antecedência), de modo que eles consigam ouvir palestras e se concentrar no que o professor for acrescentando enquanto fala, sem ficarem frustrados por terem que fazer anotações. Outra possibilidade é pedir que um colega dê uma cópia de suas anotações à criança ou adolescente com TEA. Outro modo de ajudar a registrar o que é ensinado é permitir gravações de áudio das aulas. Conseguir copiar coisas do quadro também é um desafio; não só por problemas com a escrita, mas porque a criança precisa ficar o tempo todo alternando-se entre as tarefas de ler e escrever. O acesso às anotações do professor ou dos colegas também reduz de modo significativo esse problema. Alguns pais se preocupam, achando que esses ajustes irão colocar um foco indevido em seu filho. Mas, pela nossa experiência, essas modificações acadêmicas podem fazer seu filho se adaptar melhor e, no longo prazo, podem reduzir essa atenção indesejada sobre seu filho. Na faculdade, é quase uma regra que os professores forneçam aos alunos um esboço do que irão dizer na aula, assim, você pode incentivar os professores de seu filho a fornecerem anotações a todos os alunos da classe, não só aos que têm TEA.

Provas

As provas são atividades acadêmicas que, com frequência, representam desafios para as crianças com TEA, mesmo às de mais alto desempenho, pois envolvem uma combinação de gestão do tempo, escrita manual, ansiedade e problemas com a função executiva. O aluno pode ter permissão para fazer sua prova em um formato alternativo (por exemplo, oralmente, ou usando o formato de completar por escrito os espaços vazios de um texto), contar com um tempo adicional e poder fazer a prova sozinho numa sala tranquila, ou com um professor ou auxiliar presente para prover estrutura e motivação, interpretar questões e gerenciar o tempo.

Alberto é um menino de 11 anos diagnosticado com TEA. Ele estuda em salas de aula convencionais. Na aula de ciências, os alunos estavam aprendendo classificação de espécies, um assunto que ele adora e no qual se sobressai — sua excelente memória o ajuda a decorar com facilidade os nomes em latim e as categorias. Portanto, sua mãe ficou muito surpresa quando ele trouxe para casa uma prova sobre classificação animal com uma nota muito baixa, em vermelho, no alto da página. Quando foi conversar com o professor de ciências, descobriu que o formato daquela prova havia sido muito diferente do habitual, e também diferia da maneira pela qual Alberto e seus colegas haviam aprendido e estudado o assunto. Mais especificamente, o professor dera aos alunos uma página com nomes de animais, que eles deveriam recortar e então dispor num cartaz, segundo as espécies. Embora Alberto soubesse de cor todos os nomes e suas classificações, não foi capaz de aplicar com flexibilidade seu conhecimento ao novo formato. A mãe

mostrou ao professor que Alberto era capaz de preencher os espaços vazios no texto e de responder questões curtas sobre cada animal do cartaz, e que, na verdade, também era capaz de completar o cartaz depois que a mãe lhe explicou qual era a tarefa e lhe deu um exemplo. Ela então solicitou uma nova reunião com a escola, e registraram por escrito no PDI de Alberto que ele teria permissão de fazer as provas de todas as matérias na sala especial, onde um professor de educação especial poderia monitorar seu trabalho e dar assistência e tirar dúvidas quando necessário. Além disso, foi incluído no PDI de Alberto que suas provas seguiriam um formato padrão (especificamente, o de preencher espaços em branco e resolver questões que exigissem respostas curtas). Sua mãe e a professora também receberam a promessa de que elas seriam notificadas com antecedência sobre qualquer prova que tivesse necessariamente que seguir outro formato, para que pudessem ensinar Alberto a responder de uma maneira diferente e tivessem certeza de que ele entenderia o que lhe fosse perguntado.

Compreensão e aptidões de abstração

Algumas crianças com TEA de alto desempenho não demonstram ter problemas acadêmicos em seus primeiros anos na escola. Os pais muitas vezes são informados de que a criança está academicamente no mesmo nível das demais, ou até um pouco acima dos colegas em algumas áreas. Para algumas crianças, essa vantagem vai diminuindo com o tempo e elas começam a ficar para trás dos colegas conforme as séries avançam. Isso costuma ocorrer porque os conceitos ensinados na escola vão se tornando cada vez mais abstratos e requerem mais interpretação, integração e generalização do que nas séries anteriores. Assim, os pontos fortes da maioria das crianças com TEA descritas no Capítulo 5, como a memória e a visualização, sobressaem nas primeiras séries, mas passam a ser progressivamente menos exigidos com o passar dos anos. Inversamente, a compreensão e as aptidões de abstração, que parecem ser parte do perfil de dificuldades cognitivas do paciente com TEA, vão sendo cada vez mais exigidas. O que fazer para ajudar seu filho com esse tipo de aptidão?

A maioria das respostas a essa questão já foi dada em algum ponto deste capítulo, isto é, torne os conceitos o mais concretos e visuais possível, organize o trabalho com antecedência e use os interesses ou aptidões especiais quando houver oportunidade. Com risco de sermos redundantes, vamos dar alguns exemplos específicos de como usar esses princípios para compensar pontos fracos na compreensão do que se lê e em conceitos matemáticos.

Compreensão da leitura. A fim de aproveitar a aptidão do TEA para seguir regras, professores e pais podem ensinar algumas regras para a compreensão de histórias. Especialmente nas séries do ensino elementar, a maioria das histórias tem uma estrutura comum, com quatro elementos típicos: (1) quem, (2) fez o quê, (3) e se desenrola (4) até o final. Ou seja, alguém (o "quem" da história) faz ou está envolvido em algo (o "quê"), depois ocorre alguma resolução da situação, que desemboca no final. Os professores podem enfatizar esses elementos em uma história ou ressaltá-los previamente com um código de cores. Podem fornecer uma lista de perguntas com a mesma cor de tinta, estimulando os pontos fortes visuais dos alunos com TEA para melhorar a compreensão, ou ainda pedir para que os alunos criem finais alternativos – mas plausíveis – para a história, ou que elaborem uma paráfrase incluindo os pontos principais, recontando a história com as próprias palavras (podem ser usadas imagens ou um fluxograma visual para tornar esse exercício o mais concreto possível). Os professores precisam estar atentos às respostas mecânicas ou decoradas que são estimuladas automaticamente pela história, mas que não expressam uma real compreensão (sentenças repetidas como um eco, em vez de constituírem uma reformulação das ideias nas palavras da própria criança). Elementos adicionais da construção da história, como a localização ou o ambiente ("onde") e as razões, intenções ou motivos dos personagens ("por quê"), podem ser acrescentados conforme a criança seja capaz de lidar com eles. Porém, este último item deve ser tratado com cuidado. Costuma ser difícil para crianças com TEA julgar tanto os motivos por trás das ações humanas como a dinâmica interpessoal de uma situação; por isso, elas muitas vezes são capazes de lidar de modo razoável com o resto da estrutura da história, mas empacam neste único elemento.

> *Alex, um garoto de 16 anos com TEA, explicou por que estava indo mal nas aulas de língua inglesa do ensino médio. "Meus professores", disse ele, "estão sempre me fazendo perguntas das quais eles sabem a resposta, mas eu não. Mesmo quando tento descobrir por que alguém fez alguma coisa em A Letra Escarlate, nunca é a mesma razão que o professor acha que é. Eu simplesmente tenho ideias diferentes a respeito das coisas que os personagens fazem. Odeio especular por que alguém fez uma determinada coisa. Só sei dizer por que eu fiz algo". Alex era fascinado por animais, particularmente as espécies ameaçadas de extinção, e era muito mais capaz de responder perguntas sobre os "porquês" desses assuntos do que a respeito de Hester Prynne.*

Matemática. Assim como ocorre com a leitura (e com muitos outros aspectos descritos neste capítulo), para melhorar a compreensão de conceitos matemáticos, o ponto fundamental é fazer com que o abstrato se torne concreto e visual. Sempre que possível, alunos com TEA devem ter permissão de usar material manipulável (varetas, fichas, feijões, coisas desse tipo) em lugar de conceitos abstratos como adição, subtração, multiplicação e divisão. Devem ter permissão de representar ou desenhar imagens para simular os componentes de problemas que tenham enunciados verbais. Os professores podem usar previamente códigos de cores para destacar os aspectos cruciais de problemas com enunciados verbais, de modo que o aluno reconheça as informações referentes à operação matemática que deverá ser desempenhada ou às variáveis que deve levar em conta.

Por exemplo, para ver como os problemas com enunciados estão associados a cálculos matemáticos, os alunos podem conceber eles mesmos alguns problemas, fazendo-os girar em torno de seus interesses específicos. Por exemplo, "sete menos cinco" se torna "Se você tem sete trens e perde cinco deles, com quantos trens fica?". Deve haver uma prática explícita de trazer as aptidões matemáticas para as situações da vida real, já que isso não costuma acontecer naturalmente. Assim, pode-se praticar frações aprendendo a ler receitas, ou ilustrar a subtração verificando se a pessoa recebeu o troco certo ao comprar um hambúrguer, e ensinar conceitos relacionados a dinheiro usando catálogos de itens favoritos da criança e cardápios dos seus restaurantes favoritos.

Problemas de comportamento

Pode ser necessário que a sua escola monte um plano de comportamento, ou um contrato, para lidar com comportamentos desafiadores não acadêmicos que seu filho possa demonstrar na escola (como interromper a aula, distrair os outros, falar a toda hora sobre seus interesses específicos e agredir os colegas) e que possam influenciar em sua educação. Muitas das intervenções comportamentais discutidas nos Capítulos 4 e 6 podem ser úteis no ambiente escolar, como reforçar sempre o comportamento desejado (por meio de fichas ou de outros sistemas), ignorar maus comportamentos que não tenham muita consequência, ensinar à criança técnicas de autogestão, fazer uma análise profunda da função do comportamento problemático, e fornecer à criança alternativas, isto é, comportamentos mais aceitáveis para alcançar os mesmos objetivos. Muitos professores têm experiência nessas técnicas e as utilizam com todos os alunos, não só com os que têm TEA.

Transições

Cada nova série escolar traz ansiedade tanto para os pais quanto para a criança. A transição entre a escola elementar e o ensino médio costuma ser um momento particularmente assustador, pois a partir de agora seu filho terá que negociar com vários professores. Você pode aliviar um pouco essa ansiedade planejando uma visita à nova escola no final do semestre, para explorar as instalações e começar a saber onde ficam as salas de aula, os armários e a cantina. Seu filho também pode ter que praticar a senha do cadeado do escaninho dele. Você pode pedir que a escola forneça a senha com antecedência e então comprar um cadeado barato para praticar em casa (claro que ele não irá abrir com a mesma combinação de números da escola, mas seu filho pode memorizar os números e praticar girando os dígitos na direção certa). Também pode ser útil pedir que o pessoal da escola ajuste o leiaute das salas do prédio para facilitar os deslocamentos de seu filho. Também será útil contar com um mapa da escola, com as salas destacadas e numeradas, na ordem em que as diversas aulas estão programadas, que servirá como uma ferramenta visual.

Da mesma forma, pode ser difícil para um aluno com TEA fazer as transições de um professor a outro e negociar com as próprias expectativas e padrões. Uma maneira de minimizar esse problema é designar uma pessoa que atue como um contato central de apoio, um orientador da escola ou professor de educação especial, que ajude a coordenar os serviços, monitorar progressos, programar reuniões e oferecer conforto e apoio ao aluno quando necessário. Peça que seja designado um coordenador com essas atribuições, como parte do PDI de seu filho. Se sua escola tem uma equipe de autismo, escolha alguém dessa equipe. Costuma dar melhor resultado quando essa pessoa "a quem recorrer" não é a professora de classe, pois a negociação entre as necessidades da criança, os desejos dos pais, o estilo da professora e as exigências do sistema educacional pode ser muito complicada.

ALGUMAS CONSIDERAÇÕES FINAIS

Vários dos problemas descritos neste capítulo poderiam ser eliminados se a equipe da escola estivesse mais familiarizada com o estilo de aprendizagem dos alunos com TEA, e essa familiaridade pode começar quando você alerta a escola a respeito do diagnóstico de seu filho. Alguns pais temem compartilhar informações sobre o diagnóstico com os educadores achando que isso colocará um "rótulo" negativo no seu filho, e resultará em um ensino de padrão inferior ou em uma inadequada redução das expectativas acadêmicas e de comportamento em relação à criança. Pela nossa experiência, é raro isso ocorrer. Na realidade, como deve ter ficado claro com a leitura deste capítulo, há uma grande variedade de serviços especiais, terapias e ajustes que podem ser oferecidos na escola e que ajudarão seu filho a ir bem. Para ter acesso a esses serviços, no entanto, você deve procurar conhecer a natureza específica das necessidades educacionais de seu filho. Isso inclui compartilhar informações de diagnóstico e outros resultados de testes relevantes, e também voltar a atenção dos educadores e administradores envolvidos para os recursos e as informações sobre o TEA.

Uma consideração importante é garantir que o currículo acadêmico de seu filho contenha aptidões funcionais e adaptativas que sejam úteis para ele ter sucesso mais tarde na vida. Um dos resultados mais importantes da escola para crianças e adolescentes com TEA é consolidar bons hábitos de trabalho, uma imagem positiva de si e aptidões para uma vida independente. Isso significa que é necessária uma considerável flexibilidade ao conceber o currículo de seu filho, e também compreender que ele pode não seguir o currículo padrão. Pais e professores precisam se questionar sempre: "Será que isso contribui para as metas de longo prazo dessa criança?". Isso é muito mais importante do que seguir o perfil acadêmico típico ou se preocupar com o número de créditos necessários para se formar.

Por fim, em sintonia com o tema central deste livro, é sempre importante aproveitar os pontos fortes de seu filho, de modo a compensar as dificuldades acadêmicas ou as áreas de fragilidade na escola. Demos muitas opções ao longo deste capítulo. Por exemplo, suplementar instruções orais com apoios visuais é uma maneira de usar as habilidades bem-desenvolvidas de visualização para compensar uma das suas aptidões mais fracas. Similarmente, dar ao seu filho orientações por escrito ou regras escritas é uma maneira de usar suas aptidões de leitura para ajudá-lo a manter o foco e ensinar-lhe comportamentos mais adequados. Além disso, os interesses específicos de seu filho podem ser usados para motivá-lo na sala de aula.

O professor de Joseph estava pensando em usar o interesse dele em geografia para contrabalançar seu crescente tédio e desinteresse por outros assuntos da aula. Os pais propuseram que as aptidões e os temas ensinados incorporassem sempre que possível algo ligado à geografia. Por exemplo, quando a classe aprendeu a montar linhas do tempo na história, seus pais pediram ao professor que deixasse Joseph montar uma linha do tempo de exploradores e suas descobertas em diferentes partes do mundo. Em ciências, quando o restante da classe aprendia sobre a geologia da Califórnia, Joseph teve permissão para aprender a respeito da geologia de seu país favorito na época, o Brasil. Em matemática, o professor de Joseph criou problemas simples envolvendo quilometragens entre diferentes cidades da Califórnia. E, durante a leitura, deixou Joseph ler qualquer livro que escolhesse, em vez daquele que o resto da classe lia. Desse modo, seus pais e professores fizeram um uso positivo de seu intenso interesse por geografia, motivando-o a trabalhar e fazendo-o melhorar suas notas, que eram baixas em todas as matérias. Depois de constatar o sucesso dessa intervenção relativamente simples, o professor de Joseph acrescentou uma seção de geografia para a classe inteira, embora não fizesse parte do currículo da terceira série, e permitiu que Joseph atuasse como "professor assistente" nesse módulo. Ele também pediu que Joseph fosse às classes das séries anteriores para ler para as crianças. Essa "tarefa especial" fez Joseph se sentir importante e satisfeito com suas capacidades, apesar das provocações de outros alunos e de outros problemas que também vinha experimentando na escola. Ajudar os outros costuma ser uma maneira muito bem-sucedida de aumentar a autoestima e a autoeficácia.

Outra maneira de usar os talentos de seu filho para promover seu sucesso escolar é envolvê-lo em qualquer clube ou atividade da escola que use esses talentos ou abrigue seus interesses específicos. Coloque sua filha no clube de computação ou no clube de leitura. Se a escola ainda não tem um, apresente-se voluntariamente para criá-lo e levá-lo adiante. Se seu filho tem um talento natural para soletrar, estimule-o a participar de concursos de soletração. Essas atividades ajudam a integrar seu filho na vida da escola e a se sentir parte da comunidade escolar, em vez de um membro excluído. No ambiente escolar, aparecem também muitos outros problemas de socialização – e um dos mais dolorosos para os pais são as provocações ou *bullying* contra seu filho ou filha. Nós voltaremos nossa atenção para essas questões delicadas a seguir, no Capítulo 8.

CAPÍTULO 8
O mundo social de crianças e adolescentes com Transtorno do Espectro Autista de Alto Desempenho

"OLÁ, AMIGO – AGORA, PODE IR EMBORA"

Todos os que são diagnosticados com TEA têm algum nível de dificuldade com interações sociais, especificamente com o que chamamos de *reciprocidade,* isto é, as interações em "mão dupla" que compõem todos os contatos sociais. Em crianças muito arredias, não verbais, que têm os sintomas mais severos de TEA, as dificuldades com reciprocidade são óbvias. Em crianças e adolescentes com TEA de alto desempenho, porém, os problemas de reciprocidade podem ser mais sutis. Os pais costumam relatar um sentimento de unilateralidade nas interações com seus filhos. Às vezes, sentem como se fossem eles, os pais, que tivessem que conduzir todo o relacionamento, apoiando e sustentando a interação para criar alguma conexão significativa. Se não iniciarem a conversa ou fizerem perguntas específicas, a criança terá pouco a dizer ou parecerá totalmente em paz por ficar consigo mesma. Outros pais descrevem o filho como tendo a própria agenda: a criança diz aos pais o que eles devem fazer ou dispara a falar sem dar muita atenção a eles, nem alterar seu comportamento ao reagir ao que eles disseram ou fizeram.

Quando Seth começa a falar sobre o mercado de ações ou a dívida nacional, não há como fazê-lo parar. No jantar, ele gosta de comentar o desempenho do NASDAQ naquele dia. Depois de várias tentativas de introduzir outro assunto na mesa de jantar, os pais, exasperados, passam a ignorar Seth enquanto ele fala sobre finanças e segue adiante com a sua conversa. Ele parece não perceber que não estão mais prestando atenção e simplesmente continua falando, e os pais não sabem se ficam preocupados com isso ou aliviados. Quando fazem um comentário ou tentam acrescentar alguma informação relevante, Seth faz uma pausa educada, mas em seguida continua de onde havia parado, como se os pais não tivessem dito nada. Os pais já consideram isso algum avanço, pois apenas há um ano Seth ficaria muito perturbado se alguém fizesse algum comentário, pois iria ver-se obrigado a recomeçar sua fala do princípio, repetindo cada palavra dita, até chegar ao ponto da "interrupção".

Problemas de reciprocidade social podem ser mais evidentes ainda quando a criança está com colegas. Crianças e adolescentes com TEA são muitas vezes descritos como "vivendo à margem". Podem ser vistos andando em volta do perímetro do playground, sem se envolver e sem mostrar interesse pela algazarra de brincadeiras à sua volta. Alguns exibem uma forte necessidade de controlar, e insistem que as outras crianças sigam suas regras. E, se elas não concordam com isso, a criança com TEA pode se queixar ou expressar tristeza, porque "as outras crianças não querem brincar com o que eu quero", mas mostram pouca capacidade ou motivação para negociar ou fazer alguma concessão.

É comum os pais de Seth receberem um retorno de sua professora dizendo que ele se mostrou "mandão" com os colegas. Os pais pediram que a psicóloga da escola observasse Seth no playground para recolher alguns

exemplos de seu comportamento e, assim, poderem trabalhar com ele em casa, aproveitando situações e exemplos específicos do dia dele na escola. A psicóloga relatou que Seth passava a maior parte do intervalo andando junto à cerca do playground, falando baixinho consigo mesmo. Quando outra criança o chamava, Seth em geral parecia não notar. Às vezes, aceitava participar da brincadeira que estivesse acontecendo, mas com relutância. Durante a observação da psicóloga, Seth aceitou um convite para brincar de estátua, mas insistiu que ninguém poderia encostar nele e que seria o primeiro a perseguir os outros. Quando uma criança o bloqueou, ele protestou aos gritos e tentou bater nela. Seth acabou voltando para perto da cerca, e ficou ali, dando voltas, deslizando uma vareta pela cerca enquanto dava a volta no playground, longe das outras crianças.

Em ambientes estruturados, como a escola ou grupos de escotismo, algumas crianças ou adolescentes com TEA podem interagir com as demais e até sentir um vínculo com algumas delas, mas poucas dão continuidade a esses relacionamentos fora desses ambientes. Quanto aos poucos indivíduos com TEA que procuram outras crianças fora de situações pré-arranjadas, em muitos casos, ainda há uma relativa falta de profundidade no relacionamento, que costuma não ser totalmente recíproco, com uma pessoa sendo mais comprometida e interessada na relação do que a outra. A relação pode ser limitada em termos do foco, girando basicamente em torno de algum interesse compartilhado – por exemplo, as crianças jogam videogame uma ao lado da outra, mas não fazem mais nada juntas. Ou a amizade pode ainda não envolver o mesmo nível de intimidade (por exemplo, compartilhar segredos e sentimentos, confiar um no outro para apoio ou ajuda), como seria de esperar em crianças de determinadas idades. Estudos investigativos mostram que muitas crianças com TEA de alto desempenho têm um conceito muito restrito de amizade. Quando perguntamos a elas o que significa ser amigo de alguém, dão explicações simples e concretas ("alguém que é legal com você" ou "alguém com quem você brinca") e têm uma probabilidade muito menor que as outras crianças da mesma idade de mencionar qualidades como companheirismo, afeto, seletividade e confiança.

CAPÍTULO 8

Derrick, um garoto com TEA, declarou ter muitos amigos, mas acrescentou de maneira pungente que "alguns deles são maus comigo". Questionado a respeito, ficamos sabendo que Derrick considerava amigo qualquer um de sua classe de quem ele soubesse o nome. Como muitas crianças com TEA, Derrick era muito vulnerável a provocações em razão de sua ingenuidade no trato social e de seu estilo incomum de se relacionar com os outros. Ele contou que, mais cedo naquele dia, um colega de classe lhe deu um pedaço de doce; depois que ele o provou, a criança "informou" a Derrick que o doce continha "drogas". Derrick passou o resto do dia na escola preocupado e chorando.

Crianças e adolescentes com TEA têm reações variadas diante da sua falta de amizades e da rejeição de seus pares. Algumas querem desesperadamente fazer amigos e se sentem sozinhas e postas de lado. Outras parecem em paz quanto a isso; ou nem percebem ou não se incomodam com o fato de não terem amigos – no fundo, são realmente "solitárias". E há outras ainda que variam com a idade, ou conforme o ambiente, ou segundo a hora, oscilando entre sentimentos de solidão e de sentir prazer na solidão. Algumas pessoas do nosso grupo adulto de apoio social verbalizam de maneira articulada um desejo de contato com os outros, mas também relatam que só conseguem tolerar breves interações (o que é muito bem resumido em uma sala de bate-papo da internet como "Olá, amigo – agora, pode ir embora").

A conversação também evidencia os problemas de reciprocidade social. No diálogo, podem ocorrer níveis bem baixos de turnos dialógicos, com predomínio de fala da pessoa com TEA, que não capta as dicas que a outra pessoa envia sinalizando que tem algo a dizer (é o que ocorre com Seth). A criança com TEA de alto desempenho pode nunca fazer perguntas aos outros, particularmente a respeito da opinião que elas têm, ou sobre como se sentem ou quais são suas experiências. A criança muitas vezes tem dificuldade para manter a conversação, particularmente quando não são feitas perguntas diretas.

Seth estava brincando na calçada diante de sua casa com alguns bonequinhos de super-heróis. Um garoto vizinho mais ou menos da mesma idade foi até ele e perguntou onde ele havia arranjado os bonecos. Seth respondeu, "Disneylândia", sem olhar para ele. O garoto disse, todo animado, "Ah, eu também estive na Disney!". Seth não respondeu nada, e o garoto acabou indo embora.

Muitas pessoas com TEA fazem perguntas quando precisam descobrir algo, mas ficam muito menos à vontade para fazer comentários ou para manter um "bate papo". Na realidade, podem ter problemas para entabular uma conversa e raramente dizem algo que tenha apenas a intenção de promover a socialização.

Clint estava num elevador indo para o quarto andar do prédio em que seu grupo de apoio de socialização se reúne. O terapeuta do grupo entrou no elevador no segundo andar e sorriu para Clint. A discussão do grupo na semana anterior havia sido sobre como participar de um bate-papo. Uma das situações específicas que haviam trabalhado era o que dizer durante uma breve interação dentro de um elevador. Haviam sido mencionados alguns tópicos: por exemplo, falar sobre o tempo ou sobre o trânsito. Clint decidiu tentar algo novo. Ele disse ao terapeuta, olhando-o diretamente nos olhos como aprendera a fazer: "Nossa, que fedor horrível é esse?". O terapeuta sorriu educadamente, deu de ombros e disse: "Não sei bem o que é. Como foi seu trajeto até aqui hoje?". Clint insistiu, dizendo, "Cara, tem uma coisa realmente fedendo muito aqui dentro!".

John, outro jovem do grupo de apoio de socialização, fez o seguinte comentário depois de uma discussão em grupo sobre conversação: "Sei

que existe uma coisa chamada reciprocidade. Ouvi falar disso. Sei o que a palavra significa. Sei que existe. Eu apenas não entendo direito o seu sentido. Não sou capaz nem de identificar quando isso está ocorrendo. Acho que é bem parecido com o jeito que os humanos devem se sentir em relação à ecolocalização (de morcegos, que era o interesse especial desse jovem). Sabemos que a ecolocalização existe. Só que não conseguimos ouvir, e também não saberíamos interpretar se estivesse dentro da nossa faixa de audição. É assim que a reciprocidade me parece ser".

Garotos e garotas com TEA tendem a não usar o mesmo tipo de linguagem corporal dos demais. O contato olho no olho costuma ser limitado, a postura muitas vezes não expressa interesse e atenção, podem não sorrir para a outra pessoa e é comum não usarem gestos que a incentivem a prosseguir falando, como o de assentir com a cabeça, concordando. Tudo isso pode dar a impressão de que a pessoa com TEA não está de fato envolvida na conversa, não ouve ou está achando tudo aquilo chato. Outros problemas ocasionalmente vistos no TEA, como agressão ou um estilo de comunicação abertamente rude (às vezes interpretado como grosseria ou ofensa, embora não seja essa a intenção), podem também constituir um problema para o desenvolvimento de relacionamentos sociais. Mesmo os interesses específicos de indivíduos com TEA prejudicam a já escassa reciprocidade, pois são tão focados e idiossincráticos que fica difícil para os outros compartilhá-los (ou então a própria criança *não quer* compartilhá-los, como ocorre com Seth). Existe uma robusta documentação de pesquisa, além das muitas descrições feitas pelos pais, sobre a falta de empatia e a dificuldade de assumir o ponto de vista do outro. Por tudo isso, crianças e adolescentes com TEA costumam parecer muito autocentrados. Embora não haja a intenção de ser egoísta, nem malícia por trás de seu comportamento, suas dificuldades de socialização podem ter impacto negativo de amplo espectro em sua vida: em seus relacionamentos, em seu rendimento escolar e em seu sucesso profissional, e também em outras áreas.

Naturalmente, portanto, enquanto pais, vocês vão querer ajudar seu filho a aprender a ser uma criatura que consiga se socializar no nosso mundo social. Mas, como? Se seu filho quer ter amigos, mas não consegue fazê-los, como você pode ajudar? O que será que os professores podem fazer? O que esperar de um terapeuta? Se sua filha tem pouco interesse em amizades, mas precisa trabalhar seus comportamentos sociais para que um dia consiga ser independente e manter um emprego, para onde você pode se voltar para conseguir ajuda? Algumas estratégias para melhorar a reciprocidade social em garotos e garotas com TEA de alto desempenho são apresentadas a seguir.

ESTRATÉGIAS PARA MELHORAR O COMPORTAMENTO SOCIAL DA CRIANÇA

Habilidades sociais podem ser ensinadas em vários ambientes. A arena tradicional é a escola ou uma clínica, por meio de um grupo organizado de habilidades sociais. No entanto, como você verá neste capítulo, há vários outros lugares e situações em que você pode ajudar seu filho a adquirir habilidades sociais fundamentais: em casa, na vizinhança e em ambientes de grupo fora da terapia (por exemplo, escoteiros). Muitos dos princípios e técnicas usados em grupos típicos de terapia podem ser usados pelos pais em casa. Na realidade, os grupos de treinamento de habilidades sociais são muito mais produtivos se suplementados por uma continuidade em casa. Portanto, independentemente de seu filho participar ou não de um grupo como esse, é importante que você saiba o que fazer também fora da clínica para reforçar um comportamento social mais adequado.

▉ O que o terapeuta de seu filho pode oferecer

Treinamento em grupos de habilidades sociais

Sua família talvez já tenha se adaptado aos déficits de socialização de seu filho e, portanto, é bem provável que você não ache o problema tão grave em casa, nas atividades cotidianas. Porém, as dificuldades sociais tendem a se revelar mais acentuadas em grupos e com os pares de seu filho. Assim, os problemas de socialização podem ser de fato significativos para ele na escola, no playground da praça ou no grupo de escotismo. Sabemos que pessoas com TEA têm problemas em fazer generalizações de uma situação a outra e, por isso, é importante ensinar as habilidades sociais em ambientes que sejam similares àqueles em que as crianças experimentam dificuldades. Ao ensinar comportamentos sociais a uma criança com TEA de alto desempenho, o terapeuta ou professor pode ficar impressionado com a rapidez com que a criança aprende novas habilidades, mas fica surpreso mais tarde ao ver o quão pouco são aplicadas com as demais crianças de seu círculo em ambientes do mundo real. Assim, ensinar isso num contexto concreto de grupo é fundamental.

A instrução formal também é importante, quando as aptidões específicas são ensinadas de modo sequenciado. A maioria dos pais não está equipada para oferecer esse tipo de instrução, então é provável que você tenha que procurar um grupo fora da clínica ou da escola, no qual a terapia seja oferecida por um terapeuta ou professor. Isso, no entanto, não significa que você não seja parte do processo. Como gestores dos cuidados com seu filho, vocês devem ver a si mesmos como consumidores dos treinamentos que professores e terapeutas oferecem ao seu filho. Se o grupo de treinamento oferecido ao seu filho divergir substancialmente do que é descrito aqui, e tenha aspectos que pareçam pouco construtivos ou contraprodutivos, será melhor procurar outros que tenham um programa diferente ou se concentrar em outras formas de ensinar habilidades sociais, como as descritas mais adiante neste capítulo.

Há poucos livros publicados que ensinem habilidades sociais a crianças e adolescentes com TEA de alto desempenho; um deles é o *Children's Friendship Training*, de Fred D. Frankel e Robert J. Myatt, e a internet também traz descrições de várias abordagens. Assim como ocorre com as intervenções na escola, resumidas no capítulo anterior, há alguns princípios básicos para ensinar habilidades sociais que aproveitem os pontos fortes de seu filho. No treinamento de habilidades sociais para crianças com TEA, os comportamentos sociais complexos, que a maioria das crianças aprende automaticamente, devem ser divididos em passos e regras concretos que possam ser memorizados e praticados em uma variedade de ambientes. Conceitos abstratos, como amizades, pensamentos e sentimentos, devem ser introduzidos à medida do possível por meio de atividades visuais, tangíveis e "práticas". Por exemplo, o terapeuta pode ficar segurando uma seta de papelão ao lado do rosto de seu filho, apontado para a pessoa com a qual ele está falando, para ajudá-lo a aprender e a praticar o contato visual, olho no olho. Programações por escrito utilizam as aptidões naturais de leitura da criança para ajudá-la a fazer a transição de uma tarefa a outra, minimizando a ansiedade. Deve ser estabelecida uma rotina previsível que aproveite os pontos fortes de seu filho em termos de memória e de adesão a regras para ajudá-lo a saber com antecedência as próximas atividades do grupo. Deve haver um plano comportamental que especifique metas individuais para os membros do grupo e um sistema específico para oferecer recompensas. O treinamento em habilidades sociais será difícil para o seu filho e, como ocorre com todo mundo, ele pode precisar ser atraído a participar dessa atividade, que não é das mais tentadoras e muitas vezes se mostra nitidamente desafiadora.

Um importante ingrediente final é a colaboração dos pais em promover a generalização. Uma terapia semanal em uma clínica pouco fará para mudar os déficits básicos do TEA a não ser que haja uma prática *diária* e um reforço das habilidades que estão sendo aprendidas, aplicando-as em situações fora da sala de terapia. Assim, é muito importante que você esteja por dentro daquilo que seu filho está aprendendo e que seja orientado sobre como praticar as aptidões ou implementar técnicas específicas em casa, na vizinhança ou na escola. Por vezes, isso pode ser conseguido parcialmente por meio da lição de casa. Também é importante que os terapeutas ou professores ofereçam oportunidades explícitas fora do grupo para lidar com as habilidades, em ambientes mais naturais para a criança (por exemplo, na sala de aula, no parque, na loja de fliperama, no boliche ou no restaurante), quem sabe por meio de saídas comunitárias. É importante que o professor ou terapeuta que trabalham com seu filho lhe digam de que modo e onde seu filho pode praticar longe da clínica ou da escola. Se isso não estiver acontecendo, peça uma sessão privada com o terapeuta ou líder do grupo. Diga que você quer estar mais envolvido na terapia de seu filho e peça que lhe deem atribuições ou sugiram procedimentos específicos para que você possa dar continuidade a essas habilidades em casa.

PRINCÍPIOS BÁSICOS PARA ENSINAR HABILIDADES SOCIAIS

PRINCÍPIO	EXEMPLOS
Torne concreto tudo o que for abstrato	• Estipule regras, como "Faça contato visual por 5 segundos quando começar a conversar com alguém". • Divida comportamentos complexos em vários passos, como "Uma conversação consiste em um início, um meio e um final", e ensine cada um desses passos. • Use dicas visuais, como uma seta de duas pontas, para indicar a alternância entre os dois quanto à vez de falar e as idas e vindas de uma conversação. • Use atividades práticas como forma de treinar. Por exemplo, utilizar simulações de situações.
Ajude nas transições	• Monte uma programação por escrito que mostre as atividades do grupo por ordem. • Use uma rotina previsível em todas as sessões, como uma discussão inicial, uma atividade em grupo, uma interpretação de papéis, um intervalo para lanche, brincadeiras e despedida.
Motive	• Defina metas realistas para cada criança. • Estipule recompensas para as metas alcançadas.
Generalize	• Favoreça a comunicação e colaboração entre pais e terapeutas. • Defina tarefas a serem cumpridas fora da clínica, como ligar para outro membro do grupo e ter uma conversa por telefone com ele. • Promova saídas na comunidade para praticar habilidades, como conversas no restaurante.

Em qualquer grupo de treinamento de habilidades sociais para crianças e adolescentes com TEA, deve-se cobrir uma variedade de assuntos. Talvez o mais básico seja ensinar os comportamentos não verbais importantes para a interação social, como o contato visual adequado, a distância social, o volume de voz e a expressão facial adequados. Chamamos isso de *linguagem corporal social*. Um programa típico pode também incluir os seguintes tópicos:

- Habilidades para amizade: cumprimentar os outros, juntar-se a um grupo, aguardar sua vez de falar, compartilhar, negociar e fazer concessões, seguir as regras do grupo, compreender quais são as qualidades de um bom amigo.

- Habilidades de conversação: saber iniciar a conversa, mantê-la e encerrá-la; alternar a vez de falar; introduzir comentários; fazer perguntas aos outros; mostrar interesse pelos outros; escolher assuntos adequados.

- Compreensão de pensamentos e sentimentos: mostrar empatia, saber se colocar no lugar do outro, lidar com emoções difíceis.

- Resolução de problemas e gestão de conflitos na convivência social: aprender a lidar com um "não", e com o fato de ser provocado ou ser excluído.

- Autoconsciência: aprender a respeito do Transtorno do Espectro Autista, dos pontos fortes pessoais, das diferenças singulares e da autoaceitação.

Terapia cognitivo-comportamental

Outro modelo de terapia realizado em clínica e que pode ser útil para ensinar habilidades sociais a adolescentes e jovens adultos com TEA (aqueles que são capazes de tolerar um pouco mais de abstração) é a chamada *terapia cognitivo-comportamental*. Ela foi originalmente desenvolvida para ajudar pessoas com depressão, que costumam ser muito críticas a respeito de si mesmas, pessimistas, e tendem a interpretar eventos neutros de modo negativo (o tipo de pessoa que prefere ver que "o copo está meio vazio", em vez de meio cheio). O crucial nessa terapia é mostrar às pessoas de que modo seus pensamentos influenciam seus sentimentos e como a "fala interior" negativa está relacionada com (ou até causa) sentimentos de tristeza e depressão. O antídoto nesse modelo de terapia cognitivo-comportamental é aprender uma "fala interior" mais positiva, transformar pensamentos negativos em positivos e aprender novos modos de pensar a respeito de si e do mundo. A terapia cognitivo-comportamental revela-se notavelmente eficaz e ainda é amplamente usada para tratar de depressão, ansiedade e outros transtornos psicológicos.

A terapia cognitivo-comportamental auxilia a pessoa a focar as causas e consequências de seu comportamento, assim como as emoções e pensamentos que acompanham seus comportamentos. Sua relevância para pessoas com TEA de alto desempenho costuma ficar prontamente evidente. É comum que os que têm TEA enfrentem dificuldades para captar com precisão as dicas sociais do ambiente, e isso resulta em um comportamento estranho ou inesperado. Eles costumam relatar dificuldades em compreender os sentimentos dos outros e em fazer a distinção entre emoções similares. Por exemplo, algumas pessoas com TEA dizem que conseguem perceber quando o outro se sente "mal", mas não têm certeza se a pessoa está triste ou com raiva, tampouco são capazes de avaliar o quanto a outra pessoa se sente "mal" (está furiosa ou apenas um pouco irritada?), e, o que é mais confuso: às vezes elas não sabem por qual razão. Também costumam ter pouca compreensão das consequências de seu comportamento. Portanto, as abordagens cognitivo-comportamentais podem ser úteis para o TEA.

Josh, 15 anos de idade e com TEA, veio ao grupo um dia dizendo que havia tido uma semana muito ruim, pois fora expulso da escola. Quando questionado sobre as circunstâncias, respondeu com naturalidade que havia enfiado a cabeça de outro garoto dentro da fonte de água. Não deu

nenhuma outra explicação adicional, e parecia quase perplexo com o que havia acontecido (ser expulso da escola). Foi usado o modelo cognitivo-comportamental para ajudar Josh e os demais membros do grupo a compreenderem o vínculo entre as situações, as reações e as consequências. O líder do grupo ressaltou a importância de quatro aspectos na situação de Josh: quem, fez o quê, quando e onde. Josh começou com uma descrição simples: "Esse garoto me deixou com raiva na escola". Com o auxílio estrutural de uma lista escrita, ele conseguiu ser capaz de descrever vários aspectos da situação: os detalhes sobre o garoto envolvido, o que o tal garoto havia feito (chamou Josh de "gorducho"), a hora do dia, e exatamente onde o incidente teve lugar. O grupo então explorou três aspectos da reação de Josh: suas emoções, suas ações e seus pensamentos (ou sua fala interior). Embora ele conseguisse prontamente identificar suas ações (enfiar a cabeça do garoto na fonte de água), para ele as suas emoções (vergonha, embaraço e raiva) e especialmente sua fala interior eram nebulosas. Finalmente, o grupo discutiu tanto as consequências de curto como de longo prazo da reação de Josh. Ele tinha compreensão precisa de uma consequência (sua expulsão da escola), mas parecia ter noção muito limitada de outros frutos de suas ações (por exemplo, que o outro menino havia sido machucado e que Josh com toda probabilidade seria de novo provocado no futuro em razão de sua reação extremada). Usar o modelo cognitivo-comportamental melhorou de modo significativo a compreensão de Josh da situação e sua capacidade de evitar que se repetisse no futuro. O grupo também abordou algumas maneiras de mudar a reação de Josh, sugerindo que substituísse sua fala interior por outra mais positiva, que usasse técnicas de relaxamento e avisasse um professor quando enfrentasse provocações.

A terapia cognitivo-comportamental, seja em grupo ou no formato individual, pode ser útil para adolescentes e adultos com TEA, não só em razão dos problemas de variações de humor e de ansiedade, comuns para essas pessoas, mas pelos vínculos explícitos que esse modelo de terapia estabelece entre situações, reações e consequências – conceitos difíceis de assimilar por aqueles com Transtorno do Espectro Autista. Além disso, o tratamento cognitivo-comportamental é mais estruturado e concreto que outras formas de psicoterapia. Ele se apoia menos no *insight* e no julgamento do que os outros modelos de tratamento, e coloca foco na resolução de problemas práticos, o que faz dele uma forma de terapia "amigável ao autismo". No entanto, as abordagens cognitivo-comportamentais são talvez complexas demais para a maioria das crianças mais novas com TEA, por isso, para tentar esse tipo de tratamento, é melhor esperar até a adolescência e a idade adulta, quando a capacidade de abstração é mais amadurecida.

■ Estratégias para ensinar habilidades sociais fora da clínica

Já enfatizamos antes a importância de lidar com questões sociais em ambiente de grupo, já que é onde os problemas de socialização costumam surgir, e, portanto, onde seu filho precisa praticar os comportamentos sociais. Também enfatizamos que você deve praticar e apoiar em casa as habilidades sociais emergentes de seu filho, sempre que possível, e que o treinamento de habilidades sociais, se ficar restrito ao trabalho em uma clínica, de uma hora por semana, não trará muitos benefícios. Nas seções a seguir, descrevemos vários recursos e técnicas para trabalhar habilidades sociais, que podem ser usados por qualquer um, em uma variedade de ambientes. Essas técnicas ajudarão seu filho a melhorar seu comportamento social mesmo quando não estiver entre as quatro paredes de uma clínica ou da escola, quando conta ali com um profissional treinado para auxiliá-lo. Você é uma peça-chave nesse sentido. As abordagens a seguir não requerem uma competência profissional para serem implementadas, apenas o interesse em tentar, a disposição de persistir tentando, flexibilidade e um pouco de senso de humor. Costuma ser útil iniciar uma intervenção por vez, de modo que você possa monitorar seu sucesso e ter alguma noção sobre as mudanças no comportamento escolhido, checando se estão de fato acontecendo (e por quê). Como sempre, é útil implementar a intervenção se possível em vários ambientes, para aumentar a taxas de aquisição daquela aptidão e melhorar a probabilidade de que se generalize.

E, caso se depare com algum problema ou precise de orientação ao tentar qualquer dessas intervenções em casa, procure a ajuda de um especialista versado em TEA.

Obter feedback e servir de modelo

Pais e irmãos podem ser valiosos ao servirem de modelo para uma criança com TEA. No entanto, para que isso tenha eficácia, você precisa ser muito explícito e concreto quanto às aptidões que escolheu para servir de modelo e quanto à maneira de chamar a atenção de seu filho para elas. Você pode fazer isso de diversas maneiras, mas talvez a mais eficiente seja gravar em vídeo as interações e revê-las mais tarde. Isso, além de ter apelo para a maioria das crianças, que gostam de ser "estrelas" de seus próprios filmes, também permite colher indicações em "tempo real". É mais eficaz como estratégia você pausar um vídeo e destacar um problema, ou fazer uma sugestão exatamente nessa hora, do que tentar reconstruir a situação mais tarde. Porém, mais uma vez, escolha suas batalhas – decida primeiro qual habilidades vai ressaltar (por exemplo, contato visual, alternar a vez de falar, usar tópicos de conversa adequados ou aprender a compartilhar durante uma brincadeira), e depois concentre seus comentários nessa habilidades específica. Não deixe de elogiar seu filho pelas coisas que ele estiver fazendo bem (ou mesmo as que faça razoavelmente), e dê orientações com delicadeza sobre os comportamentos que ele pode melhorar. Tente verbalizar as sugestões de maneira positiva, dando exemplos das coisas que seu filho pode fazer para melhorar, em vez de focar os erros e usar declarações do tipo "não faça isso, evite aquilo". Às vezes, pode ser útil filmar irmãos ou colegas eventualmente envolvidos em interações similares. Aponte as coisas que essas crianças fizeram direito ("Está vendo como a Amanda está olhando bem nos meus olhos e assentindo enquanto converso com ela?"), a fim de chamar explicitamente a atenção de seu filho para a maneira em que o comportamento deve ser desempenhado. Aponte também as coisas que não estão indo bem na interação, de modo que seu filho com TEA não se sinta como o único que faz as coisas errado ou sinta estar sendo criticado injustamente.

Pais e irmãos podem reservar todos os dias um tempo para praticar habilidades de conversação em casa – o mesmo tempo reservado para lição de casa ou para praticar piano. Pode ser uns 10 minutos por dia, nos quais você e seu filho conversem de maneira estruturada. Talvez você precise antes anotar por escrito os tópicos, para garantir que os assuntos sejam mantidos, evitando que a conversa descambe para os assuntos preferidos de seu filho, e para ajudá-lo a formular algumas ideias de antemão. Pode ser útil contar com alguns apoios visuais, como uma seta de papelão ou uma seta giratória para indicar de quem é a vez de falar, ou então um roteiro com sugestões de perguntas ou comentários. Como acabamos de descrever, você pode filmar essas conversas e depois revê-las e praticar mais.

Pode ser que você se sinta frustrado pela pequena quantidade de informações pessoais que seu filho compartilha com você espontaneamente. Pode parecer uma ironia, mas você também precisa tomar cuidado para não compartilhar demais as suas informações pessoais. Muitas crianças com TEA, quando decidem compartilhar, não sabem colocar um limite e exageram, criando uma situação embaraçosa para elas e para aqueles à sua volta. Uma jovem com TEA de alto desempenho, que divagava sobre a atração romântica que sentia por um colega de classe, começou de repente a expressar essa atração em voz alta na cantina da escola. Muitos de seus colegas se sentiram desconfortáveis com essa revelação repentina e excessiva e começaram a evitar a jovem. Uma maneira de impedir esse tipo de situação é prover um *feedback* explícito à sua filha. A maioria das crianças e adolescentes com TEA não capta sugestões sutis a respeito de comportamentos. Portanto, você precisa ser explícito ao definir para o seu filho quais são os assuntos adequados e quais os inadequados, talvez na forma de uma lista. Certifique-se de que sua filha aprendeu a reconhecer alguns sinais de que a outra pessoa está desinteressada ou se sentindo desconfortável com o que ela está dizendo, como quando a pessoa demonstra surpresa, tenta mudar de assunto ou enrubesce, e depois faça uma lista dos assuntos mais apropriados para os quais a conversação pode ser reorientada.

Como tirar o melhor proveito de clubes, atividades e encontros para brincar

Colocar seu filho em situações com outras crianças não será por si só suficiente para garantir que suas questões de socialização sejam resolvidas. As sugestões nesta seção têm foco um pouco mais amplo do que apenas envolver seu filho em atividades extracurriculares que o exponham aos seus pares. Grupos sociais, como os de escoteiros, podem ser úteis, mas geralmente é preciso que haja alguma estruturação explícita e intervenções específicas para garantir situações benéficas. Às vezes, é melhor escolher alguma atividade social em grupo que gire em torno dos interesses e talentos do seu filho, para tornar a experiência palatável e expô-lo a outras crianças que tenham um enfoque similar ao seu e, assim, sejam mais inclinadas a aceitá-lo e apreciá-lo. Muitas comunidades têm clubes ou grupos de computadores, de leitura ou de ciências que podem interessar seu filho. Se houver uma universidade na sua região, informe-se sobre os programas oferecidos a jovens, que muitas vezes abordam temas similares.

Clubes ou grupos de teatro podem também ser muito úteis para crianças com TEA. Talvez no início seu filho se mostre acanhado ou de algum outro modo relutante em participar de um grupo desses, mas os benefícios podem ser substanciais. Afinal, o que é representar se não ser instruído a respeito do que dizer, como se comportar, como fazer sua voz soar bem e qual expressão facial adotar em certas situações sociais? Temos visto várias crianças com TEA de alto desempenho fazendo bons progressos em grupos de teatro.

Se a situação for estruturada de modo adequado, os pais podem também ajudar a guiar crianças mais novas com TEA nos "encontros para brincar", e torná-los uma experiência de aprendizagem bem-sucedida. Porém, não se restrinja a convidar outra criança para vir à sua casa brincar. É importante escolher uma atividade que o seu filho e o amigo façam juntos, em vez de confiar na capacidade deles para encontrar algo interativo. Muitas crianças acabam sentando uma do lado da outra, jogando videogame o tempo todo, e mais nada. Escolha uma atividade que exija alguma interação, como um jogo de tabuleiro, cozinhar uma receita simples, ou trabalhar em um projeto de arte. Encaixe nisso oportunidades explícitas de socialização, como dar a uma criança a farinha e à outra os copos de medida, ou fazer com que cada criança invente uma decoração no biscoito da outra. Isso dá ao seu filho a oportunidade de praticar solicitações, compartilhar, alternar a vez e assumir o ponto de vista do outro. Escolha uma atividade que tenha apelo aos dois participantes. Além disso, certifique-se previamente de que seu filho saiba desempenhar os comportamentos exigidos pela atividade, por exemplo, experimentando o jogo antes ou testando a receita primeiro só você e ele, ou ele com um irmão. Evite deixar que a aprendizagem das regras do jogo seja parte do encontro para brincar; o melhor é que as metas do encontro para brincar sejam *apenas* sociais. Isto é, faça com que seu filho aproveite os talentos dele e possa usá-los com um colega. Talvez seja bom você estar presente a maior parte da interação, orientando e lembrando as duas crianças de alternar a vez, compartilhar, negociar, e coisas do tipo. Você também pode achar útil usar apoios visuais para estruturar a interação (como uma seta giratória para indicar de quem será a vez, uma receita com imagens mostrando todos os ingredientes ou uma lista com as regras do jogo por escrito). Sua meta é ir reduzindo sua intervenção e monitoração até que as crianças possam jogar juntas sem supervisão de adultos. Isso talvez leve algum tempo, mas é mais provável que acabe acontecendo se você já tiver fornecido de antemão uma estrutura, em vez de apenas convidar o coleguinha para brincar na sua casa.

Tenha em mente que a maioria das crianças – inclusive as de desenvolvimento típico – precisa de muita estrutura para que um encontro para brincar seja bem-sucedido. Rixas e dificuldades em compartilhar e fazer concessões aos outros são parte do desenvolvimento social das crianças.

Roteiros sociais

Roteiros sociais nada mais são do que instruções escritas ou linhas gerais sobre o que fazer e dizer em uma situação social comum. Embora a maioria de nós não tenha consciência de que os utilizamos, todos temos uma variedade de roteiros sociais em nosso repertório, e os usamos ao nos defrontarmos com uma situação social específica. Por exemplo, geralmente sabemos o que fazer e dizer quando encontramos uma pessoa que não conhecemos: estendemos a mão, dizemos olá, nos apresentamos, perguntamos o nome da outra pessoa, e assim por diante. A maior parte das pessoas também tem um roteiro social bem consistente, para usar quando vai pedir comida num restaurante ou para atender uma chamada. Pessoas com TEA, no entanto, geralmente não têm esses roteiros sociais construídos ou acessíveis. Por isso, pode ser muito útil fornecê-las um roteiro desse tipo, num formato orientado para a maneira como a maioria das pessoas com TEA de alto desempenho aprende (por exemplo, usando dicas escritas ou estruturas visuais). Graças às suas aptidões típicas de boa memória, as crianças com TEA podem ser capazes de memorizar componentes do roteiro de maneira que as instruções por escrito acabem sendo dispensadas. Roteiros não são difíceis de escrever e você só precisa se colocar na situação da criança e anotar o roteiro que você (ou uma criança) usaria naquela situação.

Clint queria muito convidar uma mulher que havia conhecido no trabalho para um baile na sua igreja, mas estava apreensivo, sem coragem de ligar para ela. O pai dele relembrou que de jovem também tinha dificuldades em convidar mulheres para sair com ele, e sugeriu que Clint usasse um "roteiro telefônico", que descrevesse as coisas importantes que ele precisaria dizer. Clint concordou, embora hesitante. O pai escreveu o seguinte roteiro:

"Alô, eu queria falar com a Cindy; por favor, ela está?"

"Olá, Cindy, aqui é o Clint, do trabalho." (Pausa até você se certificar de que ela sabe quem você é.) "Você está podendo falar?"

Se não: "Quando é que eu posso ligar de novo?" (Pausa para a resposta.) "Certo, então vejo você amanhã no trabalho. Até mais."

Se sim: "Vai haver um baile na minha igreja neste sábado. Gostaria de saber se você estaria livre e gostaria de ir?"

> *Se não: "Que pena. E que tal a gente fazer alguma coisa no outro fim de semana? Um cinema talvez?"*
>
> *Se sim: "Ótimo. Meu pai pode levar a gente. Vamos passar aí até às 7 da noite. Qual é seu endereço?"*
>
> *E assim por diante. Outros exemplos de roteiros que você poderia fornecer ao seu filho pequeno ou adolescente incluem como sinalizar alguma dúvida, como pedir ajuda ou como comprar algo numa loja. É sempre melhor praticar os roteiros várias vezes com seu filho antes de esperar que ele os use bem em público. De novo, filmar e rever a interação roteirizada pode ser extremamente útil.*

Histórias sociais

As histórias sociais [*social stories*], mencionadas no Capítulo 6, são histórias escritas, às vezes ilustradas, que trazem informações a respeito de situações sociais. Foram criadas por Carol Gray, uma educadora do sistema de ensino público de Michigan. São diferentes dos roteiros sociais, pois contêm menos diretivas. Em vez de apenas relatar o que fazer e o que dizer, elas fornecem informações cruciais a respeito da situação social, ressaltando certas dicas sociais e outras motivações e expectativas das pessoas. O mais importante é que as histórias sociais indicam a razão pela qual a criança deve fazer ou dizer o que se sugere que faça ou diga. Carol Gray explica a necessidade dessa justificação com o seguinte exemplo. Se alguém disser para você ir até um canto e plantar bananeira, você pode recusar ou então fazer isso dessa vez (enquanto a outra pessoa que sugeriu isso fica observando), e depois nunca mais. Por quê? Porque esse comportamento não faz sentido na situação particular. É mais ou menos o que ocorre com nossa criança com TEA – talvez estejamos dizendo a ela que faça ou diga algo que soa totalmente estranho para ela. Portanto, cabe a nós explicar a *razão* por trás de certos comportamentos sociais se quisermos que nossos filhos façam isso regularmente. Na realidade, Carol Gray sugere (e muitos pesquisadores concordam com ela) que essa falha em compreender o *"porquê"* do comportamento social está no cerne de várias das dificuldades associadas ao TEA.

Carol Gray destaca algumas regras muito específicas para escrever uma história social eficaz. Por exemplo, ela deve conter um maior número de afirmações *informativas* (explicando dicas sociais ou expondo razões) do que *diretivas* (dizer à criança o que fazer e dizer). As diretivas devem ser enunciadas de maneira positiva ("Faça isso" em vez de "Não faça isso"). A seguir, um exemplo de história social escrita para ajudar uma criança a aprender o comportamento adequado na cantina da escola.

> *Tracy, 9 anos de idade e com TEA de alto desempenho, tinha problemas em muitos aspectos da situação do almoço. Não gostava de ficar esperando na fila, queria comer só as sobremesas, e chorava e tinha ataques de raiva quando perfuravam seu cartão de almoço. A história social que os pais dela escreveram ajudou-a a compreender por que precisava fazer essas coisas. Isso também lhe deu algumas regras concretas e precisas para seguir. Os professores de Tracy colocaram cada um dos itens de sua história social numa tira de papel, deixaram Tracy fazer um desenho para ilustrar cada tira e indicaram que carregasse a tira na sua bandeja no almoço. Essa intervenção foi muito útil para mudar o comportamento de Tracy na cantina, e quase imediatamente reduziu-se muito o número de vezes em que ela tinha crises. Os pais de Tracy começaram a criar histórias sociais para ajudá-la a entender como se comportar em muitas outras situações sociais difíceis, como ser boazinha com seu novo irmãozinho bebê, tomar banho, seguir as rotinas da hora das refeições, sentar quieta na sinagoga, e usar a escada rolante no shopping.*

Histórias sociais são pensadas para serem úteis, não só por apresentarem justificativas para um comportamento social, mas também por serem muito estruturadas visualmente. Elas constituem um produto escrito que a criança pode consultar a qualquer hora para lembrar dos comportamentos sociais adequados na sala de aula (levantar a mão antes de falar, aguardar na fila, lidar bem com uma mudança na programação da aula, e assim por diante). As histórias podem ser escritas em fichas e afixadas na carteira do aluno; muitas crianças também mantêm suas histórias sociais organizadas em um caderno ou tablet, e gostam de relê-las com a família ou guardar aquelas das quais não precisam mais, como prova do progresso que vêm fazendo.

COMER NA CANTINA DA ESCOLA

- Na hora do almoço, minha professora diz à classe que é hora de ir para a cantina.
- Eu vou à cantina com todas as demais crianças. Tento ir andando sem pressa.
- Temos que fazer fila para pegar a comida. Eu aguardo minha vez de pegar o almoço. É importante aguardar a vez. As outras crianças não gostam quando eu furo fila. Eu quero que as outras crianças gostem de mim.
- A moça que serve no balcão é muito simpática. Ela me pergunta o que eu vou querer comer. Então escolho o primeiro prato, alguns legumes, a sobremesa e a bebida. Eu aponto para cada comida que escolho, e ela coloca na minha bandeja.
- Só tenho direito a uma sobremesa. Se comer muitas sobremesas, posso passar mal.
- Eu digo "obrigada" à moça do almoço.
- Empurro minha bandeja até o final do balcão e entrego meu cartão de almoço à pessoa que fica no caixa. Ele perfura o cartão. Esse furo indica a eles que eu paguei meu almoço.
- Levo minha bandeja até a mesa e como ao lado de Susan e Jane.

Narrar a vida

A meta das histórias sociais é explicar dicas sociais e justificar a importância de certos comportamentos sociais ao seu filho. Entretanto, há outras maneiras de alcançar esse meta. Uma delas é uma técnica chamada "narrar a vida", desenvolvida por Linda Andron, uma assistente social da Universidade da Califórnia, em Los Angeles, que se especializou em ajudar indivíduos com TEA. A doutora Brenda Smith Myles, professora do Centro Médico da Universidade do Kansas, chama essa abordagem de "pensar alto". Como os nomes dessa técnica indicam, ela envolve fazer um comentário contínuo do seu comportamento ou dos seus processos de pensamento. Por exemplo, você pode descrever verbalmente o que está fazendo, a razão pela qual está fazendo, como está tomando decisões, por que seleciona certos comportamentos em vez de outros, e que dicas leva em conta. Essa técnica é um pouco como a da história social, mas não é visual, e tampouco resulta num produto concreto. Isso significa que pode ser menos útil para algumas crianças, mas seu apelo é ser incrivelmente simples de implementar e poder ser usada em qualquer lugar, a qualquer hora.

Quando a mãe de Seth foi ao mercadinho, ficou narrando em voz alta cada um dos passos que realizava no processo. Ao escolher uma marca de sopa, dizia: "Acho que hoje vou comprar essa marca aqui. Faz tanto tempo que a gente leva a outra marca que acho que todo mundo já enjoou dessa sopa. Além disso, essa aqui está em promoção". Enquanto procurava outro item, dizia em voz alta: "quando não consigo encontrar alguma coisa, eu pergunto a algum funcionário. A gente identifica os funcionários da loja pelo uniforme". Quando a mãe de Seth decidia em que fila do caixa entrar, dizia: "Essa moça do caixa parece ser mais rápida e a fila também é mais curta. E ela sorri para todo mundo, então parece ser mais atenciosa". Quando aguardavam na fila, disse a Seth: "Às vezes, é muito chato ficar esperando um tempão na fila. Mas também seria muito deselegante furar a fila, sem contar que os outros

iam reclamar e ficar com raiva de mim. E ficar esperando também me permite ficar olhando as revistas que eles colocam junto ao caixa". Quando abriu a carteira, comentou: "Antes de irmos embora, preciso pagar essas coisas que comprei. Se não tiver dinheiro suficiente, posso pagar com cheque ou com cartão de crédito". Ao saírem do mercadinho juntos, a mãe disse a Seth: "Essa moça do caixa foi muito gentil. Eu sempre gosto de bater um papinho rápido com o caixa. Se não me vier nada na mente para dizer, faço algum comentário sobre o tempo".

Arquivos de amizades

Tony Attwood, autor de *The Complete Guide to Asperger's Syndrome*, sugere que os pais ajudem o filho a criar fichas contendo informações relevantes sobre seus colegas. Manter informações nesse formato sobre os atributos, interesses e atividades favoritas de outras crianças torna a informação mais fácil de acessar e lembrar, e permite que a criança se prepare de maneiras mais concretas para suas interações. Ajude seu filho a usar essas fichas para:

- Escolher tópicos de conversação apropriados.

- Elogiar os outros (ao conhecer seus atributos).

- Escolher atividades que seus colegas possam curtir. Os arquivos de amizades, portanto, não só promovem a amizade, mas, de modo mais amplo, ensinam ao seu filho importantes aptidões, como considerar outros pontos de vista, estar sintonizado com os interesses dos demais e ajustar as interações em função do parceiro.

Coaching *feito pelos pares*

Um tipo muito diferente de estratégia usada para ensinar habilidades sociais é o que chamamos de *mediação pelos pares*. Isso se baseia no fato de que crianças "típicas" (as que não têm TEA) da mesma idade interagem de maneira mais natural com crianças ou adolescentes que têm TEA. O simples fato de colocá-las mais próximas não é suficiente (afinal, isso provavelmente já ocorre na escola, e mesmo assim seu filho ainda tem dificuldades de socialização). Em vez disso, os pares típicos são ensinados explicitamente a iniciar interações, despertar reações sociais, dar *feedback* e reforço a crianças com TEA. Elas recebem algumas linhas gerais simples para interagir com a pessoa que tem TEA, como ficar perto dela, juntar-se às atividades que ela estiver fazendo, emitir comentários, elogiá-la mesmo por pequenos comportamentos interativos, e persistir. Além disso, informações gerais sobre TEA são compartilhadas com esses pares típicos. Algumas situações possíveis (por exemplo, quando a criança com TEA ignora um de seus pares ou fica falando sem parar sobre répteis) são encenadas, para dar aos pares típicos algumas ideias a respeito de como interagir. Depois disso, porém, o adulto, em vez de atuar como terapeuta ou de interagir diretamente com a criança com TEA, deixa que os pares se comportem e interajam com ela. Os terapeutas continuam presentes para dar apoio, incentivar e proteger a criança com TEA quando necessário, mas sem tentar aplicar o tratamento por meio dos pares típicos, até saírem de cena como "intermediários". Essas intervenções mediadas por pares costumam ser realizadas em escolas, mas podem também ser implementadas em uma clínica ou num ambiente na comunidade — elas têm sido adaptadas até mesmo para uso em casa (ver adiante).

As pesquisas demonstram que as abordagens que usam a mediação por pares trazem benefícios consideráveis. Um estudo mostrou um aumento de duas a três vezes na taxa de fazer perguntas, obter a atenção de outra criança, aguardar a vez de falar e fazer contato visual, depois desse tipo de intervenção de um par em uma sala de aula de pré-escola. Parece também que crianças com TEA generalizam melhor novas habilidades para outros ambientes e conseguem mantê-las ao longo do tempo, provavelmente porque a necessidade de transferir as habilidades sociais recém-aprendidas de um adulto terapeuta para pares típicos da mesma idade não seja mais necessária.

Pode ser que você queira checar com a escola de seu filho se estariam dispostos a implementar algum tipo de intervenção mediada pelos pares na sala de aula. Ou talvez queira adaptar essa abordagem para usá-la em casa, com os irmãos ou crianças da vizinhança fazendo o papel de *coaches*. Se decidir fazê-lo, certifique-se de preparar e treinar o "par" com antecedência. Você conhece as extravagâncias e as dificuldades de socialização de seu filho, portanto, prepare a criança para esses problemas que podem surgir e faça uma encenação prévia de como lidar com eles. Dê à outra criança algumas regras para orientar a interação (por exemplo, fique perto do John, continue tentando brincar com ele e ignore quando ele ficar falando sozinho). De início, monitore as interações, mais ou menos como descrevemos há pouco na seção sobre encontros estruturados para brincar. Depois, afaste-se e deixe que as crianças interajam.

Círculo de amigos

Esta é uma atividade projetada para ajudar crianças que têm poucos amigos a se tornarem parte de um grupo e serem incluídas em atividades sociais. O melhor é implementá-la em sala de aula ou em outro ambiente de grupo natural. Constrói-se um "mapa" social formado por círculos concêntricos, com a criança no centro; no círculo menor, está a família; no círculo seguinte, outros apoios (professores, terapeutas, padres ou pastores); no último círculo, estão os amigos. Na sala de aula, a professora pode construir primeiro um círculo de amigos para algumas crianças típicas. Depois, constrói um para a criança com TEA. Fica imediatamente evidente que o anel externo é menos povoado em comparação com o das crianças típicas, e pode até estar vazio. Em seguida, a professora pede que se apresentem voluntários para entrar no círculo de amigos da criança com TEA. Esses voluntários recebem então uma série de atribuições, desde cumprimentar a criança quando ela entra na classe, a incluí-la nas brincadeiras ou nas conversas na hora do intervalo, ou a sentar com ela na hora do almoço. O sucesso do programa de círculo de amigos parece depender do monitoramento dos "amigos voluntários". É necessário que haja um treinamento prévio (mais ou menos como o que se faz com os pares mediadores nos grupos de treinamento de habilidades sociais que descrevemos). Ele deve cobrir informações básicas sobre TEA, dicas para envolver a criança, dicas sobre o que fazer se ocorrerem comportamentos pouco usuais, e ainda um pouco de encenação prévia das situações que podem surgir. Depois que a intervenção tem início, é necessário promover encontros curtos, mas regulares (semanais). A sala de aula ou um professor especial ou outro membro da equipe da escola devem se reunir com os voluntários, ouvir o relato de como ajudaram a criança com TEA naquela semana, discutir os problemas que tiverem surgido e talvez até fazer algumas encenações ou oferecer sugestões sobre como lidar com os problemas.

Uma intervenção similar pode ser feita em casa, com crianças da vizinhança servindo como amigos voluntários. Trabalhar de perto com os pares, dar-lhes uma orientação adequada e fazer o acompanhamento é muito importante, independentemente se o círculo de amigos for implantado em casa ou na escola. Ao escolher as crianças que serão amigas de seu filho, procure as que se mostrem mais dispostas, animadas e bem-preparadas com informações a respeito dele, para que possam ser bem-sucedidas.

Linda, a mãe de Joseph, decidiu organizar um círculo de amigos para ele na vizinhança. Contatou três de seus vizinhos que tinham filhos mais ou menos da idade de Joseph, contou-lhes a respeito do programa e pediu que perguntassem a seus filhos se teriam disposição de brincar com Joseph. Dois meninos de 8 anos concordaram em participar do círculo de amigos. Já conheciam Joseph e estavam a par de algumas de suas esquisitices, mas Linda decidiu dar-lhes mais detalhes sobre o TEA. Ressaltou que Joseph era brilhante e falou de seus talentos naturais e aptidões especiais. Também disse que ele às vezes tinha problemas para escolher os assuntos da conversa e também para saber quando devia parar de falar. Ela fez uma encenação com os meninos sobre o que poderiam fazer quando alguma dessas situações surgisse. Por exemplo, quando Joseph começasse a falar sobre geografia, sugeriu que os pares dissessem: "Ah, verdade, isso é muito interessante. Mas você viu o jogo

de basquete ontem à noite?". Quando Joseph começasse a divagar, ensinou os pares a erguer o dedo indicador e dizer: "Opa! Posso dizer uma coisa?", e que então conduzissem a conversa numa direção mais apropriada. Deu então a cada menino atribuições específicas, como se sentar ao lado de Joseph no transporte escolar, andar de bicicleta com ele no beco da vizinhança e ligar para ele de vez em quando. Toda semana Linda fazia uma checagem com os meninos e suas respectivas mães, para ver como iam as coisas, se haviam tido algum problema de relacionamento ou deparado com situações com as quais não soubessem lidar. Linda esperava que os meninos acabassem curtindo de fato a companhia de Joseph, mas decidiu que oferecer-lhes de vez em quando algum agrado, como um vale brinde na loja de doces e algumas saídas para comer pizza e jogar fliperama, ajudaria a mantê-los comprometidos a brincar com Joseph. Tudo isso dava bastante trabalho a Linda, mas ela se sentia recompensada ao ver a satisfação no rosto de Joseph quando ele recebia uma ligação ou era convidado a dar uma volta de bicicleta com eles.

ESTRATÉGIAS PARA MELHORAR A CAPACIDADE DE SEU FILHO DE LIDAR COM EMOÇÕES

Uma das tarefas básicas da infância é aprender a controlar as reações emocionais. Para muitas crianças com TEA, o processo de autorregulação emocional é mais demorado, e muitas vezes elas precisam de ajuda para aprender a lidar adequadamente com emoções intensas. Por exemplo, enquanto a maioria das crianças de 3 anos e muitas de idade pré-escolar têm reações intempestivas ocasionais ao ficarem frustradas por não conseguirem o que querem, quando entram na escola primária a maioria das que têm desenvolvimento típico não tem mais essas reações ou elas se tornam raras. Já crianças mais velhas e mesmo adolescentes com TEA de alto desempenho podem continuar a ter reações de raiva, pois ainda não aprenderam a controlar as emoções. É evidente que esse tipo de comportamento não contribui para a sua adequação social e pode ser uma das causas de rejeição e isolamento.

Um aspecto importante da regulação das emoções é ter consciência dos estados internos do próprio corpo e dos sinais de excitação emocional. Por exemplo, quando uma pessoa fica frustrada, seus músculos podem se tensionar. Ela sente um afluxo quente de sangue no rosto e um intenso aumento repentino de energia. Ter consciência desses efeitos fisiológicos de excitação emocional e saber interpretá-los é algo difícil para algumas crianças com Transtorno do Espectro Autista.

Os irmãos de Mateo adoravam ir à loja de fliperama do bairro e infernizavam a mãe para levá-los. Ela se sentia desconfortável porque Mateo, um garoto com TEA de alto desempenho, vivia momentos muito difíceis ali. No início, até gostava da experiência, mas era tão afetado pelas luzes e sons que logo perdia o controle. Começava a balançar o corpo descontroladamente e corria pelo local implicando com outras crianças. A saída acabava sempre em lágrimas e era um desastre para todos os envolvidos. Os irmãos de Mateo pediram que a mãe o deixasse em casa da próxima vez.

Tim, um adolescente com TEA, era um aluno talentoso. Mas, apesar de ter aptidões em matemática bem acima do exigido na sua série, recebia várias notas baixas. Seu limiar de frustração era tão baixo que com frequência perdia a paciência na classe quando seu lápis precisava ser apontado de novo ou quando não conseguia a atenção imediata da professora. Parecia incapaz de monitorar a tensão crescente em seu corpo, até que era tomado por inteiro e tinha uma explosão física: atirava todos os livros e cadernos no chão, gritava "Pra mim chega!" e saía da classe. Os outros alunos ficavam pasmos e cochichavam entre eles, dando risadinhas.

Nesses dois exemplos, vemos crianças que não conseguem monitorar seu nível de excitação e têm dificuldades sociais por causa disso. Há algumas estratégias que os pais podem usar para ajudar as crianças a regularem melhor as emoções. Primeiro, você pode encorajar seu filho a expressar com palavras o que sente. É justamente quando as crianças de pré-escola aprendem a verbalizar que essas crises diminuem acentuadamente. Comece ensinando seu filho a perceber quando está experimentando uma emoção, seja de alegria, de raiva ou de tristeza. Então crie com ele um rótulo verbal para esses estados emocionais e incentive-o a expressar esses sentimentos em palavras (por exemplo, "Estou com muita raiva!"). Se seu filho precisar, você pode também fornecer dicas visuais, como uma folha de papel com várias emoções representadas visualmente, para ajudá-lo a ter noção de seu estado emocional.

Depois que seu filho tiver expressado seus sentimentos em palavras ou usando imagens, sugira algumas maneiras de lidar com as situações que despertam emoções intensas. De início, você pode apenas dar sugestões, até mesmo fazer uma lista das estratégias que podem ser usadas. Por exemplo, diga: "Se você ficar frustrado, peça ajuda ou dê um tempo ou passe para o problema seguinte". Mas, depois, terá que pedir que ele mesmo arrume alguma solução. Incentive-o também a pensar em alternativas para as estratégias que você sugeriu ("O que *mais* você poderia fazer na hora em que se sentir frustrado?").

Às vezes, porém, o estado emocional de seu filho é tão intenso que ele vai precisar de técnicas para se acalmar, antes de ter condições de discutir seus sentimentos e as possíveis maneiras de lidar com eles. Uma técnica que costuma ser útil é o *relaxamento progressivo*. Enquanto seu filho se senta confortavelmente e respira fundo, conduza-o verbalmente para fazê-lo sentir como seus grupos musculares ficam tensos (quando inspira) e relaxados (quando expira), dos pés à cabeça. À medida que ele for se sentindo mais confortável com o processo, você pode ensiná-lo a tensionar e relaxar o corpo todo, de maneira rápida e sutil, para que ele saiba usar isso nas situações de estresse. Um benefício adicional dessa técnica de relaxamento é que o processo de ensiná-lo ajuda a criança a reconhecer melhor os estados corporais associados à tensão e ao relaxamento. Uma segunda estratégia de tranquilização para o seu filho é colocá-lo em uma atividade relaxante, como ouvir música no celular, mascar chiclete, desenhar, receber uma massagem nas costas ou pensar em algo reconfortante, como um cobertor macio ou o pelo de seu bicho de estimação. Uma estratégia menos direta é ensiná-lo a pedir ajuda ou a sair de uma situação quando perceber que existe potencial para deixá-lo agitado demais. Para o menino Tim, que descrevemos acima, pode ser benéfico ele ter permissão da professora para sair da classe por 2 minutos quando experimentar frustração muito intensa. Pais e professores podem aprimorar esse sistema arrumando lugares tranquilos e elaborando estratégias para que as crianças tenham um alívio, providenciando sinais ou "cartões de pausa" para informar aos outros que precisam de um tempo sozinhas. O simples fato de saber que essa opção está disponível pode ajudar seu filho com TEA. A maioria das crianças se beneficia de uma combinação dessas estratégias para aprender e manter o controle emocional.

LIDAR COM PROVOCAÇÕES E *BULLYING*

Muitas crianças e adolescentes com TEA são provocados, humilhados ou sofrem *bullying* na escola. Um estudo recente do Dr. Paul Shattuck e colegas descobriu que quase metade das crianças têm sido vítimas de *bullying*. As abordagens que fazem uso da mediação de pares, descritas acima, parecem aumentar a aceitação por parte dos colegas, e isso pode reduzir a frequência com que as crianças com TEA são vitimizadas – algo comum em suas vidas. Os pares amigos são especialmente úteis para uma criança com TEA nas horas livres do dia escolar, como o almoço ou os intervalos. Está bem estabelecido que aqueles que promovem o *bullying* raramente escolhem como alvo uma criança que faça parte de um grupo (ou mesmo que ande com outro colega); tendem a perseguir crianças que estão sozinhas e, portanto, são mais vulneráveis.

Há várias outras técnicas que têm se mostrado promissoras para reduzir a probabilidade de provocações ou *bullying*. Muitas abordagens envolvem elementos similares àqueles utilizados nos programas com mediação de pares, como fornecer informações sobre autismo aos colegas de classe e criar oportunidades frequentes de interação entre crianças com TEA e seus colegas típicos. Outros programas envolvem treinamento em assertividade ou ensinar à criança algumas técnicas específicas para enfrentar os provocadores – por exemplo, pedir ajuda, procurar um professor ou um local seguro, recorrer ao humor e assim por diante. Se você tem razões para supor que seu filho está sofrendo *bullying*, entre em contato imediatamente com a professora dele e também com o diretor da escola. É muito importante que seu filho seja protegido, e isso implica definir planos específicos para lidar com as diferentes situações, estabelecer zonas "seguras" na escola e monitorar melhor as atividades e situações menos estruturadas, nas quais o assédio pode ocorrer.

A criança vítima de *bullying* é tipicamente insegura, ansiosa e socialmente "à margem", com poucos amigos ou apoios de outro tipo. As crianças também podem sofrer provocações quando há algo de diferente nelas, e esse pode ser o caso com seu filho. Além de adotar as soluções nas situações escolares descritas, você pode ajudar a torná-lo mais resistente ao *bullying* fazendo-o sentir orgulho pelas coisas em que ele se mostra diferente. É mais difícil provocar uma criança que se sente confiante. Brent, um menino de 10 anos com TEA, estava sendo provocado no playground e chamado de "menino vírus" (por causa de seu interesse em vírus e bactérias). Como sua professora relatou mais tarde, Brent virou-se e retrucou: "Bom, eu gosto de vírus porque tenho Transtorno do Espectro Autista, e por ter esse transtorno sou muito melhor em leitura e em videogames do que você". Brent, a propósito, havia sido inscrito no grupo de habilidades sociais que enfatizava esses pontos fortes especiais do TEA. O provocador ficou sem ter o que dizer e foi embora.

Se comportamentos incomuns, como balançar o corpo, agitar as mãos, falar consigo mesmo ou fazer ruídos parecem ser a principal causa de seu filho ser provocado, você pode tentar ajudá-lo a se tornar mais consciente desses comportamentos e a minimizar sua ocorrência em público ou quando estiver com seus colegas. Filme seu filho e então aponte exemplos desses comportamentos, ensinando-o a identificá-los melhor. À medida que ele se tornar mais consciente do comportamento, você poderá instituir um sistema de recompensa (similar ao programa de autogestão descrito no Capítulo 4) para diminuir sua ocorrência. Se o comportamento incomum parece atender a alguma função específica, como expressar excitação ou aliviar o tédio, é possível ensinar comportamentos substitutos mais apropriados – bater as mãos em vez de agitá-las, ou dizer "Ah, certo!" em vez de fazer ruídos incomuns –, como discutido no Capítulo 6.

Outra forma de ajudar seu filho a se tornar consciente de suas diferenças, especialmente aquelas que podem incitar provocações, é por meio de uma discussão explícita a respeito do seu diagnóstico. Como pais, vocês podem falar com seu filho sobre os aspectos básicos do TEA, enfatizando sempre que possível os pontos fortes especiais e os aspectos singulares positivos. Isso pode levar a uma discussão sobre os comportamentos incomuns associados ao TEA e de que maneira eles podem aumentar o risco de seu filho ser provocado. Uma metáfora útil ao falar das maneiras pelas quais as pessoas se destacam das demais é a dos gorilas e flamingos. Os gorilas se sobressaem por às vezes exibirem um comportamento negativo muito perceptível, como fazer gestos agressivos e ter ataques de raiva, enquanto os flamingos se destacam por serem peculiares e interessantes, diferentes dos outros. Considerando que seu filho não quer se destacar, você pode ajudá-lo a identificar e aprender a monitorar os comportamentos que o fazem parecer um gorila ou (mais frequentemente) um flamingo, usando para isso as técnicas que acabamos de descrever. Uma sugestão é que você e seu filho leiam relatos pessoais escritos por pessoas com TEA de alto desempenho ou assistam filmes que tenham personagens com TEA, para que seu filho possa identificar com mais facilidade as características tangíveis dessa condição. Discutiremos as questões de autoestima e identidade com mais profundidade no próximo capítulo, que lida com problemas específicos de adolescentes e adultos.

CAPÍTULO 9
Olhando à frente:
o Transtorno do Espectro Autista de
Alto Desempenho no final da adolescência
e na idade adulta

Enfrentei ventos furiosos
Sobrevivi às mais fortes tempestades
Soprei pelo vale do paraíso
Tenho ficado encharcado
Tenho sobrevivido
Sou quem eu sou!

– Um adolescente com TEA.

Crescer traz muitos novos desafios para crianças com TEA e seus pais. Os anos finais do fundamental e o ensino médio apresentam ambientes mais complexos e menos estruturados, exigindo que a criança com TEA faça frequentes transições, como ir de uma sala de aula a outra e desenvolver maior independência e flexibilidade. As dificuldades que crianças com TEA enfrentam com organização e outras aptidões das funções executivas (discutidas no Capítulo 7) podem tornar especialmente desafiador alcançar a plena independência. Além disso, as exigências sociais também aumentam com a idade. No início da adolescência, o desejo de se conformar às normas sociais atinge o seu auge, e isso pode ser particularmente difícil para uma criança que é inerentemente diferente de seus pares. Na realidade, para muitas crianças com TEA, pode ser a primeira vez que elas se dão conta do quanto são diferentes das demais. Coroando todas essas novas demandas, pesa também sobre os adolescentes a expectativa de que se comportem de maneira mais madura e assumam papéis sociais e emocionais cada vez mais complexos nos relacionamentos.

A BOA NOTÍCIA A RESPEITO DE FICAR MAIS VELHO

Felizmente, a adolescência e a fase de jovem adulto têm também um lado positivo. A essa altura, algumas pessoas com TEA, especialmente as que receberam tratamento apropriado por vários anos, têm um sólido conjunto de ferramentas para navegar pelas situações sociais. A maior familiaridade com as "regras" da interação social pode ajudá-las a se adaptar e a chamar menos atenção negativa de seus pares do que ocorria na infância. Ao mesmo tempo, os adolescentes e jovens adultos de desenvolvimento típico ao seu redor estão amadurecendo e desenvolvendo maior aceitação das diferenças que percebem nos outros. Você não pode esperar que haja tolerância, é claro; a crueldade entre jovens adultos é disseminada e bem conhecida. Enquanto pai, você optará por seguir lidando com qualquer provocação e *bullying* usando as sugestões do Capítulo 8. Mas, em geral, esse tipo de problema diminui no colegial e cai para níveis bem baixos na fase adulta.

Não há qualquer garantia de que isso venha a funcionar para o seu filho ou filha, mas as excentricidades e idiossincrasias podem às vezes ser um ponto favorável para a socialização no ensino médio. Vejamos Charles, por exemplo. Na escola primária, sua tendência de questionar a autoridade e de desafiar a lógica das regras o fazia acabar muitas vezes na sala do diretor. Suas constantes interrupções da aula para discutir alguma regra ou tarefa que ele julgasse arbitrária deixavam os colegas irritados e o tornavam impopular. Mas, quando Charles chegou ao ensino médio, de repente se deu conta de que ao seu redor havia outros que também achavam seu dever apontar, nas figuras de autoridade, os erros em sua lógica e as suas expectativas descabidas em relação aos alunos. Charles ainda era visto como alguém estranho por seus pares, mas era de certo modo admirado como o rebelde da classe.

Outra vantagem da maturidade é que, na fase adulta, é mais aceitável fazer a vida social girar em torno de certos interesses. Por exemplo, muitos adultos típicos socializam bastante com os próprios colegas de trabalho, e sua conversa costuma girar em torno de ocorrências no escritório ou do trabalho que todos têm em comum. Para pessoas com TEA que tenham escolhido ocupações ligadas aos seus interesses particulares, isso significa menos conversa sobre assuntos que não sejam familiares ou sobre tópicos desinteressantes, além de potencialmente gerar menos ansiedade social ou desconforto. Como os adultos têm um tempo de lazer mais reduzido, também é muito comum que procurem pessoas com interesses similares, seja por meio de clubes, pela internet ou por outras vias. Isso também ajuda pessoas com TEA a manter uma vida social mais gratificante do que intimidante. Por exemplo, quando criança, o interesse de Ellie pela Guerra Civil Americana era visto como algo extravagante por seus pares. No entanto, como adulta, ela tem um círculo social ativo e bem-sucedido entre indivíduos que gostam de representações de batalhas históricas tanto quanto ela. Na realidade, ela passou a ser respeitada pela gama e profundidade de seus conhecimentos sobre o assunto.

Talvez a vantagem mais importante da maturidade em adolescentes com TEA (assim como em muitos adolescentes típicos) é que sua maior autonomia cria mais oportunidades de moldar a própria experiência e procurar no mundo um "nicho" mais compatível com os próprios pontos fortes e interesses. Robin, uma jovem com TEA, passou a infância frustrada ao ver que seu interesse por fotografia era pouco apreciado pelos outros. Os pais e professores insistiam para que deixasse de lado esse fascínio e se dedicasse mais aos trabalhos escolares, e os colegas sempre tentavam fugir de seus longos discursos a respeito de técnicas fotográficas. No ensino médio, porém, Robin não só ganhou status social como também uma maior autoestima ao se juntar à equipe que produzia o anuário da classe, e viu todo mundo procurá-la querendo uma chance de ocupar algum espaço em suas fotos. A família de Robin sabiamente incentivou esse interesse, que acabou ajudando-a a encontrar emprego como assistente de um fotógrafo.

Como a maturidade traz essa liberdade de escolher seu próprio nível e tipo de socialização, adolescentes e adultos com TEA também têm uma gama maior de opções sociais do que quando crianças. Alguns, especialmente os que vêm tendo algum sucesso social e aprendendo a achar a interação interpessoal realmente gratificante, escolhem se adaptar socialmente ao "padrão" e permanecem no caminho de uma socialização "típica". Para outros, porém, as atividades sociais ainda parecem mais desconfortáveis do que gratificantes, e esses jovens homens e mulheres podem continuar preferindo atividades solitárias. Se, mesmo depois de anos de *coaching* em habilidades sociais, seu filho escolher um caminho solitário na adolescência, você pode achar que falhou, ou ficar preocupado acreditando que a vida adulta feliz, que era a principal meta que você projetava para o seu filho, talvez nunca seja alcançada. Nesse caso, tente considerar que o nível de socialização em que seu filho se sentir mais confortável, qualquer que seja, será aquele com maior probabilidade de fazê-lo feliz. Como pai ou mãe, sua tarefa é fornecer ao seu filho as habilidades de socialização, mas, em última instância, cabe a ele a decisão de como usar essas habilidades. Isso vale para todos os indivíduos, que façam parte ou não do espectro autista. Todos os pais enfrentam o desafio de alcançar um equilíbrio entre aquilo que a seus olhos é o melhor e as preferências pessoais de seus filhos. A maioria dos pais espera que os filhos tenham uma vida feliz e produtiva. Além disso, é importante lembrar que sua definição de uma vida feliz e produtiva pode não bater com a de seu filho, particularmente em termos do nível e do tipo de contato social.

Lauren, de quem já falamos no Capítulo 1, mostrava pouca vontade de socializar no ensino médio. Sua mãe ficou muito desapontada quando ela recusou um convite de um colega de classe para o baile de formatura. Mas, quando Lauren entrou na faculdade, conheceu uma "alma gêmea", outro solitário que também cursava física e compartilhava com ela o amor pelo cinema. Ela e esse jovem passavam muitas noites dos finais de semana no cinema. Quando a mãe lhe

perguntou sobre o que ela e o jovem conversavam, Lauren respondeu: "Sobre nada". Quando a mãe perguntou se alguma vez haviam jantado juntos antes do cinema ou se ela já o havia convidado para um café, respondeu: "Não". A mãe de Lauren tentou passar-lhe roteiros e outros apoios para que o relacionamento pudesse passar para outro nível. Mas, ao longo do tempo, ficou nítido que Lauren tinha muita satisfação e prazer com aquele relacionamento do jeito que era. A mãe acabou concluindo, com uma pontinha de tristeza, que embora Lauren e seu amigo não tivessem um relacionamento romântico típico de adultos, ela estava feliz e era muito mais sociável do que já havia sido.

Outra boa notícia a respeito da adolescência é que talvez as coisas fiquem bem mais fáceis para o seu filho com TEA do que você imagina — e até mais fáceis do que são para um filho de desenvolvimento típico. Muitos indivíduos com TEA sentem-se tão à vontade com adultos e com adesão às regras que exibem poucos comportamentos típicos da adolescência, como quebrar regras, testar limites, adotar comportamentos perigosos e questionar a autoridade. Não estamos dizendo que não haverá desafios, mas é bastante raro ver pais de adolescentes com TEA tendo que encarar, por exemplo, cabelos pintados de verde, *piercings* e uso de drogas.

QUESTÕES CRUCIAIS NA ADOLESCÊNCIA E NA FASE ADULTA

Adolescentes e adultos com TEA de alto desempenho enfrentam muitos dos mesmos desafios de sua infância. Para os pais, isso significa que as abordagens utilizadas para ajudar seu filho ou filha ainda serão úteis. Muitas pessoas com TEA, talvez a maioria, continuam precisando de apoio mais tarde na vida, embora talvez de forma cada vez mais reduzida à medida que o tempo passa. Assim como fez quando seu filho era mais novo, você deve continuar a aproveitar seus pontos fortes sempre que possível, incentivando sua excelente memória e suas aptidões de visualização para que fique mais fácil para ele, em processo de amadurecimento, navegar pela educação superior e pela vida profissional. A maioria dos ajustes que recomendamos no Capítulo 7 continuarão sendo úteis no colegial e na faculdade. Muitas das estratégias que oferecemos no Capítulo 6 para tornar a vida em casa mais fácil irão beneficiar também seu adolescente ou jovem adulto quando ele for residir em outro ambiente. A maior parte das sugestões para aliviar o embaraço na socialização e facilitar amizades, que foram discutidas no Capítulo 8, ainda serão aplicáveis.

Você pode alegar, no entanto, que seu filho acabou de passar por uma grande mudança hormonal. Que agora tem um emprego. Que as expectativas do resto do mundo são maiores agora que seu filho está mais velho. Será que podemos de fato seguir adiante como se nada tivesse mudado? Na realidade, algumas coisas mudam para pessoas com TEA de alto desempenho conforme elas amadurecem. Você deverá, mais do que nunca, enfatizar a independência e a funcionalidade. Terá que aprender a negociar um novo conjunto de situações e ambientes para conseguir ajudar seu filho, e pode ficar um pouco mais difícil alcançar um equilíbrio entre prover apoio e deixar que seu adolescente ou jovem adulto batalhe por si mesmo para entender as coisas. Neste capítulo, vamos ajudá-lo a compreender quando as mudanças que você vê em seu filho e as novas batalhas com as quais ele se depara exigem uma nova abordagem.

Como qualquer pai de adolescente sabe, a adolescência é um período desafiador. E, naturalmente, isso é agravado pelo TEA. Na discussão a seguir, veremos de quais maneiras você pode encarar os transtornos de seu filho ao lidar com as várias questões da adolescência. No entanto, e isso é igualmente importante, tentaremos ajudar você a identificar em quais casos é o TEA que faz seu filho se comportar da maneira que se comporta e quando isso é algo inerente à adolescência.

Como você verá neste capítulo, acreditamos que seu filho ainda precisará de uma boa dose de apoio e estrutura. Se isso lhe soa desencorajador, por favor, entenda que muito do que sabemos a respeito de adolescentes e adultos com TEA de alto desempenho vem do estudo de indivíduos que foram diagnosticados apenas quando adolescentes e adultos. Essas pessoas não tiveram o benefício de um tratamento precoce e prolongado que seu filho provavelmente teve e, portanto, exigem naturalmente mais estrutura e intervenção do que ele, *desde que* tenha de fato alto desempenho e tenha recebido intervenções durante vários anos. Agora que as formas de TEA de alto desempenho vêm sendo diagnosticadas há várias décadas, essa área mostra um quadro cada vez mais descomplicado a respeito de quais são as reais necessidades de adultos com TEA que receberam intervenções precoces. Por ora, porém, você terá que fazer uma seleção entre as recomendações a seguir, avaliando quais delas são necessárias para o seu adolescente ou jovem adulto.

Pessoas de apoio

Conforme seu filho foi crescendo, você (possivelmente com a ajuda de professores e terapeutas) serviu como facilitador, tradutor e guia, num mundo que com frequência foi difícil para ele. Você foi seu advogado, fez todo o necessário para garantir que ele tivesse os serviços de que precisava. Reinterpretou centenas de deslizes sociais cujo sentido ele não percebeu direito e corrigiu muitas gafes sociais cometidas por ele. Foi quem o abraçava quando ele voltava de um dia duro na escola e quem o elogiava após um evento social bem-sucedido. Apesar de todos os seus incríveis esforços e conquistas, agora que seu filho tem maior maturidade, ele precisa buscar apoio em outras partes. Quanto mais seu filho se tornar independente, menor a probabilidade de que você precise estar por perto para auxiliá-lo.

Às vezes, os pais sentem que devem assumir um papel menos invasivo na vida do filho conforme ele fica mais velho. A ajuda que parecia aceitável quando ele tinha 10 anos pode fazer um adolescente parecer infantil. Talvez você tenha levado seu filho à escola toda manhã, por exemplo, mas agora, com ele no ensino médio, começa a duvidar se isso ainda é apropriado. Entretanto, alguns adolescentes com TEA continuam querendo esse tipo de apoio. Deixe que as necessidades e desejos individuais de seu filho determinem o comportamento que você terá em relação a ele.

Alguns adolescentes com TEA, no entanto, passam a solicitar independência de seus pais e a encarar o apoio que recebem como uma "interferência". É provável que você comece a ver brotar em seu filho essa necessidade natural de desenvolver independência, que pode emergir um pouco mais tarde do que nos adolescentes de desenvolvimento típico. Se ele, porém, começar a reclamar do seu apoio, você terá que rever como agir. Seu adolescente ou jovem adulto provavelmente ainda precisa de conselhos, apoio moral, empatia nas horas difíceis e contar com você para compartilhar sua alegria nas vitórias. De que modo você pode continuar a fornecer a estrutura que acredita que seu adolescente precisa, só que de uma maneira que possa ser aceita por ele e que seja construtiva?

Um modo de você alterar apropriadamente seu papel de apoiador conforme seu filho fica mais velho é recrutar "auxiliares" na comunidade ou nos ambientes que seu filho frequenta. O apoio pode vir de um amigo, um assistente social, um terapeuta, um colega de trabalho ou de pessoas diferentes em ambientes diferentes. Este momento, em que seu filho começa a entrar na adolescência, é o melhor para ajudá-lo a entender a necessidade de recrutar ativamente pessoas às quais possa recorrer quando enfrentar dificuldades. Seu filho pode acabar precisando de um apoio profissional continuado, como um *coach* no trabalho; mas, mesmo que não precise, contar com pessoas de apoio em vários ambientes irá aliviar muito a ansiedade que ele carrega.

A mãe de John ficou encantada quando viu o filho entrar para a equipe de natação do ensino médio. No entanto, sabia que os vestiários e as viagens de ônibus da equipe podiam criar uma série de situações sociais confusas, que seu filho teria que decifrar. Ela comentou com John que achava uma boa ideia ele ter uma pessoa "a quem recorrer" caso se sentisse confuso ou inseguro naquele ambiente. Ele gostava do auxiliar técnico e se sentiu à vontade para falar com ele, então mãe e filho concordaram que esse auxiliar

seria um mentor viável. Juntos, escreveram um bilhete dizendo que gostariam de tê-lo como alguém disponível a dar assistência. Após o treino da semana seguinte, John entregou o bilhete ao auxiliar. O rapaz concordou prontamente. John constatou que, durante a temporada, seu "mentor" teve papel fundamental, ajudando-o a entender que abraçar outros membros da equipe só era apropriado em certas situações, que apontar faltas da equipe para o juiz era desnecessário e que no dia seguinte era melhor não ficar repetindo os comentários mais exaltados feitos no vestiário ao relatar como havia sido a competição.

A mãe de John usou o termo pessoa "a quem recorrer" de modo intencional. Quando você discute a necessidade de identificar antecipadamente as pessoas de apoio, é importante respeitar a necessidade de independência e de autonomia de seu filho ou filha, pois são aspectos cruciais de identidade para qualquer adolescente. Em vez de usar termos como "ajudante", ela empregou "mentor" ou "*coach*", para enfatizar a *expertise* de seu filho, em vez de deixar implícita uma falta de aptidão. Pense junto a seu filho sobre as diferentes situações em que uma "opinião de especialista" poderia ser útil, como na escola, no emprego ou em um clube após a aula. Escolha uma pessoa com a qual seu filho se sinta confortável para procurar orientação nesses ambientes. Para deixar as coisas mais oficializadas e ter certeza de que a pessoa de apoio está disposta a aceitar esse papel, explique ao candidato que você gostaria que ele fosse a pessoa que seu filho pode abordar em quaisquer questões em que se mostre confuso naquele ambiente, como John e sua mãe fizeram. Um jovem adulto com TEA montou um arranjo similar com um supervisor em seu local de trabalho. Toda vez que as coisas ficavam um pouco confusas e ele não tinha muita certeza de como lidar, sabia que essa pessoa estaria ali pronta e disposta a responder às suas perguntas. Na realidade, essa pessoa "a quem recorrer" revelou-se tão indispensável que foi escolhida outra, de reserva, caso o supervisor por alguma razão não estivesse disponível.

◼ Revelar o diagnóstico

Se os sintomas de seu filho diminuírem com a idade, como é comum acontecer, e se ele passa a conviver em novos ambientes, a questão de revelar o transtorno de seu filho se tornará cada vez mais frequente. De início, você participará da decisão de contar ou não aos outros que seu filho tem TEA. Por exemplo, caberá a você decidir se é o caso de comunicar à orientadora do acampamento, ao técnico de esportes, ou aos pais da vizinhança que seu filho ou filha têm TEA. Porém, a partir de agora, as decisões caberão ao seu filho e, portanto, é uma boa medida preparatória introduzir o assunto e falar com ele sobre o processo de tomada de decisão logo no início da adolescência. Seu filho terá que decidir se revela ou não o diagnóstico a empregadores e colegas de trabalho, amigos e conhecidos, e talvez até aos seus parceiros românticos no futuro.

Os prós e contras de revelar essa informação variam de acordo com o contexto e as circunstâncias, mas você e seu filho devem estar cientes de que há vários benefícios em compartilhar o diagnóstico de TEA e as informações relevantes com as pessoas com as quais ele terá contato. Em várias situações, como na escola, em grupos organizados em equipes esportivas e também em ambientes de trabalho, revelar os desafios do TEA pode ajudar seu filho a obter maior compreensão dos outros ou permitir ajustes especiais. Pode eliminar mal-entendidos a respeito de quaisquer comportamentos incomuns ou atitudes que possam ser interpretadas como indiferença ou desinteresse. Também alivia a pessoa da preocupação em ter que esconder sintomas ou justificar sua preferência por ficar à margem do grupo.

Marcus entrou na sala da casa de seus pais. O dia anterior havia sido o primeiro no novo emprego numa empresa de tecnologia. Pela primeira vez, Marcus estava trabalhando de modo independente, sem um coach de trabalho. Marcus está com 22 anos de

idade e tem TEA de alto desempenho. Sua preocupação era que seu comportamento pudesse ter parecido estranho a alguns de seus colegas, quando o levaram a um passeio de reconhecimento pelo escritório. A mãe notou seu comportamento ansioso e perguntou-lhe o que o preocupava. Quando ele explicou a situação, a mãe se ofereceu para convocar uma reunião na qual ela explicaria seu diagnóstico aos seus colegas de trabalho. Marcus de início foi resistente. Ele trabalhara com muita intensidade, por muitos anos, para superar seu diagnóstico. Mas a mãe teve uma ideia que Marcus achou mais aceitável. Eles criaram um texto curto, que Marcus poderia usar ao conhecer um novo colega ou quando estivesse preocupado a respeito de alguma interação. O texto era o seguinte: "Eu tenho uma condição chamada Transtorno do Espectro Autista. Às vezes, não sei muito bem o que dizer ou fazer nas conversas e nas interações sociais. Peço desculpas se meu comportamento às vezes parecer rude. Se você quiser saber mais a respeito do Transtorno do Espectro Autista, terei o maior prazer em falar sobre isso". Marcus tinha uma memória excelente e decorou o texto com facilidade. No futuro, acabou usando essa abordagem para revelar seu diagnóstico a vários colegas de trabalho. Ficou feliz ao descobrir que eles tinham abertura para aceitar esse tipo situação e estavam dispostos a aprender mais e a ajudá-lo de todas as formas possíveis.

A experiência de Marcus foi positiva, mas há também um risco inerente em revelar o diagnóstico. A revelação pode ser um convite ao preconceito para aqueles que equivocadamente veem as pessoas com TEA como incapazes de se relacionar com os outros e de dar uma contribuição significativa. À medida que a consciência e a compreensão do TEA foi aumentando no público em geral, nas últimas três décadas, isso se tornou menos provável. Existe até uma probabilidade, se os sintomas de seu filho forem sutis, de que os outros achem que ele está arrumando uma desculpa para o seu comportamento inadequado. Mas, num sentido amplo, revelar informações sobre o diagnóstico de seu filho ajuda a todos que tem TEA, já que normaliza o fenômeno, e também ajuda os outros a perceberem o quanto o transtorno é comum e o quanto aqueles que o têm podem se mostrar pessoas capazes. Uma regra básica que vale a pena mencionar é que, de um jeito ou de outro, as diferenças de seu filho acabarão ficando óbvias aos demais; portanto, revelar o diagnóstico fornece uma explicação e pode muito bem compensar riscos eventuais, como o da pessoa ficar estigmatizada. Por outro lado, se os sintomas de seu filho se tornaram tão leves que podem passar por meras "esquisitices" ou traços de personalidade que não comprometem seu funcionamento, então revelar o diagnóstico talvez não seja benéfico. Liane Willey, uma adulta com Síndrome de Asperger, tomou a decisão de revelar isso em várias oportunidades e citou vários fatores importantes a serem levados em conta em seu livro *Pretending to Be Normal* ["Fingindo ser normal"], que você talvez tenha interesse em ler. Stephen Shore, advogado e outro indivíduo com TEA de alto desempenho, publicou uma coleção de passagens sobre experiências com a revelação do diagnóstico, intitulada *Ask and Tell: Self-Advocacy and Disclosure for People on the Autism Spectrum* ["Perguntas e respostas: Defesa de si e revelação para pessoas no espectro autista"]. Tenha em mente também que, se houver possíveis efeitos negativos substanciais em revelar o diagnóstico em um ambiente de trabalho ou educacional, também pode ser o caso de investigar quais são os direitos que seu filho tem de acordo com as leis antidiscriminação.

Depois que for tomada a decisão de compartilhar com os outros a respeito do diagnóstico de seu filho adolescente ou jovem adulto, vocês dois devem definir juntos uma estratégia apropriada para transmitir essa informação. Isso, é claro, varia de acordo com a pessoa a ser informada. Para alguns indivíduos, como Marcus, uma fala bem ensaiada é o primeiro passo adequado para a revelação. Para outros, pode ser útil providenciar cartões, do tipo "cartões de visitas", que expliquem o que é o TEA. Esses cartões podem ser guardados na carteira, no bolso, na bolsa e entregues a outra pessoa numa situação embaraçosa. Por exemplo, o cartão pode ter o seguinte conteúdo: "Eu tenho Transtorno do Espectro Autista. É uma condição que afeta minha compreensão das interações sociais, e às vezes me deixa sem saber direito como me comportar ou o que devo dizer nessas situações. Obrigado/a pela compreensão".

É provável que muitas pessoas, particularmente aquelas que continuarão em contato próximo com seu filho, se interessem em saber mais a respeito do TEA. Você pode providenciar a essas pessoas alguma literatura sobre TEA. Outra opção, se a pessoa está interessada em dedicar algum tempo a adquirir uma compreensão mais aprofundada, é levá-la a uma reunião ou palestra sobre TEA. Para indivíduos que queiram revelar abertamente sua condição e ajudar os outros a se sentirem confortáveis perguntando a respeito do TEA, você pode deixar um material relevante, como livros sobre TEA, em um lugar bem visível de sua casa. Isso abre as portas para discussões, mas também deixa a critério da visita abordar o assunto ou não.

Uma maneira mais pessoal de passar informações aos outros sobre o TEA é descrever o que ele significa usando seus próprios termos, e compartilhar como foi essa experiência no caso particular da sua família. Essa informação pode ser transmitida de um jeito que seja confortável para você ou para o seu filho, como por meio de uma história, um poema ou uma conversa. Para a maioria das famílias que têm um filho com TEA, a decisão de compartilhar informações adicionais é bastante delicada. Elas gostariam de ajudar os outros a entender, mas têm receio de parecer impositivas ou de estarem forçando as coisas. Recomendamos explicar às outras pessoas que você tem essas informações e que surgirão outras oportunidades para que elas aprendam mais sobre TEA, em vez fazê-las sentirem-se obrigadas a aprender a respeito do diagnóstico.

> *Um cartão de visitas – ou um texto decorado – podem ajudar um jovem adulto com TEA a revelar que tem o transtorno:*
>
> "Eu tenho Transtorno do Espectro Autista. É uma condição que afeta minha compreensão das interações sociais, e às vezes me deixa sem saber direito como me comportar ou o que devo dizer nessas situações. Obrigado/a pela sua compreensão".

Desenvolvimento sexual

Até mesmo pais de crianças típicas costumam encarar a sexualidade como um assunto difícil de abordar, apesar de ser um tópico importante demais para que possa ser evitado. A maior parte dos adolescentes entre 13 e 18 anos relata ter pensamentos frequentes sobre sexo, e 50% deles se envolvem em relações sexuais antes dos 18. Adolescentes com TEA podem ter atraso no desenvolvimento emocional e social, mas em muitos deles os impulsos biológicos desenvolvem-se no tempo previsto. Em razão da reticência sobre assuntos pessoais que é tão típica daqueles que têm TEA, abordar esse tópico com seu filho é ainda mais importante para você do que para um pai de criança sem TEA. Às vezes, pais de crianças com TEA supõem equivocadamente que os atrasos no desenvolvimento e nos interesses sociais lhes dão permissão para adiar essa transmissão de informações sobre a sexualidade e a puberdade. No entanto, recomendamos que você forneça essas informações seguindo o mesmo cronograma que adotaria para crianças sem TEA, ou até mais cedo. Na realidade, quando se trata de discutir sexualidade, não é mais uma questão de *se,* mas de *quando.* O melhor, e nós acreditamos nisso firmemente, é que se faça isso *bem cedo.* Não deixe para ter essa discussão essencial quando ocorrer uma crise. Entre as questões importantes a tratar estão as relações sexuais, o controle da natalidade, as poluções noturnas, o autoexame dos seios e dos testículos, a masturbação e a menstruação.

Seja específico e concreto em suas discussões sobre o desenvolvimento sexual com seu filho. Forneça informações que sejam precisas em termos factuais e faça isso de uma maneira que seja compreensível e direta, quem sabe com apoio de algum livro com ilustrações. Por exemplo, monte um sistema prático e uma programação para higiene relacionada à menstruação. Além de mostrar à sua filha os materiais que irá usar e como usá-los, pode ser uma boa ideia fornecer-lhe também imagens ou fotos que mostrem a ordem em que cada passo é realizado. Seja bem específica a respeito da frequência com que ela terá que trocar seu absorvente. Ajude-a a usar alarmes no celular para lembrá-la de quando deve fazer uma visita ao banheiro. Se o ciclo menstrual de sua filha for regular, marque no calendário dela ou programe alertas mensais para indicar quando ela vai precisar carregar com ela os suprimentos necessários. Escreva um texto que ela possa usar na classe ao pedir para usar o banheiro.

A masturbação é outro tópico importante para discutir com seu adolescente. Trata-se de um meio natural de explorar o desenvolvimento da sexualidade. Ensine ao seu filho regras específicas em termos de quando e onde a masturbação ou a conversa sobre esse assunto são apropriadas. Conhecemos um adolescente que ficou tão animado quando descobriu a masturbação que passou a contar a todos os seus amigos sua maravilhosa descoberta. Seus pais com certeza devem ter se arrependido de não terem pensado em discutir esse assunto com ele antes que o trouxesse à tona. Fique alerta ainda para a disponibilidade de imagens e vídeos na internet. A maioria dos navegadores de internet está equipada com controles parentais para impedir a visita a sites de pornografia. É uma opção muito útil, mas não é totalmente segura. Mesmo com essas proteções, recomendamos que discuta com seu filho os tipos de informações que você se sente confortável para que ele possa acessar na internet. Isso varia conforme a família. Uma mãe salvou como favoritos alguns sites de nu artístico para o seu filho adolescente, pois preferiu dar-lhe acesso a essas imagens do que correr o risco de ele tropeçar com imagens mais explícitas ou ofensivas. Embora essa tenha sido a decisão certa para essa família, pode ser chocantemente indiscreta para outras. Assim como foi discutido nos tópicos anteriores, siga os próprios valores e níveis de conforto, mas procure sempre ser objetivo e concreto.

Considerando que a excitação sexual, particularmente em meninos adolescentes, pode ser imprevisível e muito intensa, também é útil elaborar um plano de ação para ajudar seu filho a lidar com essas circunstâncias. Por exemplo, você pode dizer ao seu filho que, se tiver uma ereção, ele permaneça sentado ou vá ao banheiro. Uma precaução a ser tomada quando se aproxima a época de ereções espontâneas da adolescência é certificar-se de que seu filho não use certos tipos de roupa na escola. Calças de moletom, por exemplo, tornam uma excitação sexual muito evidente.

É importante não só tratar do assunto com seu filho, mas revisitá-lo periodicamente, para assegurar que ele compreendeu bem as regras sociais relativas à sexualidade. A melhor maneira de fazê-lo é certificar-se de que seu filho saiba que não há nenhum problema em falar sobre esses assuntos com você. Talvez seja necessário, a cada poucos meses, abordar esses assuntos com seu filho para fazer uma atualização regulamentar. Nos piores cenários, os mal-entendidos nessa área podem levar indivíduos com TEA a cometer ofensas sexuais involuntárias ou se tornarem vulneráveis a uma vitimização sexual. Se achar tais assuntos desconfortáveis demais de abordar, recorra à ajuda de um pediatra, psicólogo ou outro profissional da área da saúde.

◾ Relacionamentos românticos

Muitos pais têm dificuldades em imaginar um filho ansioso e com limitado interesse social se envolvendo em um relacionamento romântico íntimo. Pessoas com TEA variam muito em seu nível de interesse por relacionamentos românticos. Para algumas, o interesse em namorar e ter relações sexuais desenvolve-se junto ao desenvolvimento sexual físico, mais ou menos como ocorre com seus pares típicos. Para outras, os complexos aspectos emocionais do romance podem atrasar o interesse em relações íntimas até o final da adolescência ou até a fase adulta. Alguns de nossos pacientes têm desenvolvido interesses românticos e relacionamentos posteriores ou casamentos. Tais relacionamentos dão certo quando são mutuamente benéficos – o parceiro com TEA recebe apoio e o parceiro típico consegue um companheiro com notável honestidade, fidelidade e devoção. Quando não dão certo, em geral é pelas dificuldades que as pessoas com TEA têm no que se refere a intimidade emocional, ou por problemas com seus interesses e preocupações invasivos, ou por suas dificuldades em assumir o ponto de vista do outro e fazer concessões.

Outras pessoas com TEA nunca desenvolvem interesse por relacionamentos românticos. Para muitos, como Temple Grandin, a opção de viver uma vida produtiva sem um parceiro é mais atraente e menos complicada. Outras podem se casar com pessoas que também estejam no espectro autista, ou ter um relacionamento amoroso com alguém de desenvolvimento típico ou que enfrenta um desafio diferente. Como pai de um indivíduo com TEA, sua ação como mentor pode ajudar seu filho a compreender questões relevantes e realizar escolhas bem-informadas nessa área, como um indivíduo independente.

À medida que seu filho desenvolve sentimentos na área da sexualidade, é provável que demonstre interesse sexual pelos outros e tenha desejo de relacionamentos íntimos. Relembre sua própria experiência, da ansiedade que seus romances adolescentes provocava; a insegurança, a confusão e o espanto. Para uma criança que tem dificuldades para compreender as interações sociais mais básicas, essas complexidades do romance podem ser muito assustadoras. Você pode fazer com que esse território desconhecido se torne mais confortável para seu filho ao fornecer regras concretas para ele lidar com as pessoas pelas quais se sente atraído. Dê exemplos de comportamentos adequados e inadequados e de como eles podem afetar a pessoa a quem eles são dirigidos. Seu filho talvez se mostre muito motivado a fazer esse exercício de examinar vários pontos de vista, pois ninguém quer causar má impressão no indivíduo pelo qual sente atração. Áreas potencialmente problemáticas nas quais é fundamental estabelecer linhas de ação são: o contato físico, olhar fixamente o tempo todo, querer ficar sempre perto da pessoa, as chamadas por telefone, as visitas e os tipos e os assuntos das perguntas. Embora poucos adolescentes dominem bem a interpretação de todos os sinais que mostram interesse correspondido ou desinteresse, essa área pode ser particularmente complicada para crianças com TEA, pela sua dificuldade de interpretar dicas sociais mais sutis. Dê ao seu filho algumas linhas gerais para interpretar comportamentos dos outros que possam indicar interesse, ou a falta dele. Isso será importante para que as inclinações românticas de seu filho não causem desconforto aos outros.

A tecnologia introduziu uma variedade de oportunidades e desafios que não existiam na sua juventude. Celulares equipados com câmeras e vídeos proporcionam muitos benefícios ao seu filho, mas também criam riscos de decisões erradas ou de que os outros se aproveitem dele. Estabeleça regras explícitas sobre o conteúdo das mensagens de texto ou da captação de fotos e vídeos. As vulnerabilidades sociais associadas ao TEA podem levar adolescentes com TEA a serem vítimas de sua ingenuidade. Explique que, não importa o quanto se confie ou se ame outra pessoa, nunca devem permitir que os outros tirem fotos ou façam vídeos de natureza sexual. No passado, "escorregões" adolescentes poderiam sobreviver apenas na memória constrangida dos envolvidos, mas, agora, uma simples ação impulsiva pode durar para sempre na internet.

> *Angelo teve sua primeira paixão aos 14 anos. O objeto de sua admiração era uma jovem encantadora chamada Ella. A garota sabia que ele tinha TEA e gostava dele como amigo, mas logo se sentiu desconfortável com suas investidas. Ele a interrompia muitas vezes quando estava conversando com outras pessoas. Sentia desconforto em relação a ele, que passava longos momentos olhando-a fixamente. Quando comunicou isso a uma autoridade da escola, Angelo ficou magoado e quis entender o que estava fazendo de errado. Ele e os pais estabeleceram algumas linhas gerais para ajudá-lo a se certificar de estar tendo um comportamento apropriado. Mostraram que não era adequado tocar Ella, e delinearam situações nas quais não era apropriado abordá-la, como quando ela estivesse no meio de uma conversa ou lendo na sala de estudos. Pensando no futuro, definiram algumas regras concretas (com base no número de segundos transcorridos) sobre a diferença entre fazer um mero contato visual e ficar olhando fixo. Também falaram sobre alguns sinais que poderiam indicar se a outra pessoa estava interessada ou não nas investidas que ele fizesse. Angelo ficou desapontado ao ver que seu relacionamento com Ella não era possível, mas resolveu aguardar futuros romances.*

Autoconsciência, autoestima e desenvolvimento da identidade

A adolescência pode ser o período em que crianças com TEA começam pela primeira vez a formar uma identidade, levantando questões como "Quem sou eu?", "Aonde me encaixo?" e "O que vou ser quando crescer?". Esses aspectos do desenvolvimento da adolescência compõem um significativo conjunto de desafios para jovens com TEA.

Uma dessas áreas envolve a definição do autoconceito. Pesquisas sugerem que meninos e meninas usam estratégias diferentes para determinar o conceito que têm de si. Para as meninas, o autoconceito costuma estar relacionado às percepções que têm de seus atrativos físicos. Mulheres jovens com TEA podem achar isso problemático em razão do estreito vínculo entre os atrativos percebidos e o desembaraço social e a popularidade. Nos meninos, a destreza física constitui um elemento importante do autoconceito. De novo, isso coloca um desafio para crianças com TEA em razão do vínculo comum entre TEA e problemas de coordenação motora (ver Capítulos 2 e 3).

A autoestima está intimamente relacionada ao autoconceito. E, no geral, adolescentes experimentam períodos de baixa autoestima. Pais de crianças com TEA podem esperar o mesmo. As fontes de baixa autoestima entre crianças com TEA geralmente estão relacionadas ao desejo de ser apreciado e de ter amigos, e não saber como conseguir isso.

A moralidade é outra faceta do desenvolvimento da identidade adolescente que costuma ser desafiador para crianças com TEA. Embora fortes convicções morais possam ser um ponto forte destacado para crianças com TEA, também podem causar algumas dificuldades sociais. Preceitos morais definidos superficialmente podem levar crianças a fazer maus julgamentos na adolescência, quando as interações se tornam mais sutis e complexas. Como muitos adolescentes, crianças com TEA às vezes desenvolvem fortes crenças religiosas ou políticas como reação às ambiguidades de nossa sociedade. Após ler um livro sobre o setor de embalagens de carne, uma jovem com TEA de alto desempenho concluiu que comer carne não era saudável. Em vez de apenas alterar a própria dieta, passou a tentar influenciar os outros, mencionando aos colegas e aos funcionários da cantina da escola todos os perigos à saúde que os itens do cardápio não vegetariano poderiam trazer.

Questões relacionadas ao desenvolvimento da identidade e autoestima podem ser um desafio para crianças com TEA e suas famílias, mas há várias estratégias que você pode usar para lidar com esses aspectos.

Como vimos no Capítulo 5 e no final do Capítulo 8, enfatizar os pontos fortes e as características especiais de seu filho irá ajudá-lo a desenvolver uma autoestima positiva. Por exemplo, se seu filho tem uma excelente memória, ele pode ser chamado de o "Mestre da Memória". Chamar seu filho por esse apelido quando ele demonstra esse talento indica que ele acabou de fazer algo especial e lhe confere uma maneira de encarar a si mesmo que é positiva e fácil de ser destacada.

Muitos adolescentes e jovens adultos com TEA não se dão conta de que seus sentimentos de inaptidão e o fato de não se encaixarem bem são pontos bem comuns, experienciados em algum momento por quase todos os indivíduos. Poucos adolescentes chegam à idade adulta sem experimentar provocações e rejeição e, por isso, você deve ajudar seu filho a compreender que isso já era de esperar. Uma boa estratégia para aliviar suas ansiedades é compartilhar algumas das experiências que você teve quando jovem, explicando para ele que todo mundo tem dúvidas a respeito de si mesmo, principalmente nessa fase. Também pode ser muito bom para seu filho estabelecer relações com outros que estejam igualmente no espectro autista. Existem hoje muitos grupos de apoio e comunidades na internet para indivíduos com TEA. Para muitas pessoas no espectro, conectar-se com outros que enfrentam desafios similares é algo que inspira a autoconfiança e o empoderamento.

■ Depressão e ansiedade

Durante a adolescência (às vezes mais cedo), muitas crianças que antes nem ligavam ou até achavam bom não ter conexões sociais começam a se sentir mal com isso. Na infância, boa parte do conceito de amizade consiste apenas em ser "companheiro de brincadeiras" e se envolver em atividades como esportes ou videogames. Na adolescência, porém, a própria natureza da amizade se transforma de várias maneiras que podem desafiar jovens com TEA. As amizades se tornam mais sofisticadas e complexas, com crescente ênfase na confiança, no compartilhamento mútuo de informações pessoais e de características de personalidade comuns ou que um admira no outro. Essas mudanças na natureza da amizade costumam aumentar as dificuldades de socialização comuns em adolescentes com TEA. Tais problemas são agravados pela florescente autoconsciência e pela capacidade de fazer comparações entre si mesmo e os outros, que se desenvolvem durante a adolescência. No caso de adolescentes com TEA, sentir-se excluído ou irremediavelmente diferente pode levar, e muitas vezes leva, a uma depressão. As diferenças reais ou percebidas em relação aos pares podem diminuir a sensação de valor do adolescente e fazê-lo entrar em um quadro depressivo. Transtornos de ansiedade são também exemplos de transtornos psiquiátricos comuns experimentados por adolescentes e adultos com TEA.

A ciência ainda não explicou se esses problemas de humor resultam das consequências psicológicas naturais de lidar com o TEA ou se indicam uma vulnerabilidade biológica associada ao TEA. Pode muito bem ser uma combinação do estresse por passar o tempo inteiro tentando se adaptar, com a dor da rejeição e também com a vulnerabilidade biológica a problemas de alteração de humor. Algumas pesquisas sugerem que os distúrbios do humor percorrem famílias de pessoas com TEA, uma vez que depressão e transtornos de ansiedade costumam estar presentes nos membros da família bem antes do nascimento da criança com TEA. Dessa forma, não parecem ser uma simples reação ao estresse de criar uma criança com necessidades especiais. Outra evidência é que o neurotransmissor serotonina (uma substância química do cérebro que ajuda as células cerebrais a se comunicarem) parece estar alterada em indivíduos com TEA e em indivíduos com depressão. Portanto, o TEA e a depressão podem muitas vezes ocorrer simultaneamente, por várias razões. Assim, é bom ficar atento aos humores de seu filho e monitorar se as outras intervenções sugeridas neste livro podem remediá-las. Caso contrário, consulte um psicólogo clínico ou um psiquiatra infantil experiente. Pesquisas recentes demonstram que formas de psicoterapia diretivas, concretas, como a terapia cognitivo-comportamental, são eficazes para melhorar os sintomas de ansiedade de indivíduos com TEA, como descrevemos no Capítulo 8. Também existem medicações altamente eficazes que podem ajudar seu filho nos períodos mais difíceis.

Convulsões

Outro problema que ocasionalmente surge durante a adolescência de indivíduos com TEA é a manifestação de transtornos convulsivos. Cerca de 25% de todos os indivíduos com TEA experimentam convulsões, e a adolescência é uma fase de maior vulnerabilidade. Em alguns casos, a atividade das convulsões é óbvia, como quando a criança perde a consciência e tem convulsões violentas pelo corpo todo. Porém, existem outros tipos de convulsões com sinais menos evidentes, como, por exemplo, seu filho pode ter períodos muito curtos (às vezes apenas segundos) em que não reage (fica indiferente ao ser chamado pelo nome ou às coisas que acontecem à sua volta). Em vez disso, continua olhando para o vazio, piscando os olhos repetidas vezes, ou exibindo algum tipo de comportamento motor não usual (como raspar o chão sem parar com o dedão do pé ou o com o calçado). Se você suspeita que seu filho está tendo convulsões, leve-o para ser examinado por um neurologista e faça um eletroencefalograma. A maioria dos distúrbios que envolvem convulsões pode ser tratada com eficácia por meio de medicações.

PLANEJAR UMA INDEPENDÊNCIA CADA VEZ MAIOR

É muito importante que você e seu filho comecem a preparar a independência dele com bastante antecedência. Ao planejar a transição, concentre-se nas habilidades específicas exigidas para funcionar como um adulto autossuficiente, como as aptidões do dia a dia (por exemplo, os cuidados pessoais e as responsabilidades domésticas) e as aptidões ligadas ao trabalho ou à vocação profissional. O plano de transição começa com uma avaliação, que pode ser formal, como um teste padronizado para avaliar as capacidades e interesses, ou informal, com dados fornecidos por membros da família ou cuidadores a respeito das capacidades do indivíduo. Esse planejamento deve destacar alvos específicos para o desenvolvimento da autossuficiência, como saber usar o transporte público ou lavar a própria roupa. Com relação ao emprego, é importante considerar uma variedade de ocupações, em termos do quanto podem ser desejáveis, apropriadas e disponíveis, e também de sua acessibilidade. As metas para o desenvolvimento de aptidões devem ser planejadas e corresponder a ocupações que provavelmente estarão disponíveis, e devem incluir tanto ensinar habilidades que tenham valor de mercado quanto ensinar comportamentos adequados ao local de trabalho. Os estágios são uma maneira de os alunos ganharem alguma experiência de trabalho, e podem ajudar seu filho ao permitir que ele pratique num ambiente real de trabalho as novas aptidões que estiver aprendendo na escola. Estágios também ajudam seu filho a ter uma visão melhor do que ele gosta e não gosta e de como se relacionar com aspectos particulares do local de trabalho ou da própria atividade.

FACULDADE

Os benefícios do ensino médio, como conseguir maior aprovação por se concentrar em um interesse particular ou a maior tolerância – ou mesmo o endosso – à excentricidade, tornam-se ainda maiores na faculdade. Há também, é claro, algumas dificuldades relevantes. Na faculdade, muitos jovens ficam por conta própria de uma forma nunca antes experimentada. A supervisão direta do desempenho acadêmico por parte dos pais será menor, e pode fazer com que as dificuldades dele sejam subestimadas. A seguir, apresentamos algumas estratégias compensatórias que julgamos eficazes. Algumas são dicas baseadas no relato de Liane Willey, uma mulher adulta com formação superior e Síndrome de Asperger, autora do livro *Pretending to Be Normal*. Sugerimos que você reveja também as opções de ajustes educacionais listadas no Capítulo 7. Muitas técnicas que ajudaram seu filho no ensino fundamental e médio continuarão sendo benéficas na faculdade.

■ Revelar o diagnóstico

Você e seu filho terão que avaliar os prós e contras de revelar seu diagnóstico. Já discutimos isso antes, mas é bom ter em mente que muitas fontes potenciais de apoio no ambiente da faculdade começam a se abrir quando os alunos compartilham seu diagnóstico com professores, orientadores e monitores. Esses profissionais podem já ter trabalhado com outras pessoas com TEA e ser uma excelente fonte de orientação e apoio nesse ambiente desconhecido e muitas vezes desafiador. Se seu filho se sente desconfortável revelando que tem TEA, talvez possa escolher uma pessoa especialmente confiável para revelar isso, como alguém da equipe que provê serviços para estudantes com deficiências (disponível em todos os campi universitários). Isso garante que haja pelo menos uma pessoa de apoio no campus. Profissionais de saúde mental ou outros semelhantes na comunidade podem ser alternativas viáveis se seu filho hesita em fazer a revelação a alguém que tenha conexões acadêmicas diretas. Você pode ajudar a diminuir o desconforto de seu filho adulto em relação à revelação normalizando o fenômeno. Faça-o saber que há centenas, talvez milhares, de outros alunos no campus com deficiências, como problemas de leitura e de atenção. A maioria desses alunos revela seus diagnósticos aos professores e faz uso dos serviços do campus voltados para alunos com deficiências, que são obrigatórios por lei. Por exemplo, qualquer aluno com uma deficiência reconhecida pode realizar as provas em um local separado, em condições mais tranquilas e menos estressantes, e talvez com a permissão de um tempo adicional. Muitas faculdades dispõem agora de recursos estabelecidos para apoiar alunos com TEA, e é quase certo que o acesso a esses serviços requer que o aluno revele seu diagnóstico. Algumas faculdades têm desenvolvido programas específicos para ajudar adultos jovens com TEA a se habituarem à independência e às condições mais rigorosas da vida no ensino superior. Nesses casos, compartilhar essa informação pessoal com a universidade pode fazer grande diferença nas oportunidades de seu filho ser bem-sucedido.

Escolha dos cursos

Especialmente no início, quando seu filho adulto está se aclimatando a um novo ambiente, aconselhe-o e oriente-o a escolher cursos que sejam mais adequados aos seus pontos fortes, procurando evitar áreas de dificuldade. Quando Ralph, um jovem com TEA, entrou na faculdade, um dos primeiros cursos em que se inscreveu foi o de filosofia. Ele era um pensador concreto e passou maus momentos com os textos sutis que precisavam ser estudados. Às vezes não ficava claro para ele sequer a importância de se dar atenção a tais questões. Ele discutiu seu problema com a mãe e decidiu orientar sua grade para matérias que focassem informações concretas e a memorização de um grande volume de informações. Vendeu seus livros de filosofia e acabou tendo sucesso ao se graduar em química.

Você pode, inclusive, checar a viabilidade de solicitar que certos requisitos curriculares, especialmente difíceis para muitas pessoas com TEA, sejam retirados de sua grade curricular. O estudo de uma língua estrangeira, por exemplo, cria problemas para muitos jovens com TEA de alto desempenho. Contatar o centro de alunos com deficiência do campus é a melhor maneira de saber se é possível remover qualquer um desses requisitos.

Como sugerimos no Capítulo 7, seu filho pode também querer se inscrever em classes com um menor número de alunos, nas quais a atenção que o professor dá a cada um é maior, ou em classes de cursos menos procurados, nas quais os professores normalmente ficam muito mais motivados a interessar seus alunos e retê-los no curso.

Escolher professores

Reveja as avaliações dos alunos e fale com alguns deles para identificar os professores mais apreciados ou mais conhecidos por sua personalidade compreensiva e flexível. Professores empáticos provavelmente estarão mais inclinados a ajudar seu filho em situações de dificuldade. Muitas faculdades publicam guias de cursos com avaliações dos professores, ou as tornam disponíveis em agências de aconselhamento de carreira, que ajudam os candidatos a tomarem suas decisões.

Solicitar ajustes

Se você tiver ideias específicas que possam tornar a experiência de ensino superior mais confortável e menos intimidante para o seu filho, a maioria das faculdades irá fazer de bom grado alguns ajustes para auxiliá-lo. Entre os ajustes úteis para indivíduos com TEA, estão a dispensa de projetos em grupo, conseguir assentos preferenciais em razão de quaisquer sensibilidades auditivas ou visuais, e receber notificação prévia sobre eventuais mudanças no horário. Pensadores visuais podem pedir aos professores que providenciem apoios visuais adicionais para ajudá-los a processar melhor certas palestras e materiais do curso. Alunos com dificuldades de coordenação motora podem solicitar tempos adicionais para provas por escrito, exames orais ou mesmo a alternativa de usar um laptop ou um gravador para fazer anotações. Muitas faculdades oferecem serviços de registro de anotações para indivíduos com características cognitivas ou físicas que tornem muito difícil a operação de tomar notas.

Planejar o horário

Ao planejar seu horário, é sempre melhor começar com poucas matérias do que com muitas. Para alguns alunos com TEA, a transição do ensino médio para a faculdade é tão desafiadora que uma grade completa de matérias se torna inviável. Começar devagar e ir aumentando progressivamente até chegar a uma grade completa provê tempo para se ajustar às muitas mudanças impostas pela vida universitária. Isso também dará ao seu filho mais tempo para fazer os trabalhos e estabelecer contatos, socializar e planejar e se envolver em atividades sociais. Ao ajudar seu filho a planejar seus horários, tenha em mente os hábitos de sono dele; faça com que evite as aulas programadas para as horas do dia em que ele normalmente dorme ou está meio atordoado. Mantenha um horário bem visível no quarto dele para que tenha sempre um lembrete visual do horário e das localizações de cada sala de aula. Diferentemente do que ocorre no ensino médio, na faculdade os alunos costumam ter blocos de tempo livre durante o dia. Para indivíduos com TEA, que vão bem quando têm estrutura e rotina, é importante ressaltar esses períodos no calendário e especificar qual o propósito destinado a eles, seja como tempo de estudo, de lazer ou tempo para exercícios físicos. Essa estrutura adicional e previsibilidade podem tornar a vida na faculdade mais confortável para muitas pessoas com TEA e reduzir a ansiedade associada às transições e mudanças na programação.

◼ Monitorar prazos finais

Mantenha um calendário acadêmico portátil com bastante espaço para escrever e marcar as datas de entrega de trabalhos, além de datas relacionadas ao prazo final para inscrição ou dispensa de disciplinas. Incentive seu filho a checar o calendário toda manhã para ter uma ideia nítida da programação do dia, bem como de quaisquer prazos finais que estiverem vencendo. Compartilhe prazos finais importantes com as pessoas de apoio de seu filho, para que possam ajudá-lo a lembrar. Lembretes automatizados de agendas eletrônicas ou de celulares também ajudam a controlar prazos finais e horários.

◼ Promover habilidades de estudo

A consistência é fundamental para construir bons hábitos de estudo. Mais uma vez, planejar blocos específicos de tempo para estudar e anotá-los num cronograma ajuda os alunos a lembrar de estudar e lhes dá uma meta definida. Essas sessões de estudo devem ser planejadas para aquelas horas do dia em que seu filho se sinta produtivo e alerta. Ele deve encontrar um "local de estudo", seja na biblioteca ou no laboratório de computação, que ofereça paz e silêncio. Os alunos devem testar diferentes ambientes até encontrar o tipo que se ajusta melhor ao seu estilo. Por exemplo, alguns podem se sentir confortáveis num espaço com pouca iluminação e tendo o material espalhado à sua volta, enquanto outros preferem um lugar bem iluminado, com tudo bem organizado. Nas sessões de estudo, seu filho talvez prefira dedicar o tempo todo a um assunto ou então estudar assuntos diferentes. Se preferir essa última abordagem, é útil estruturar seu tempo de modo que os assuntos preferidos sejam estudados por último. Isso ajuda a motivá-lo a perseverar enquanto aborda os outros tópicos e garante que os assuntos mais desafiadores sejam encarados enquanto o nível de energia está alto e a atenção está mais focada. Os centros de estudo no campus ou os livros sobre habilidades de estudo podem ajudar a prover dicas aplicáveis a todos os estudantes, incluindo os que têm TEA. A maioria das faculdades, em seus centros para alunos com deficiências, oferece assistência de algum tipo para ajudar alunos a aproveitarem suas aptidões organizacionais.

■ Promover oportunidades de socialização

A faculdade dá ao seu filho adulto numerosas oportunidades de desenvolver suas habilidades sociais e muitos ambientes nos quais se ensinam essas habilidades em um nível mais acadêmico. Por exemplo, aulas de comunicação verbal e de teatro enfatizam como se comunicar melhor, como transmitir emoções e como ler as reações que as outras pessoas têm àquilo que você diz ou faz. Aulas de sociologia e psicologia possibilitam vislumbres da maneira pela qual os outros funcionam e das "regras" subjacentes ao comportamento humano. Há muitos grupos com interesses específicos, desde fã-clubes de bandas de rock a associações de observação de estrelas, que oferecem oportunidades de socialização dentro do conforto da própria área de interesse. Como resposta à presença cada vez maior de alunos com TEA nos campi universitários, os órgãos de administração do ensino e as associações de alunos de muitas faculdades estão desenvolvendo grupos de amigos ou de apoio para alunos com TEA.

AJUSTES DE VIDA

Algumas famílias preferem que seu filho adulto com TEA continue morando em casa. Outros, por razões variadas, querem que o filho adulto more fora, na comunidade, e nesse caso são várias as opções disponíveis. Alguns adultos com TEA de alto desempenho ficam muito nervosos e desconfortáveis com essa ideia, mas há outros que querem aproveitar a oportunidade. Muitos jovens adultos veem isso como uma maneira de "normalizar" sua experiência, pois irão alcançar o mesmo marco que seus irmãos e seus colegas. Porém, existe uma série de questões práticas – como o trabalho doméstico, a manutenção da casa, cozinhar, fazer compras, cuidar do próprio transporte e de pagar as contas – que pode tornar a vida independente algo complicado para indivíduos com TEA. A capacidade de seu filho adulto de cumprir todas essas tarefas *por conta própria, sem a mínima supervisão,* precisa ser avaliada ao se selecionar a condição de vida mais apropriada. Se você está preocupado se seu filho é realmente capaz de ter uma vida independente, comece com um nível que conte com mais apoio; preparar seu filho para uma maior independência pode tornar essa transição menos difícil. Lembre-se, também, de que nenhuma dessas decisões é permanente.

VIDA INDEPENDENTE

Vida independente significa seu filho viver por conta própria, sem apoio profissional ou apoio significativo da família. A vida independente, no entanto, pode incluir um colega de quarto que funcione como fonte de apoio, afinal, para adultos com TEA, as pessoas de apoio são cruciais. Seu filho deve contar com pessoas "a quem recorrer", que morem perto e possam ser contatadas para vários tipos de apoio. Mesmo assim, pessoas com TEA capazes de ter vida independente às vezes precisam de ajuda profissional em áreas que envolvam tomar decisões cruciais, como questões financeiras ou como escolher um seguro residencial, um fiador de aluguel ou um seguro de vida. Com base na experiência pessoal que teve como pessoa adulta com TEA, Liane Willey sugere algumas estratégias organizacionais para ajudar indivíduos com TEA que estejam tendo vida independente. Ela também recomenda que uma pessoa de apoio ajude seu filho adulto a implementar essas estratégias e fazê-las funcionar.

- Classifique o que chega pelo correio em bandejas de várias cores, conforme o tipo – revistas, contas, correspondência e assim por diante. Reserve um tempo específico em determinado dia da semana para checar a bandeja das contas e pagar as que estão vencendo. Esse tipo de estrutura e rotina ajuda a garantir que as contas não serão negligenciadas e que os vencimentos serão respeitados. Você pode sugerir que seu filho coloque as contas no débito automático, para não precisar realizar essa ação todos os meses. Uma alternativa, embora reduza a independência, é pagar você mesmo as contas de seu filho, acessando a conta bancária dele pela internet.

- Mantenha envelopes com códigos de cores ou arquivos de computador específicos para documentar e guardar informações relativas a cartões de crédito, manutenção e seguro do automóvel, talões de cheques, testamentos da família e outros documentos legais, registros financeiros, seguro da casa ou de vida, instruções sobre uso de equipamentos domésticos e certidões de garantia, além de registros médicos. *Softwares* como o Evernote permitem que a pessoa simplesmente fotografe documentos importantes (com a câmera do celular) para que o texto seja reconhecido e arquivado em um banco de dados de fácil acesso. Tais programas usam a facilidade de realizar buscas para reduzir a necessidade de uma organização consistente, o que pode ser benéfico para indivíduos que têm dificuldades com a função executiva.

- Use uma agenda eletrônica para registrar em um cronograma semanal ou mensal todas as responsabilidades domésticas ou compromissos relacionados. Com apoio da "nuvem" da internet, essa informação pode depois ser acessada e modificada nos dispositivos de várias pessoas, como nos seus e de seu filho. Também é útil imprimir calendários todo mês ou toda semana, e colocá-los em locais visíveis da casa. Embora um calendário portátil seja prático, pois seu filho pode carregá-lo onde for, ele não tem o mesmo destaque visual de um grande calendário e só será útil caso seu filho se lembre sempre de acessá-lo.

- Grude bilhetes adesivos no espelho do banheiro para lembretes importantes de eventos únicos, de modo que seja impossível não vê-los ao longo do dia ou quando seu filho se levanta de manhã. De novo, alarmes de celular também são úteis como lembretes.

- Considere que lembretes colocados em dispositivos móveis também são úteis. Por exemplo, sua filha pode ajustar o celular para lembrá-la de pegar a mochila do laptop quando sair de casa.

FERRAMENTAS PARA AUMENTAR A INDEPENDÊNCIA

- Pessoas "a quem recorrer" em diferentes ambientes: escola, trabalho, esportes, clubes, ambientes sociais.
- Cartões para revelar diagnóstico ou um texto decorado próprio para isso.
- Regras explícitas para comportamentos românticos e sexuais.
- Calendários com apelo visual e lembretes em dispositivos móveis.
- Conhecer mais sobre autismo, identidade e autoaceitação em livros, grupos de apoio e comunidades na internet.
- Medicação e terapia cognitivo-comportamental para lidar com alterações de humor e problemas com ansiedade.
- Ajustes educacionais na faculdade.
- Usar sistemas de organização para papelada e *software* de banco de dados que escaneie imagens e reconheça texto.
- Fazer pedidos de supermercado pela internet, para entregar em casa.
- Busca de oportunidades de emprego pela internet.
- *Coaches* de trabalho.

Para muitas pessoas com TEA, uma estimulação sensorial que se mostre insuportável e as aglomerações de gente podem tornar as compras extremamente difíceis. Graças aos catálogos e às compras pela internet, seu filho talvez nem precise sair de casa para adquirir muitos itens, até mesmo frutas e legumes. Quando seu filho for obrigado e sair ou fazer alguma outra compra, peça a uma pessoa de apoio para que vá com ele. Ou, então, talvez um adulto que não se intimide tanto ou que não ache tão desagradável fazer certas tarefas possa se oferecer para fazê-las para uma pessoa de apoio, e esta, em troca, assumiria mais tarefas desafiadoras para a pessoa com TEA.

Residência supervisionada

Outra opção que permite oferecer mais apoio do que a vida independente é a residência supervisionada, uma instalação residencial para vários indivíduos com deficiências. Costumam ser casas em bairros residenciais com uma equipe de profissionais treinados que dão assistência aos residentes em aspectos como cuidados pessoais, cozinhar e manter a casa em ordem. Como essas "repúblicas" podem atender indivíduos com variadas deficiências, pode ser vantajoso procurar uma que tenha se especializado em TEA.

Outro tipo de moradia em grupo supervisionada é o apartamento com supervisão. Nesse tipo de moradia, um indivíduo divide a moradia com poucas pessoas, e alguns profissionais fazem uma visita ao local duas vezes por semana. Esse arranjo dá maior independência aos residentes e também maior responsabilidade, portanto, costuma ser um excelente meio de preparar alguém para uma vida independente.

Casas para desenvolvimento de habilidades

Em casas para desenvolvimento de habilidades, os residentes moram na casa de uma família, que recebe uma verba da agência responsável pelos cuidados com o indivíduo. Nesse arranjo, os membros da família são treinados para trabalhar com pessoas que têm TEA e pode-se esperar que sejam capazes de prover assistência e instrução nas habilidades de autocuidado e manutenção de uma casa.

EMPREGO

Encontrar um emprego adequado é crucial em muitos sentidos práticos, mas é também um meio importante de promover a autoestima da pessoa com TEA e dar-lhe oportunidades de socialização. Você pode começar a planejar a obtenção de um emprego para seu filho bem antes que ele entre de fato para o mercado de trabalho, provavelmente a partir do momento em que ele entrar na adolescência. Isso dará tempo de prepará-lo para os desafios do local de trabalho e ajudá-lo a desenvolver as aptidões necessárias.

■ Opções de emprego

Há diferentes tipos de ambientes de trabalho, que discutiremos aqui por ordem decrescente do grau exigido de independência e de autossuficiência.

Emprego competitivo

Empregos competitivos são aqueles para os quais a maioria das pessoas se candidata e compete fortemente para conseguir. Não costumam oferecer apoio ao seu filho adulto como parte da rotina de trabalho e, por isso, representam a opção que exige maior independência entre as que apresentaremos aqui. Algumas pessoas com TEA são bem-sucedidas em empregos competitivos, especialmente quando optam por cargos em que podem aplicar seus pontos fortes (ver adiante) ou que se exige bem pouco contato interpessoal. Na área de empregos competitivos há também o autoemprego, isto é, o próprio negócio. Embora sugira maiores demandas organizacionais, também permite que seu filho adulto defina as regras e monte as coisas de modo que se moldem bem às suas preferências ou necessidades. Também pode ser uma oportunidade para a pessoa formatar o emprego segundo seus interesses. Algumas pessoas com TEA escolhem a opção de comandar um negócio pela internet, já que isso permite reduzir o contato interpessoal direto e as demandas de socialização. Um jovem que conhecemos dirige um site da internet de venda de livros usados.

Emprego fixo

"Emprego fixo" refere-se a uma colocação na qual o indivíduo tem um emprego garantido, geralmente fazendo tarefas básicas em um ambiente estruturado. Em locais de emprego fixo, os indivíduos também aprendem habilidades de trabalho e recebem treinamento em aptidões que os preparam para ambientes mais independentes e competitivos.

Escolher a função

Um emprego adequado deve potencializar os pontos fortes de seu filho ou filha em termos de preferências e também de aptidões naturais. Temos discutido sobre a maneira apaixonada e convicta com que muitas pessoas com TEA perseguem seus interesses e também o volume de conhecimentos que eles conseguem acumular a respeito de seu assunto preferido. A aplicação desse entusiasmo e capacidade no local de trabalho é um meio ideal de ajudar a pessoa com TEA a ser bem-sucedida no emprego. Por exemplo, uma pessoa que seja fascinada por itinerários e horários de ônibus seria um ótimo candidato a um emprego em um departamento de transportes. Como descrevemos no Capítulo 5, uma pessoa interessada em história poderia gostar de trabalhar em um departamento de arquivos. É claro que há mais coisas que permitem ter sucesso no emprego do que simplesmente ter interesse nas responsabilidades que ele envolve. No entanto, uma paixão pelo assunto que envolve o emprego pode ser uma excelente motivação para enfrentar os desafios que ele possa apresentar.

Leve em consideração também funções que envolvam alto nível de rotina e de ordem. Pessoas "governadas por regras" podem ter maior probabilidade de ir bem em cargos nos quais as regras, os procedimentos ou as rotinas são precisamente definidos, como em um escritório que cuide de folhas de pagamento, em uma biblioteca ou em um negócio que lide com registro de dados. Funções que exijam menor interação direta com pessoas, que possam ser exercidas por meio de home-office ou que consistam em responsabilidades orientadas pelo computador podem ser adequadas para indivíduos que se sintam desconfortáveis com interações interpessoais.

Rupert, um adulto com TEA de alto desempenho, trabalhava em um pequeno prédio de escritórios, entregando o correio aos indivíduos que trabalhavam ali. Ele gostava da rotina e tinha ciência de que era capaz de desempenhar melhor e mais confortavelmente seu trabalho

> *quando as coisas eram como ele esperava que fossem. Com seu supervisor, ele montava um cronograma diário e um percurso para entrega do correio. Aderir a esse cronograma e ter um "consultor" disponível caso as coisas mudassem ajudou Rupert a ir bem nesse trabalho.*

Procure oportunidades de emprego que aproveitem as aptidões de ótima visualização e memória de seu filho. Um bom exemplo de como moldar uma função profissional à excelência do pensamento visual é a notável competência de Temple Grandin, ao usar sua mente visual para construir e testar instalações para lidar com vacas. Oportunidades de emprego que se baseiem em tarefas tangíveis, como cozinhar, organizar ou programar computadores, parecem naturalmente adequadas a pessoas que tendem a pensar em termos visuais. Empregos que requerem conhecer um grande volume de detalhes ou fatos específicos, como trabalhar com controle de estoques ou numa biblioteca, podem ser muito compatíveis para adultos com TEA que tenham grande capacidade de memorizar.

Um ponto de partida útil é fazer uma lista de tudo o que seu filho gosta, de suas preferências. Pense criativamente. Por exemplo, um interesse em artesanato pode ser transformado em um site de internet para venda de itens de decoração. Um interesse por beisebol pode ser expresso comprando e vendendo objetos e lembranças ligados a essa modalidade. É importante levar em conta coisas como o nível de contato interpessoal, exigências físicas, estimulação sensorial e nível de atividade no local de trabalho, além da flexibilidade do cronograma de trabalho. Pense se seu filho iria gostar ou ser capaz de tolerar esses aspectos no ambiente de trabalho. Entre os empregos adequados podem estar os ligados a engenharia, programação de computadores, arranjos florais, transcrições médicas, arte e artesanato, música, trabalho em fábricas, arquitetura, reparos de equipamentos eletrônicos, trabalho em bibliotecas, no comércio de antiguidades e itens de coleção e em arquivos. A intenção desta lista é prover uma gama de opções, desde as que exigem formação superior e especialização às que podem estar disponíveis assim que a pessoa termina o ensino médio. Mas, todas elas exigem boas aptidões visuais, envolvem altos níveis de rotina e de ordem e têm uma natureza mais prática do que abstrata.

Especialmente no caso de um primeiro emprego, é essencial que a escolha tenha alta probabilidade de dar certo. Isso ajudará seu filho adulto a se adaptar à experiência de trabalho e ao mesmo tempo reduzirá suas preocupações de que ele possa fracassar. Além disso, dará ao seu filho a oportunidade de experimentar pessoalmente o quanto o fato de ir bem num local de trabalho e ganhar um salário pode ser reconfortante e fortalecedor.

Entrevistas

Saber portar-se bem em uma entrevista é uma habilidade crucial para quem vai se candidatar a um emprego; por isso, é importante fazer um trabalho específico em cima dessa questão com seu filho adulto. Faça uma lista detalhada e concreta dos comportamentos adequados e inadequados. Inclua na lista também quaisquer hábitos inadequados de seu filho, como pigarrear alto demais ou ficar cutucando crostas de feridas. Escreva um roteiro que inclua perguntas que provavelmente serão feitas pelo entrevistador e as respectivas respostas adequadas. Pratique esse roteiro com seu filho fazendo encenações para ajudá-lo a memorizar as respostas e aumentar o conforto dele com esse tipo de situação. Não se esqueça de dar atenção também aos aspectos de comunicação não verbal, tanto os do entrevistador como os de seu filho. Aspectos importantes do comportamento não verbal que vale a pena incluir são os cumprimentos e as despedidas, o contato visual, o volume da voz e o ritmo da fala, a expressão de emoções ou de ansiedade, vestir-se de modo adequado, com uma aparência bem-cuidada e uma postura adequada. Enfatize para o seu filho o quanto é importante se atentar para tudo o que o entrevistador disser na entrevista. Para mais informações sobre tipos de comportamentos que são úteis durante entrevistas, consulte um livro que trate de detalhes de entrevistas de emprego e de desempenho ideal nas entrevistas.

Depois que seu filho tiver praticado essas habilidades e se sentir confortável ensaiando-as com uma pessoa de apoio, pode ser útil fazer uma entrevista "descartável". Candidate seu filho a um emprego que exija entrevista, mas que ele na verdade não queira pegar ou que esteja numa área que não é a preferida dele. Marcar uma entrevista sem que haja um compromisso envolvido dará ao seu filho a oportunidade de praticar as habilidades necessárias a uma entrevista numa situação real. Fazer isso pode reduzir a ansiedade e a sensação de total falta de familiaridade quando ele mais tarde fizer a entrevista para um emprego que realmente deseje conseguir.

Ajustes no local de trabalho

Antes que você possa pedir ajustes no local de trabalho, seu filho deve decidir se vai ou não revelar informação sobre seu diagnóstico. Depois disso, os ajustes podem ser feitos em uma série de áreas, uma vez que visam obter melhor conciliação com as características sensoriais ou motoras de seu filho. Use abordagens visuais para ensinar habilidades de trabalho. Criar "apoios" visuais para o local de trabalho, como um conjunto de instruções por escrito ou diagramas sobre o produto final, pode ser benéfico para os pensadores visuais. Às vezes, também é importante pedir que haja considerações especiais se as exigências do trabalho incluírem cooperação em grupo. Esses ajustes ajudam a estabelecer uma rotina e diminuir os imprevistos nas demandas de trabalho. Por fim, é bom também elaborar um plano com o empregador para gerenciar e resolver quaisquer crises que possam surgir no emprego.

UMA PALAVRA FINAL

Neste livro, nosso objetivo é de ajudar você a proporcionar ao seu filho a melhor oportunidade possível de ter uma vida plena e feliz. Conforme sua compreensão dos pontos fortes associados ao TEA for crescendo, aumentará também sua capacidade de vencer seus desafios. E, à medida que for superando as dificuldades que o transtorno de seu filho coloca, você será cada vez mais capaz de celebrar os presentes e as alegrias que seu filho ou filha peculiar trazem à sua vida. Talvez os desafios nunca vão embora de vez, mas, com a sua compreensão crescente e a administração do tratamento adequado, o mais cedo possível, seu filho e sua família experimentarão muitas melhoras ao longo dos anos. Quanto mais você aprender sobre o TEA de alto desempenho, mais se torna provável que seu filho venha a ter de fato uma vida plena e feliz.

REFERÊNCIAS

AMERICAN PSYCHIATRIC ASSOCIATION. *Diagnostic and statistical manual of mental disorders*. 4. ed. Washington, DC: Author, 1994.

AMERICAN PSYCHIATRIC ASSOCIATION. *Diagnostic and statistical manual of mental disorders*. 5. ed. Arlington, VA: Author, 2013.

ANAGNOSTOU, E.; TAYLOR, M. J. Review of neuroimaging in autism spectrum disorders: What we have learned and where we go from here. *Molecular Autism,* v. 2, n. 1, p. 4, 2011.

ASPERGER, H. "Autistic psychopathy" in childhood. *In*: FRITH, U. (Ed.). *Autism and Asperger syndrome*. Nova York: Cambridge University Press, 1991. p. 37–92.

BAILEY, A.; PALFERMAN, S.; HEAVEY, L.; LECOUTEUR, A. Autism: The phenotype in relatives. *Journal of Autism and Developmental Disorders*, v. 28, p. 369–392, 1998.

BALLAN, M. S. Parental perspectives of communication about sexuality in families of children with autism spectrum disorders.

Journal of Autism and Developmental Disorders, v. 42, p. 676–684, 2012.

BARIBEAU, D. A.; ANAGNOSTOU, E. An update on medication management of behavioral disorders in autism. *Current Psychiatry Reports*, v. 16, n. 3, p. 437, 2014.

BARON-COHEN, S. Is Asperger syndrome/high-functioning autism necessarily a disability? *Development and Psychopathology*, v. 12, p. 489–500, 2000.

BARON-COHEN, S. *et al.* Autism occurs more often in families of physicists, engineers, and mathematicians. *Autism: The International Journal of Research and Practice*, v. 2, p. 296–301, 1998.

BARON-COHEN, S. *et al.* Social intelligence in the normal and autistic brain: An fMRI study. *European Journal of Neuroscience*, v. 11, p. 1891–1898, 1999.

BRYAN, L. C.; GAST, D. L. Teaching on-task and on-schedule behaviors to high-functioning children with autism via picture activity schedules. *Journal of Autism and Developmental Disorders*, v. 30, p. 553–567, 2000.

CASE-SMITH, J.; WEAVER, L. L.; FRISTAD, M. A. A systematic review of sensory processing interventions for children with autism spectrum disorders. *Autism*, v. 19, n. 2, 2015. Disponível em: https://pubmed.ncbi.nlm.nih.gov/24477447/. Acesso em: 22 set. 2021.

CENTERS FOR DISEASE CONTROL AND PREVENTION. Prevalence of autism spectrum disorders. *MMWR Surveillance Summaries*, v. 63, p. 1–24, 2014.

CHASTE, P.; LEBOYER, M. Autism risk factors: Genes, environment, and gene–environment interactions. *Dialogues in Clinical Neuroscience*, v. 14, n. 3, p. 281–292, 2012.

COURCHESNE, E. *et al.* Mapping early brain development in autism. *Neuron*, v. 56, n. 2, p. 399–413, 2007.

COURCHESNE, E.; REDCAY, E.; KENNEDY, D. P. The autistic brain: Birth through adulthood. *Current Opinions in Neuroscience*, v. 17, n. 4, p. 489–496, 2004.

CROSLAND, K., DUNLAP, G. Effective strategies for the inclusion of children with autism in general education classrooms. *Behavior Modification*, v. 36, p. 251–269, 2012.

DAMASIO, A. R.; MAURER, R. G. A neurological model for childhood autism. *Archives of Neurology*, v. 35, p. 777–786, 1978.

DAWSON, G.; BERNIER, R. A quarter century of progress on the early detection and treatment of autism spectrum disorder. *Developmental Psychopathology*, v. 25, p. 1455–1472, 2013.

DAWSON, G. *et al.* Neural correlates of face recognition in young children with autism spectrum disorder, developmental delay, and typical development. *Child Development*, v. 73, p. 700–717, 2002.

DAWSON, G. *et al.* Randomized controlled trial of an intervention for toddlers with autism: The Early Start Denver Model. *Pediatrics*, v. 123, p. 1383–1391, 2010.

DAWSON, G. *et al.* Early behavioral intervention is associated with normalized brain activity in young children with autism. *Journal of the American Academy of Child and Adolescent Psychiatry*, v. 51, n. 11, p. 1150–1159, 2012.

DAWSON, G.; WEBB, S. J.; MCPARTLAND, J. Understanding the nature of face processing impairment in autism: Insights from behavioral and electrophysiological studies. *Developmental Neuropsychology*, v. 27, n. 3, p. 403–424, 2005.

DIAMOND, A.; LEE, A. Interventions shown to aid executive function development in children 4 to 12 years old. *Science*, v. 333, p. 959–964, 2011.

DICICCO-BLOOM, E. *et al.* The developmental neurobiology of autism spectrum disorder. *Journal of Neuroscience*, v. 26, n. 26, p. 6897–6906, 2006.

FARMER, C.; THURM, A.; GRANT, P. Pharmacotherapy for the core symptoms in autistic disorder: Current status of the research. *Drugs*, v. 73, p. 303–314, 2013.

FOLSTEIN, S.; RUTTER, M. Infantile autism: A genetic study of 21 twin pairs. *Journal of Child Psychology and Psychiatry*, v. 18, n. 4, p. 297–321, 1977.

FRANKEL, F.; WHITHAM, C. Parent-assisted group treatment for friendship problems of children with autism spectrum disorders. *Brain Research*, v. 1380, p. 240–245, 2011.

FRITH, U. Confusions and controversies about Asperger syndrome. *Journal of Child Psychology and Psychiatry*, v. 45, p. 672–686, 2004.

Gantman, A. *et al*. Social skills training for young adults with high-functioning autism spectrum disorders: A randomized controlled pilot study. *Journal of Autism and Developmental Disorders*, v. 42, n. 6, p. 1094–1103, 2012.

GARDENER, H.; SPIEGELMAN, D.; BUKA, S. L. Perinatal and neonatal risk factors for autism: A comprehensive meta-analysis. *Pediatrics*, v. 128, n. 2, p. 344–355, 2011.

GRANDIN, T. How does visual thinking work in the mind of a person with autism?: A personal account. *Philosophical Transactions of the Royal Society B*, v. 364, p. 1437–1442, 2009.

HELT, M. *et al*. Can children with autism recover?: If so, how? *Neuropsychology Review*, v. 18, p. 339–366, 2008.

HOWLIN, P. *et al*. Social outcomes in mid-to later adulthood among individuals diagnosed with autism and average nonverbal IQ as children. *Journal of the American Academy of Child and Adolescent Psychiatry*, v. 52, n. 6, p. 572–581, 2013.

HOWLIN, P. *et al*. Cognitive and language skills in adults with autism: A 40-year follow-up. *Journal of Child Psychology and Psychiatry*, v. 55, n. 1, p. 49–58, 2014.

KANNE, S. M.; RANDOLPH, J. K.; FARMER, J. E. Diagnostic and assessment findings: A bridge to academic planning for children with autism spectrum disorders. *Neuropsychology Review*, v. 18, p. 367–384, 2008.

KANNER, L. Autistic disturbances of affective content. *Nervous Child*, v. 2, p. 217–250, 1943.

KARKHANEH, M. *et al.* Social stories to improve social skills in children with autism spectrum disorder: A systematic review. *Autism*, v. 14, p. 641–662, 2010.

KASARI, C. *et al.* Social networks and friendships at school: Comparing children with and without ASD. *Journal of Autism and Developmental Disorders*, v. 41, p. 533–544, 2011.

KENWORTHY, L. *et al.* Randomized controlled effectiveness trial of executive function intervention for children on the autism spectrum. *Journal of Child Psychology and Psychiatry*, v. 55, n. 4, p. 374–383, 2014.

LORD, C.; JONES, R. M. Re-thinking the classification of autism spectrum disorders. *Journal of Child Psychology and Psychiatry*, v. 53, p. 490–509, 2012.

LORD, C. *et al.* A multisite study of the clinical diagnosis of different autism spectrum disorders. *Archives of General Psychiatry*, v. 69, p. 306–313, 2012.

LOVAAS, O. I. Behavioral treatment and normal educational and intellectual functioning in young autistic children. *Journal of Consulting and Clinical Psychology*, v. 55, p. 3–9, 1987.

MARÍ-BAUSET, S. *et al.* Food selectivity in autism spectrum disorders: A systematic review. *Journal of Child Neurology*, v. 29, n. 11, p. 1554–1561, 2014. Disponível em: https://pubmed.ncbi.nlm.nih.gov/24097852/. Acesso em: 22 set. 2021.

MAXIMO, J. O.; CADENA, E. J.; KANA, R. K. The implications of brain connectivity in the neuropsychology of autism. *Neuropsychology Review*, v. 24, n. 1, p. 1–16, 2014.

MAZEFSKY, C. A. *et al.* Comparability of DSM-IV and DSM-5 ASD research samples. *Journal of Autism and Developmental Disorders*, v. 43, p. 1236–1242, 2013.

MILLER, J. N.; OZONOFF, S. Did Asperger's cases have Asperger disorder? *Journal of Child Psychology and Psychiatry*, v. 38, p. 247–251, 1997.

NARZISI, A. *et al.* Neuropsychological profile in high functioning autism spectrum disorders. *Journal of Autism and Developmental Disorders*, v. 43, p. 1859–1909, 2013.

ONORE, C.; CAREAGA, M.; ASHWOOD, P. The role of immune dysfunction in the pathophysiology of autism. *Brain, Behavior, and Immunity*, v. 26, p. 383–392, 2012.

OZONOFF, S. *et al.* Recurrence risk for autism spectrum disorders: A baby siblings research consortium study. *Pediatrics*, v. 128, n. 3, p. 488–495, 2011.

POLITTE, L. C.; HENRY, C. A.; MCDOUGLE, C. J. Psychopharmacological interventions in autism spectrum disorder. *Harvard Review of Psychiatry*, v. 22, n. 2, p. 76–92, 2014.

REGIER, D. A. *et al.* DSM-5 field trials in the United States and Canada: Part II. Test–retest reliability of selected categorical diagnoses. *American Journal of Psychiatry*, v. 170, p. 59–70, 2013.

REICHOW, B.; STEINER, A. M.; VOLKMAR, F. Social skills groups for people aged 6 to 21 with autism spectrum disorders. *Evidence-Based Child Health*, v. 7, p. 266–315, 2012.

REICHOW, B.; VOLKMAR, F. R. Social skills interventions for individuals with autism: Evaluation for evidence-based practices within a best evidence synthesis framework. *Journal of Autism and Developmental Disorders*, v. 40, n. 2, p. 149–166, 2010.

RIMLAND, B. *Infantile autism*: The syndrome and its implications for a neural theory of behavior. Nova York: Appleton-Century-Crofts, 1964.

ROGERS, S. J.; DAWSON, G. *The Early Start Denver Model for young children with autism*: Promoting language, learning, and engagement. Nova York: Guilford Press, 2010.

ROGERS, S. J.; DAWSON G.; VISMARA, L. *An early start for your child with autism*. Nova York: Guilford Press, 2012.

Ronemus, M. *et al.* The role of de novo mutations in the genetics of autism spectrum disorders. *Nature Reviews Genetics*, v. 15, n. 2, p. 133–141, 2014.

ROSTI, R. O. *et al.* The genetic landscape of autism spectrum disorders. *Developmental Medicine and Child Neurology*, v. 56, n. 1, p. 12–18, 2014.

SCAHILL, L. *et al.* Effects of risperidone and parent training on adaptive functioning in children with pervasive developmental disorders and serious behavioral problems. *Journal of the American Academy of Child and Adolescent Psychiatry*, v. 51, n. 2, p. 136–146, 2012.

SCHIPUL, S. E.; KELLER, T. A.; JUST, M. A. Inter-regional brain communication and its disturbance in autism. *Frontiers in Systems Neuroscience*, v. 5, n. 10, p. 1–11, 2011.

SCHMIDT, R. J. *et al.* Maternal periconceptional folic acid intake and risk for ASD in the CHARGE case-control study. *American Journal of Clinical Nutrition*, v. 96, p. 80–89, 2012.

SCHULTZ, R. T. *et al.* Abnormal ventral temporal cortical activity during face discrimination among individuals with autism and Asperger syndrome. *Archives of General Psychiatry*, v. 57, p. 331–340, 2000.

SHATTUCK, P. T. *et al.* Postsecondary education and employment among youth with an autism spectrum disorder. *Pediatrics*, v. 129, p. 1042–1049, 2012.

SHELTON, J. F.; TANCREDI, D. J.; HERTZ-PICCIOTTO, I. Independent and dependent contributions of advanced maternal and paternal ages to autism risk. *Autism Research*, v. 3, n. 1, p. 30–39, 2010.

SIEGEL, M.; BEAULIEU, A. A. Psychotropic medications in children with autism spectrum disorders: A systematic review and synthesis for evidence-based practice. *Journal of Autism and Developmental Disorders*, v. 42, p. 1592–1605, 2012.

SIMONOFF, E. *et al.* Psychiatric disorders in children with autism spectrum disorders: Prevalence, comorbidity, and associated factors in a population-derived sample. *Journal of the American Academy of Child and Adolescent Psychiatry*, v. 47, p. 921–929, 2008.

SPARKS, B. F. *et al.* Brain structural abnormalities in young children with autism spectrum disorder. *Neurology*, v. 59, n. 2, p. 184–192, 2002.

STERZING, P. R. *et al.* Bullying involvement and autism spectrum disorders. *Archives of Pediatric and Adolescent Medicine*, v. 166, p. 1058–1064, 2012.

SUKHODOLSKY, D. G. *et al.* Cognitive-behavioral therapy for anxiety in children with high-functioning autism: A meta-analysis. *Pediatrics*, v. 132, n. 5, p. 1341–1350, 2013.

VIRUES-ORTEGA, J.; JULIO, F. M.; PASTOR-BARRIUSO, R. The TEACCH program for children and adults with autism: A meta-analysis of intervention studies. *Clinical Psychology Review*, v. 33, p. 940–953, 2013.

VOLKMAR, F.; REICHOW, B.; MCPARTLAND, J. C. *Adolescents and adults with autism spectrum disorder*. Nova York: Springer, 2014.

WARREN, Z. *et al.* A systematic review of early intensive intervention for autism spectrum disorders. *Pediatrics*, v. 127, p. 1303–1311, 2011.

WILLEY, L. H. *Pretending to be normal*: Living with Asperger's syndrome. Londres: Kingsley, 1999.

WING, L. Asperger's syndrome: A clinical account. *Psychological Medicine*, v. 11, p. 115–129, 1981.

WOLFF, J. J. *et al*. Differences in white matter fiber tract development present from 6 to 24 months in infants with autism. *American Journal of Psychiatry*, v. 169, p. 589–600, 2012.

ÍNDICE

Nota: números de páginas em itálico indicam termos localizados em figuras ou quadros.

Gravidez, 96–98

Grupos de apoio

crescimento e, 286

irmãos e, 202

para você, 19–21, 110–112, 202–205

Grupos de teatro, 249–250

Grupos de treinamento de habilidades sociais, 88, 92–93, *108*, 239–260. *Ver também* Tratamentos em grupo

Grupos sociais, 249–250

H

Habilidades de conversação. *Ver também* Comunicação.

intervenções sociais, 117–120

problemas com, 28–33

reciprocidade social e, 236–238

terapia de linguagem-comunicação, 121–122

Habilidades de estudo, 293–294

Habilidades sociais. *Ver também* Funcionamento social

ensinar fora da clínica, 246–247

estratégias para melhorar as, 239–260

faculdade e, 294

regulação emocional e, 260–263

terapia cognitivo-comportamental e, 243–246

treinamento de habilidades sociais em grupo, 249–250

Hipotálamo, *86. Ver também* Estrutura do cérebro

Histórias sociais [*social stories*], abordagem, 191–192, 216–218

Histórico de desenvolvimento, 71

Hora das refeições, 188–190

Hora de deitar, 191, 199

Howlin, Dra. Patricia, 38, 128

I

Imagem funcional, 88–89. *Ver também* Testes neurológicos

Imagens de ressonância magnética (IRM), 84–85

Imagens de ressonância magnética funcionais (fIRM), 84–85, 91. *Ver também* Testes neurológicos

Incentivos, 183

Inclusão, 105–106

Independência

ajustes no estilo de vida e, 294–298

crescimento e, 272, 274–275

planejamento para, 288–289

Infecções, 98

Inibidores seletivos da recaptação da serotonina (ISRSs), 132–135. *Ver também* Medicação

Instruções, 216, 218

Interesses, 33–35, 161–165, 166–167. *Ver também* Obsessões

Interpretação literal, 32. *Ver também* Aptidões de conversação

Intervenção precoce, 104–105. *Ver também* Tratamentos

Intervenção. *Ver* Tratamentos

Intervenções comportamentais, 123–131, 227

Intervenções sociais, 117–120

IRM (imagens de ressonância magnética), 84–85

Irmãos

atitude da família e, 196–202

ensinar habilidades sociais e, 117–120

ISRSs (inibidores seletivos da recaptação da serotonina), 132–135. *Ver também* Medicação

Interação social. *Ver também* Funcionamento social; Habilidades sociais

crescimento e, 269–271

faculdade e, 294

problemas com, 28–33

J

Julgamentos, 285–286

K

Kanner, Dr. Leo, 23–24, 84–85

L

Lei da parcimônia, 62

Leis, *108*, 214

Leiter International Performance Scale, 74

Lição de casa. *Ver também* Atividades relacionadas à escola

carga de trabalho, 216–218

estratégias parentais e, 194–196

serviços educacionais e, 218–220

Linguagem corporal, 238–239

Linguagem repetitiva, 33–34

Listas de "coisas a fazer", 220

Lobo frontal, *86*, 88–89. *Ver também* Estrutura do cérebro

Lobo temporal, *86*, 89–91. *Ver também* Estrutura do cérebro

Lord, Dra. Catherine, 49

Lovaas, método. *Ver* Análise de comportamento aplicada (Applied Behavior Analysis, ABA)

LRE, princípio. *Ver* Ambiente de sala de aula o menos restritivo possível (Least restrictive educational [LRE] classroom)

Lugares na sala de aula, 105–106, 213–214

Solidão, 236

M

Manhãs, 188

Manual Diagnóstico e Estatístico de Distúrbios Mentais (DSM). *Ver também* Diagnóstico

DSM-5, 49–53

DSM-IV, 46–47

V

W

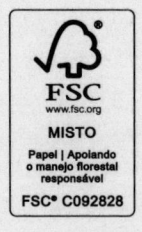 

Este livro foi composto com tipografia Adobe Garamond Pro
e impresso em papel Off-White 80g/m² na Formato Artes Gráficas.